Carmela de Pablo Hernández

MANUAL DE URGENCIAS GERIÁTRICAS
[2ª Edición]

Formación Alcalá

Se terminó de imprimir en los talleres gráficos de Editorial Zumaque en
Polígono Industrial El Retamal, calle olivo 6, Alcalá la Real (Jaén)
en junio de dos mil diecinueve.

Su opinión es importante. En futuras ediciones, estaremos encantados
de recoger sus comentarios sobre este libro. Por favor, háganosla llegar a través de la web: www.
faeditorial.es

Pol. Ind. El Retamal. Calle olivo 6.
23680 ALCALÁ LA REAL (JAÉN)
Telfs. 953 58 53 30
info@formacionalcala.es / info@faeditorial.es
www.formacionalcala.es / www.faeditorial.es
1ª Edición: Diciembre 2004
2ª Edición: Junio 2019
ISBN: 978-84-1323-690-2
DL: J-419-2019
Imp.: Editorial Zumaque

ÍNDICE

MANUAL DE URGENCIAS GERIÁTRICAS

Autores/as y Centros

Autora:

DE PABLO HERNÁNDEZ, Carmela — Dama de Sanidad Militar y Técnico de Prevención de Riesgos Laborales. Madrid.

Colaboradores:

CALZADO BRAVO, Carlos — Diplomado en Enfermería. Universidad de Jaén. Alcalá la Real (Jaén).

CEBALLOS ATIENZA, Rafael — Doctor en Medicina y Cirugía. Alcalá la Real. Jaén.

CABRERIZO BALLESTEROS, Susana — Licenciada en Medicina y Cirugía. Especialista en Alergología. Médico Adjunto de Urgencias en Hospital Provincial *San Telmo* en Palencia.

MATÉ RODRÍGUEZ, Tomás — Licenciado en Medicina y Cirugía. Especialista en Medicina Familiar y Comunitaria. Médico del Centro Coordinador de Emergencias Sanitarias de SACYL (112).

MARTÍNEZ MARTÍN, Nuria — MIR de Psiquiatría. Complejo Hospitalario. Jaén.

PRÓLOGO

El paciente anciano, constituye de acuerdo con los datos de la literatura, el principal usuario de los servicios de urgencias hospitalarias. Se estima que alcanza cifras medias del 25% del total de las urgencias asistidas. A ello se suma la mayor existencia de patología a esta edad, el hecho de haber aumentado la expectativa de vida del anciano, lo que propicia que el anciano acuda con mayor frecuencia a solicitar asistencia urgente.

Dentro de los ancianos, las mujeres tienen unos valores superiores en este tipo de asistencia que los hombres. Y dentro de las patologías por las que se consulta destacan las patologías pulmonar o cardíaca, es decir, aquella del bloque médico-quirúrgico y de la traumatológica a continuación.

En la asistencia prehospitalaria, alcanza unos valores similares, de un 22%. Si hay que destacar el empleo superior de fármacos y de ambulancias como medios de transporte al hospital. Es importante en orden a disminuir el número de urgencias, el papel a desarrollar por la asistencia primaria en cuanto a valoración de factores de riesgo y necesidad de proporcionar un adecuado soporte de atención domiciliaria.

Los estudios publicados indican que predisponen a una mayor demanda de asistencia urgente, los ingresos económicos reducidos, el bajo nivel educacional y la soledad. En esta línea cada vez se pone más de manifiesto el buen resultado del funcionamiento en urgencias de las unidades de consulta geriátrica, dirigidas por médicos y enfermeras con la formación apropiada.

Dentro de esta pertinencia aparece el presente manual, recogiendo estas patologías descritas y otras que, no por ser menos frecuentes, son menos importantes. Todo ello expuesto de un modo práctico y didáctico, para saber qué y cómo aplicar en cada momento, y que deseamos pueda aprovechar convenientemente.

Rafael Ceballos Atienza

I
PATOLOGÍAS RESPIRATORIAS MÁS COMUNES EN GERIATRÍA

Carmela de Pablo Hernández, Susana Cabrerizo Ballesteros, Tomás Maté Enríquez y Carlos Calzado Bravo

El aparato respiratorio es uno de los sistemas corporales que está en continuo contacto con el medio ambiente. En el anciano la reducción de la función pulmonar es acusada, lo que altera la capacidad del pulmón, para defenderse del medio ambiente. Aumenta el tamaño de los alvéolos, adelgaza las paredes alveolares, lo que conduce a una pérdida de la retirada elástica, lo que permite un cierre precoz de las vías aéreas durante la espiración, existiendo una disminución progresiva de la capacidad vital.

Las enfermedades respiratorias tienen ciertos matices en el anciano: debe valorarse el entorno donde vive, la presentación clínica de las enfermedades pulmonares. El seguimiento y cuidado de este tipo de enfermos es muy especial, no termina con la salida del hospital, ya que las escasas reservas fisiológicas, emocionales y sociales hace que, la neumología geriátrica sea una especialidad muy particular, debiéndose conjugar en el personal sanitario, la vocación y la profesionalidad.

1. ENVEJECIMIENTO Y SISTEMA RESPIRATORIO

El retroceso elástico de los pulmones durante la expiración disminuye, conduciendo a una pérdida de elastina, lo que permite un cierre precoz de las vías aéreas, existiendo una disminución progresiva de la capacidad vital (CV) y del volumen del aire expedido en el primer segundo en la espiración forzada (VEF1); la reducción del VEF1 es mayor que la de la capacidad vital, de manera que la relación VEF1/CV tiene un promedio del 65% a la edad de 70 años, en comparación al 85% a los veinte años. Junto con la disminución de la función de fuelle del pulmón, hay que unir la progresiva caída en la presión parcial de oxígeno en la sangre arterial desde 95 mmHg a los treinta años, pasando a 75 mmHg a la edad de sesenta años. Los alvéolos pasan a ser menos elásticos, se fibrosan y contienen menos capilares funcionales, disminuye la masa muscular, reduciéndose la capacidad vital y un incremento del volumen residual.

La presentación clínica de las enfermedades respiratorias en la persona anciana es diferente a como cursa en un adulto joven, por ejemplo, la pobre respuesta inflamatoria en presencia de infección pulmonar es en muchas ocasiones causa de errores de diagnóstico.

2. INSUFICIENCIA RESPIRATORIA EN EL ANCIANO

Se define como la situación en la que el aparato respiratorio es incapaz de suplir el oxígeno necesario o de eliminar el suficiente dióxido de carbono de los tejidos corporales. La hipoxemia es un nivel de oxígeno por debajo de lo normal en la sangre, específicamente en las arterias, por lo que es un signo de un problema relacionado con la respiración o la circulación y puede ocasionar diversos síntomas, como dificultad para respirar.

El oxígeno arterial normal es aproximadamente de 75 a 100 milímetros de mercurio (mm Hg). Los valores inferiores a 60 mm Hg, en reposo, a nivel del mar y respirando aire ambiente, generalmente indican la necesidad de oxígeno suplementario.

El diagnóstico, de la insuficiencia respiratoria, se basa en el estudio de los gases sanguíneos arteriales, cuando la saturación de hemoglobina es menor del 80% (PaO_2 de 50 mmHg), la oxigenación tisular se halla muy comprometida. La ventilación alveolar está comprometida cuando la $PaCO_2$ supera 45 mmHg, mientras que los cambios asociados del pH dependen de la duración de dicha elevación. Representa una de las principales causas de muerte en los países occidentales, presentándose de forma aguda, como agudización de una patología pulmonar previa o como insuficiencia respiratoria crónica.

Es frecuente que pacientes con insuficiencia respiratoria hipoxémica causada por una enfermedad pulmonar parenquimatosa pueden sufrir una insuficiencia ventilatoria en los estadios terminales de la enfermedad. Puede clasificarse en aguda o crónica. En la insuficiencia respiratoria aguda, aparece la descompensación de la función respiratoria relativamente rápido sin dar tiempo a que se pongan en marcha los mecanismos de compensación, en estos casos se requiere un diagnóstico rápido y en vigoroso tratamiento. En contraposición, en la insuficiencia respiratoria crónica la descompensación respiratoria se desarrolla de forma lenta de manera que puedan entrar en funcionamiento los mecanismos compensatorios; de tal modo que la retención de dióxido de carbono se acompaña de una elevación de bicarbonato sérico para mantener el pH sanguíneo dentro de los límites normales. Los mecanismos compensatorios de la hipoxemia son la policitemia secundaria junto con el aumento de la concentración de 2,3 difosfoglicerato en los eritrocitos.

2.1 Etiología de la insuficiencia respiratoria

Las causas de insuficiencia respiratoria en la persona anciana son principalmente la obstrucción central de la vía aérea, obesidad y apnea del sueño, la enfermedad pulmonar restrictiva parenquimatosa, la enfermedad vascular/pulmonar, enfermedad pleural, patologías neuromusculares, enfermedades del sistema nervioso central, supresión medicamentosa del centro respiratorio y la fatiga de los músculos respiratorios; aunque esta última causa es un factor que contribuye a agravar la insuficiencia más que ser una causa en sí. Las manifestaciones clínicas de la fatiga suelen preceder a una significativa disminución de la ventilación alveolar y un aumento de PCO2, la respiración se hace rápida y entrecortada en un primer momento para posteriormente perderse la coordinación de la actividad muscular inspiratoria que se caracteriza por la presencia de respiración alternante y movimiento paradójico del diafragma. Estos síntomas deben ser buscados cuidadosamente cuando el enfermo llega al servicio de urgencias, ya que son el preludio de la acidosis respiratoria y del paro respiratorio.

2.2 Manifestación clínica

La principal sintomatología que presenta un anciano es un cuadro de disnea, un síntoma subjetivo de falta de aire, de dificultad para respirar o la sensación de que no se respira con normalidad, con unas anomalías gasométricas en sangre. La primera manifestación de la hipoxemia es la hiperventilación secundaria causada por la estimulación de los cuerpos carotídeos, apareciendo cianosis con la hipoxemia severa, relacionada con la cantidad de hemoglobina reducida en los capilares cutáneos. La cianosis central (labios, conjuntiva, lengua y nariz) suele indicar hipoxemia franca.

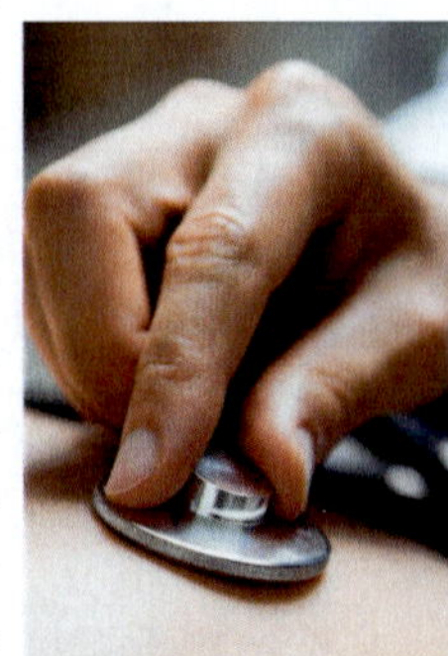

La hipoxemia cerebral induce inquietud, somnolencia, confusión y en ocasiones convulsiones, como o déficits neurológicos localizados, en caso de insuficiencia cardiaca preexistente, puede originar dolor anginoso, hipertensión pulmonar... Las manifestaciones clínicas están relacionadas con el grado de acidosis respiratoria resultante más que con

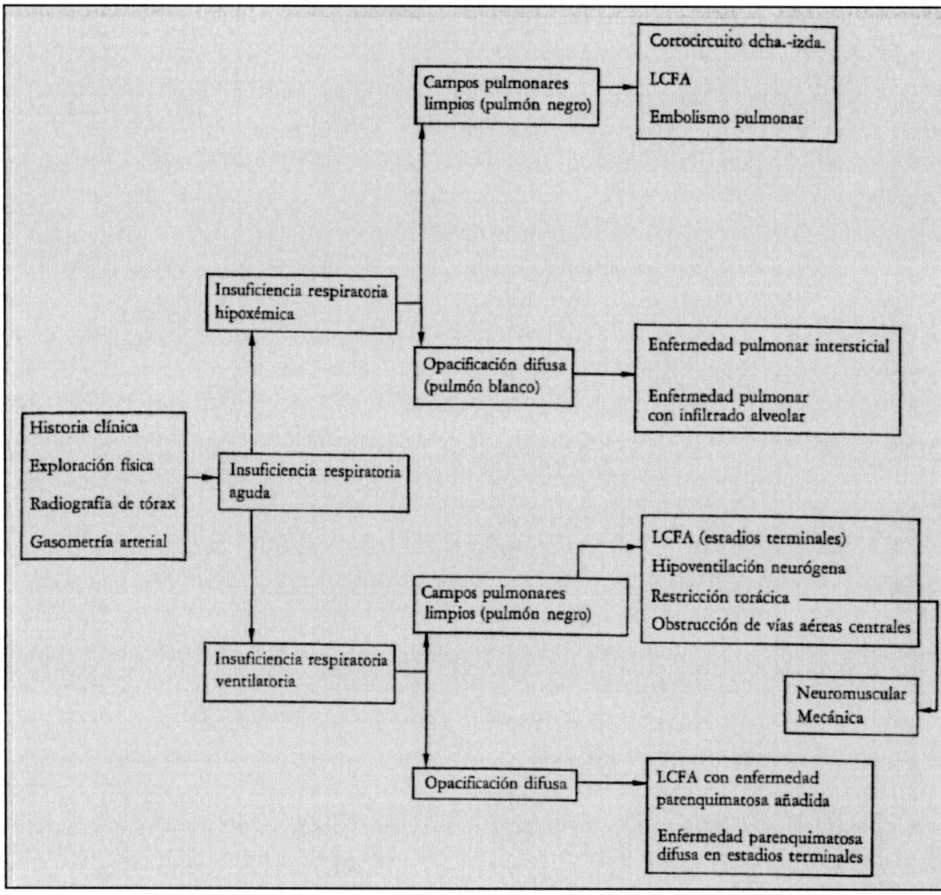

Fig. 1: Algoritmo diagnóstico de la insuficiencia aguda (tomada de Glen A. Lillington. A diagnostic approach to chest diseases)

los valores absolutos de dióxido de carbono, las anomalías neurológicas de la hipercapnia son la cefalea, agitación, confusión, como, deficiencias neurológicas y papiledema.

El paciente se encuentra apneico, debiéndose realizar una historia clínica, exploración física, gasometría arterial y radiografía de tórax en proyección posteroanterior y lateral, para valorar si el campo pulmonar está claro o si hay opacificación difusa. Otras pruebas complementarias a realizar es el electrocardiograma, el análisis de sangre, y si fuera posible el examen de esputo. Con esta información, se podrá clasificar junto con los resultados de los gases arteriales y de la radiografía (Fig. 1).

Está indicada la gasometría arterial siempre que se presente insuficiencia respiratoria aguda, en la insuficiencia respiratoria crónica, una vez al año y ante cambios clínicos bruscos, dicha prueba nos proporcionará el grado de oxigenación, grado de ventilación alveolar, estado ácido-base y la rapidez de instauración del proceso. Si aumenta el PCO2 y baja el pH nos encontraremos ante una insuficiencia respiratoria aguda, si en cambio ha aumentado PCO2 y el pH se mantiene normal, hablaremos entonces de una insuficiencia respiratoria crónica.

2.3 Tratamiento

El tratamiento de la insuficiencia respiratoria consta de medidas generales (corrección de la hipoxia) y el tratamiento de la causa precipitante. La corrección de la hipoxia se realizará mediante un tratamiento conservador sin ventilación artificial, y mediante oxigenoterapia, cuyo objetivo es aliviar la hipoxemia crítica, debiéndose determinar mediante los gases arteriales seriados para valorar y aplicar tratamiento. El proceder de administrar oxígeno a un enfermo con insuficiencia respiratoria en un centro hospitalario se hará mediante ventimask con dispositivo humidificador y de modo progresivo empezando con una concentración del 24% y un flujo de 3 l/min. con lo que la PO2 aumentará 8-10 mmHg; si con esta concentración la presión parcial de oxígeno continúa siendo menor de 50 y no se evidencia narcosis ni pH inferior a 7,25 se podrá aumentar la concentración al 28%.

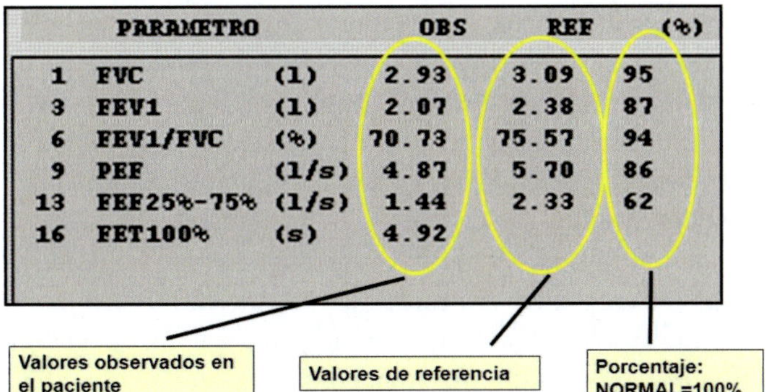

Fig 2. Interpretación de valores en espirometría.

3. LIMITACIÓN CRÓNICA AL FLUJO AÉREO

Es el aumento mantenido de las resistencias al flujo espiratorio del aire a través del sistema respiratorio. La obstrucción puede ser intraluminar (bronquitis aguda), parietal (asma bronquial crónica) y extrabronquial (enfisema). Afecta a la población anciana, siendo junto con la neumonía la patología respiratoria más frecuente en geriatría. Los dos tipos más frecuentes de la limitación crónica al flujo aéreo es la bronquitis crónica con tos y expectoración mantenida a diario, al menos tres meses al año, durante dos años consecutivos, y el enfisema, es definido como la dilatación y destrucción de las unidades acinares pulmonares terminales a los bronquiolos; siendo el tabaco la causa más frecuente en ambas patologías, suelen coexistir en el mismo paciente el enfisema y la bronquitis; el fumar a partir de los sesenta y cinco años es una grave agresión al sistema respiratorio reduciendo el volumen espiratorio máximo en el primer segundo (VEMs), que limitará la expectativa de vida.

La bronquitis aguda no complicada se manifiesta por tos crónica productiva, escasa obstrucción de la vía aérea; si esto sucediera aparecería sibilaciones, disnea y enfermedad pulmonar aguda recurrente. La obstrucción de la vía aérea ocasionada por la hipertrofia del músculo liso y a la hiperplasia de las glándulas productoras de moco, darían lugar a una inadecuada distribución de la ventilación en el pulmón, que se agravaría por el efecto del envejecimiento sobre el retroceso elástico del pulmón. El comienzo de los síntomas es gradual entre los 55 y 65 años, el anciano con enfisema presenta disnea lentamente progresiva con episodios de disnea moderada-severa.

Se deberá realizar una espirometría simple, que nos servirá para valorar el estado del paciente. Si el VEMs es menor del 70% de la capacidad vital (CV) nos encontramos ante una obstrucción significativa. El tratamiento deberá aliviar la sensación de disnea, impidiendo el progreso de la destrucción pulmonar y prevenir las complicaciones cardiocirculatorias, mediante broncodilatadores, los cuales suelen producir mejoría y se administran mejor por inhalación, ya que la dosis efectiva es menor que en las preparaciones orales, aunque algunos pacientes ancianos encuentran alguna dificultad en la técnica de utilizar los aerosoles presurizados y, la administración de polvos inhalados mediante dispositivos más modernos puede ser más fácil de utilizar. Este tipo de enfermos requieren muchos cuidados y dedicación, teniendo una mejoría en la mayoría de las ocasiones pequeñas y transitorias; procurando evitar las agudizaciones de la enfermedad, mediante una prevención: Evitar todo tipo de irritantes, como son la inhalación de tabaco activa o pasivamente; aire frío, alta humedad, aire contaminado, polvo... y una profilaxis de las infecciones respiratorias mediante vacunaciones.

4. TOS

Se puede clasificar la tos en dos apartados: La tos de inicio reciente que cursa en infecciones agudas, asma tumor pulmonar, aspiración de un cuerpo extraño, tuberculosis... y tos de larga evolución, en bronquitis crónicas, tumor pulmonar, aspiración de contenidos esofágicos, tuberculosis, bronquiectasia...

La tos de inicio reciente, se asocia a infecciones respiratorias, mayoritariamente víricas, una infección bacteriana del tracto respiratorio inferior en una persona sana es poco frecuente, pero en el anciano una neumonía bacteriana primaria comienza con tos incapacitante, apareciendo rápidamente la disnea. Una tos paroxística nocturna en la persona anciana puede ser debido a la inhalación de los contenidos esofágicos mientras se encuentra en decúbito. En muchas ocasiones, la tos es una característica del cáncer del pulmón, si ésta es esporádica y seca, o puede producir esputo mucoso, purulento o teñido de sangre, dependiendo del tamaño y localización del tumor, el grado de obstrucción del bronquio o la tráquea. Para lo cual una radiografía de tórax es esencial para el diagnóstico, pero se deberá tener en cuenta que la radiografía normal no excluye la presencia de un tumor en una vía aérea central, que no esté totalmente obstruida; y la tos sería un síntoma frecuente de los tumores localizados en dicho lugar.

La tos de larga evolución de la bronquitis crónica estará presente durante largos años, unido a la producción matutina de esputo mucoso, en la mayoría de las ocasiones junto con las exacerbaciones invernales con esputo purulento. Debiéndose realizar radiografía de tórax antes de realizar diagnóstico. La tos crónica de las bronquiectasias, se diferencia de las bronquitis crónicas por los muchos años de esputo purulento y persistente y por los dedos de palillos de tambor. El esputo purulento persistente suele asociarse a infección por *Haemophilus influenzae o Streptococcus pneumoniae*.

Las exacerbaciones agudas con empeoramiento de la disnea y esputo purulento se deberá tratar mediante fisioterapia que estimulará la tos, aunque se suele prescribir cortos periodos de antibióticos de amplio espectro; debiéndose tener en cuenta el tratamiento diurético para reducir el edema periférico en pacientes con *cor pulmonale*.

5. ASMA BRONQUIAL. CRISIS ASMÁTICA

ASMA BRONQUIAL

ANATOMÍA Y FISIOLOGÍA RESPIRATORIA.

La respiración es el proceso mediante el cual las células y los organismos obtienen energía.

El sistema respiratorio se puede dividir en: tracto respiratorio superior e inferior.

• El *tracto respiratorio superior* comprende la nariz, laringe y faringe. Sus funciones son: calentar el aire inspirado, humedecerlo, filtrado, el sentido del olfato y el habla.

La orofaringe tiene un epitelio escamoso estratificado, el resto del tracto respiratorio superior es epitelio pseudoestratificado o columnar ciliado secretor de moco. Los recubrimientos son vulnerables a las infecciones respiratorias, a los tóxicos y a los cambios de temperatura y de humedad; cualquiera de estos agentes puede desencadenar un fenómeno inflamatorio local.

• El *tracto respiratorio inferior* comprende la tráquea, los bronquios y los pulmones. El epitelio de la tráquea y los bronquios es columnar ciliado estratificado con numerosas células caliciformes secretoras de moco y pequeñas glándulas submucosas.

CONCEPTO.

El asma es una enfermedad crónica de las vías aéreas con base inflamatoria y etiología desconocida que se caracteriza por episodios de obstrucción generalizada y variable de las mismas, reversible ya sea espontáneamente o con tratamiento. Eso lo hace muy sensibles y pueden reaccionar fuertemente a aquellas cosas a las que usted es alérgico o encuentra irritantes. Cuando las vías respiratorias reaccionan, se estrechan y los pulmones reciben menos aire.

Los *síntomas del asma* incluyen: respiración con silbido (sibilancias), tos (especialmente temprano por la mañana o a la noche), presión en el pecho y dificultad para respirar.

En el asma lo fundamental es la hiperreactividad bronquial, ya sea ésta específica (producida por alergenos) o inespecífica (por agentes irritantes o factores físicos).

El asma es una enfermedad pulmonar con las siguientes *características*:

1. Obstrucción reversible de las vías aéreas.
2. Inflamación de las vías aéreas.
3. Sensibilidad incrementada de las vías aéreas a una serie de estímulos.

EPIDEMIOLOGÍA.

Aunque varía según la población estudiada, sexo, raza, edad, ambiente, nivel sociocultural y económico.

La OMS calcula que en la actualidad hay 235 millones de pacientes con asma y está presente en todos los países, independientemente de su grado de desarrollo. Más del 80% de las muertes por asma tienen lugar en países de ingresos bajos y medios-bajos.

España presenta una prevalencia de 3 millones de personas. Se calcula que la padece el 5% de la población adulta, el 10% niños de entre 6 y 7 años y el 9% adolescentes de entre 13 y 14 años, siendo la patología infantil que más hospitalizaciones y más ausencias escolares provoca.

En las dos últimas décadas se ha visto un incremento importante de esta patología, que ha llegado a ser una de las enfermedades crónicas más comunes en el mundo, en especial en los países desarrollados y en la población infantil, ha ido aumentando en gravedad y letalidad, es decir, en la actualidad hay más asmáticos, más asmáticos graves y estos últimos se mueren más que antes. Además, la enfermedad provoca elevados gastos en salud, ya que en muchos casos el tratamiento adecuado del paciente asmático se debe mantener de por vida; así, en países desarrollados, como España, se gasta 1% a 2% del presupuesto de salud en programas de asma.

El asma es una causa importante de absentismo laboral y escolar y en los últimos años su prevalencia va aumentando. Por ello constituye un importante problema sanitario con gran repercusión económica.

Según los datos extraídos del Informe Alergológica 2015 y en función de los factores que lo desencadenan se pueden dar dos variantes de asma que varían entre asma alérgica (82,2% de los pacientes) y que está provocada por condicionantes alérgicos como ácaros de polvo, pólenes, epitelios de animales, etcétera. O bien, puede darse asma no alérgica (16,8% de los pacientes), en el que no hay ningún mecanismo alérgico que desencadene la crisis del broncoespasmo, y que puede ser producido por la práctica de ejercicio, humo de tabaco, perfumes, contaminación ambiental, sustancias en el ámbito laboral, entre algunos de ellos.

- Tras la rinitis alérgica, el asma bronquial es la segunda enfermedad más frecuente por la que los españoles acuden al alergólogo.
- Las investigaciones han establecido que los niños tienen 50 % más de probabilidades que las niñas de sufrir asma, una tendencia que se revierte después de la pubertad, cuando las mujeres tienen dos veces más probabilidades de tener asma que los hombres, ya que en la pubertad en los hombres la testosterona comienza a inhibir la acción de las células

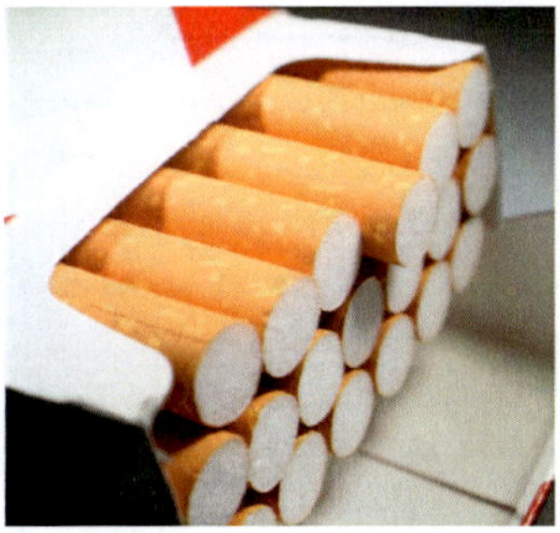

ILC-2, mientras que las niñas no corren esa suerte y siguen sufriéndola después de la adolescencia. Este patrón, según los investigadores, continúa hasta que las mujeres llegan a la menopausia, después de lo cual las tasas de asma entre las mujeres comienzan a disminuir.

- Un importante número de estudios muestran que hay una predisposición genética a desarrollar asma. Este hecho explica que en una familia haya varias personas con asma y explica por qué la probabilidad de tener asma aumenta si un padre la tiene y más aun si ambos padres la tienen.
- El hábitat urbano, húmedo y con polución favorece el desarrollo de la enfermedad.
- El padecer bronquiolitis del lactante predispone a un desarrollo posterior de asma.
- El tabaquismo tanto activo como pasivo también aumenta su prevalencia.

Actualmente se atribuyen al asma unas 380.000 muertes al año en todo el mundo, unas 1.200 personas en España. Un problema frecuente es el diagnóstico subestimado del asma con lo que se infratrata y la evolución empeora. La tasa de mortalidad se sitúa en 2,28/100.000 habitantes.

Son factores de riesgo para una mala evolución del asma:

- Edad: ancianos y adolescentes (por tabaquismo, abandono del tratamiento, autocontrol deficiente...).
- Raza: americanos de origen africano. En España son los grupos socialmente más deprimidos los que tienen peor pronóstico.
- Evolución: aquellos individuos con episodios de insuficiencia respiratoria grave, los hospitalizados en el último año o los que han sufrido más de dos hospitalizaciones.
- Tratamiento inadecuado por culpa del personal sanitario o del enfermo.
- Alteraciones psicológicas o psicosociales: retraso mental, alcoholismo, esquizofrenia, depresión...
- Difícil acceso a la asistencia médica: áreas rurales.
- Tipo de asma: intrínseco y, sobre todo el que se asocia a intolerancia a AINES.

Se han sugerido distintas *pautas de actuación* para estos pacientes con riesgo incrementado de mala evolución:

- Educar al paciente y a la familia acerca del cuidado del asma.
- Desarrollar tratamientos sencillos que el paciente pueda realizar.
- Ayudar a los pacientes a identificar posibles factores desencadenantes en el trabajo, escuela, domicilios...

• Supervisar las medidas ambientales y el cumplimiento del tratamiento de forma periódica.
• Realizar programas de seguimiento adaptados a los factores de riesgo de cada paciente.
• Proporcionar apoyo psicológico y poner a disposición del paciente profesionales de salud mental y /o servicios sociales si es preciso.
• Tratar las agudizaciones con prontitud.

FISIOPATOLOGÍA.

En la enfermedad asmática existen tres *hechos* que son los responsables de la sintomatología:

1. Inflamación.
2. Broncoespasmo.
3. Hipersecreción mucosa.

Todo ello produce estrechamiento de la vía aérea y dificultad para el paso del aire.

Mecanismos inmunológicos

Determinados tipos de asma se producen por una reacción mediada por Ig E. En estos casos la inhalación del antígeno se acompaña a los pocos minutos (entre 30 minutos y 2 horas) de una disminución del FEV1 de, al menos, 20-25% del valor basal. A menudo esta primera reacción se acompaña de una segunda caída del FEV1 a las 6-8 horas de la exposición.

Las células implicadas son: mastocitos, linfocitos, basófilos, neutrófilos, eosinófilos, macrófagos y plaquetas. También los linfocitos T aumentan en el enfermo asmático produciendo citoquinas que activan la inmunidad celular y humoral.

Los *mediadores implicados* son:

- Broncoespasmo: histamina, leucotrienos, prostaglandinas, tromboxanos, factor activador plaquetario (PAF), acetilcolina y bradiquinina.
- Edema de la mucosa: histamina, leucotrienos, prostaglandinas, PAFD, óxido nítrico y bradiquinina.
- Infiltración celular: factor quimiotáctico de los eosinófilos, de los neutrófilos, interferón α, factores inflamatorios de la anafilaxia, citoquinas o interleucinas y leucotrienos.
- Secreción mucosa: histamina, acetilcolina, agonistas alfaadrenérgicos, leucotrienos, sustancia favorecedora de la secreción mucosa de los macrófagos y prostaglandinas.

- Descamación: O2, H2O2, OH, óxido nítrico, proteínas básicas y enzimas proteolíticas.
- Engrosamiento de la membrana basal: O2 y enzimas proteolíticas.

Hiperreactividad bronquial

Se han propuesto varias teorías: cambios en el músculo liso, cambios en la regulación del sistema nervioso autónomo, alteración en la regulación del calcio intracelular o liberación de mediadores químicos.

El tabaco y las infecciones respiratorias por virus o bacterias van a provocar hiperreactividad bronquial.

La inflamación en el asmático es constante, incluso aunque está asintomático. Esta inflamación mantenida produce a la larga un remodeling con aparición de fibrosis y disminución del calibre de las vías, que conlleva a una broncoconstricción irreversible.

CLASIFICACIÓN.

1. Según la etiología

1.1. Extrínseco o alérgico.

Causado por alergenos. Mecanismo inmunológico. Es el más frecuente. Se da sobre todo en niños y adultos jóvenes.

1.2. Intrínseco.

De causa desconocida. Se da sobre todo en mayores de 40 años.

A continuación mostramos las *diferencias* entre el asma extrínseco y el intrínseco:

	ASMA	
Indicadores	Extrinseca	Intrinseca
Alergenos	Inhalantes	Factores como infecciones, alteraciones metabólicas u hormonales, etc.
Edad de comienzo	Infancia o adulto jóven	Mediania de la vida
Antecedentes familiares de alergia	Positivos	Negativos
Síntomas nasales	Fiebre de heno	Sinositis
Sensibilidad a la aspirina	No	Si (importante)
Cutirreacciones	Positivos	Negativos
Niveless de Ig E	Elevados	Normales

1.3. Ocupacional.

Es el inducido por un agente del entorno ocupacional, con mecanismo inmunológico o no.

1.4. Asma del lactante.

Todo episodio de sibilancias que se repiten más de tres veces antes de los dos años de vida.

2. En función de la gravedad.

Se puede clasificar según la siguiente tabla:

LEVE	MODERADO	GRAVE
Síntomas < 2 semana	Síntomas > 2 semana	Síntomas casi a diario
Responde a BD en <48 h.	Síntomas leves en los intervalos	Agudizaciones frecuentes y/o graves. Ingresos hospitalarios.
Asintomático en intervalos	Necesidad ocasional de medicación en intervalos	Necesidad de medicación continuada
Tolera el ejercicio	Regular tolerancia al ejercicio	Pésima tolerancia al ejercicio
No interrupción del sueño	Interrupción del sueño	Incapacidad de descanso nocturno
No absentismo laboral o escolar	Absentismo	
PEF basal > 80% del teórico	PEF 60-80% del teórico	PEF < 60% del teórico
Variabilidad diaria del PEF < 20%	Variabilidad diaria 20-30%	Variabilidad >30%
Espirometría basal normal	Obstrucción moderada	Obstrucción importante
Broncodilatación positiva	Broncodilatación positiva	Broncodilatación incompleta.
PC 20 con metacolina > 20 mg/ml	PC 20 2-20 mg/ml	PC 20 < 2 mg/ml

En nuestro país la *clasificación* más aceptada actualmente es la siguiente:

Clasificación del asma. Según Gravedad.

	Episódica ocasional	**Episódica frecuente**	**Persistente moderada**	**Persistente grave**
Episodios	– De pocas horas o días de duración < de uno cada 10-12/semanas – Máximo 4-5 crisis/año	– < de uno cada 5-6 semanas – Máximo 6-8 crisis/año	> de uno cada 4-5 semanas	Frecuentes
Síntomas intercrisis	Asintomático, con buena tolerancia al ejercicio	Asintomático	Leves	Frecuentes
Sibilancias	–	Con esfuerzos intensos	Con esfuerzos moderados	Con esfuerzos mínimos
Síntomas nocturnos	–	–	≤ 2 noches por semana	> 2 noches por semana
Medicación de alivio (agonista β_2 adrenérgico de acción corta)	–	–	≤ 3 días por semana	> 3 días por semana
Función pulmonar – **FEV_1** – **Variabilidad PEF**	> 80% < 20%	< 80% < 20%	> 70% - < 80% > 20% - <30%	< 70% > 30%

FEV_1: volumen espiratorio forzado en el primer segundo; PEF: flujo espiratorio máximo.

CLÍNICA.

Existen cuatro *síntomas* fundamentales, aunque no todos están presentes al mismo tiempo, pudiendo faltar alguno de ellos:

1. Opresión torácica: no hay correlación con el grado de obstrucción bronquial. Es una sensación de *pecho rígido*.
2. Tos. Puede aparecer al inicio o al final de una crisis o como única manifestación. Suele ser seca, irritativa y persistente.
3. Disnea: dificultad para la entrada del aire. Es característico que se presente por la noche o a primeras horas de la madrugada.
4. Sibilancias: se producen por el paso de una corriente de aire a través de una vía aérea obstruida.

DIAGNÓSTICO.

Se basa en la historia clínica, examen físico y resultados de las pruebas complementarias. No hay que olvidar que los pacientes con asma tienen una gran variedad de síntomas y signos que varían de un paciente a otro así como dentro del mismo paciente con el tiempo.

1. Anamnesis:

1.1. Se recogerán los síntomas del paciente que pueden ser:

- Disnea.

- Sibilancias o alargamiento del tiempo espiratorio. En casos muy graves existe lo que llamamos *silencio torácico*.
- Opresión torácica.
- Tos, puede ser el único síntoma de asma.
- Escasa expectoración.

Preguntaremos también cómo es el patrón de los *síntomas*: perennes, estacionales, continuos o episódicos, desde cuando son, en que momento del día empeora, si se relacionan con la risa o con el ejercicio físico, si le interrumpen el sueño, qué factores lo agravan, cómo son las crisis y si precisa acudir a urgencias, número de ingresos, impacto de la enfermedad en el trabajo del paciente, en su vida social, en su vida personal...

1.2. Antecedentes personales de atopia.

1.3. Antecedentes familiares de atopia.

1.4. Otros antecedentes personales o familiares.

1.5. Factores que agravan o desencadenan las crisis de asma: ejercicio físico, infecciones respiratorias, irritantes inespecíficos, factores hormonales, existencia de reflujo gastroesofágico, exposición a alergenos ambientales, alteraciones emocionales, fármacos, aditivos alimentarios, cambios climáticos, etc.

1.6. Desarrollo de la enfermedad: edad de inicio, progresión evolutiva de la enfermedad, tratamientos realizados y respuesta clínica...

1.7. Perfil de la exacerbación típica: síntomas y signos prodrómicos, progresión temporal, evolución habitual, tratamiento que realiza, resolución habitual de los síntomas...

1.8. Características del hábitat: localización, antigüedad, humedad, calefacción, alfombras, humidificadores, descripción del dormitorio del paciente, animales domésticos, exposición al humo del tabaco...

1.9. Impacto de la enfermedad en el paciente y en sus familiares.

1.10. Anamnesis de su ocupación laboral.

2. Exploración física.

Dependerá mucho del momento en que se realice pues en los periodos intercrisis suele ser normal mientras que en la crisis será patológica.

2.1. Exploración general: peso, talla, coloración, uso de musculatura accesoria, frecuencia cardíaca y respiratoria, estado de conciencia, posibilidad de flapping, descartar eczemas, rinitis, poliposis, sinusitis...

Buscaremos signos de atopia, signos de insuficiencia cardíaca, de corticoterapia prolongada...

Haremos exploración otorrinolaringológica y torácica para detectar anomalías físicas.
2.2. Auscultación cardiopulmonar: Observar si hay alargamiento de la espiración, sibilancias, crepitantes estertores, hipoventilación generalizada, ruidos cardíacos...
2.3. Exploraciones complementarias.
- Hemograma: lo más frecuente es encontrar eosinofilia tanto en el extrínseco como en el intrínseco, que con frecuencia disminuye con el tratamiento esteroideo. Si sobrepasan 500 eos./mm3 tendremos que sospechar otros procesos como síndrome hipereosinofílico, micosis broncopulmonar alérgica, síndrome de Churg-Straus, síndrome de Löffler, parasitosis, leucemia mieloide crónica o reacciones adversas a fármacos.
- Bioquímica: sobre todo en asmas corticodependientes valoraremos la glucemia y el cortisol.
- Citología de esputo: los cúmulos de eosinófilos le dan un aspecto amarillento, adherente y filante en *clara de huevo*; también encontraremos aumento de eosinófilos, neutrófilos, células epiteliales y ocasionalmente bacterias, cuerpos de Creola, cristales de Charcot-Leyden y espirales de Curschmann.
- Secreción nasal y tinción para eosinófilos (la descarga nasal neutrofílica es característica de la sinusitis).
- Rinoscopia.
- Gasometría arterial: tiene valor en las agudizaciones. En una primera fase hay hipoxia e hipocapnia (alcalosis respiratoria); en la segunda fase comienza a retenerse carbónico por agotamiento de la musculatura; en la tercera fase hay hipercapnia y acidosis respiratoria, lo que es criterio de ingreso en UVI y de ventilación mecánica.

	PO2	PCO2	pH
I	N / elevada	N / baja	N / elevado
II	N / baja	N / elevada	N / bajo
III	Muy baja	Muy elevada	Muy bajo

- RX de tórax. En las intercrisis es normal pero en las fases agudas podemos ver hiperinsuflación, atrapamiento aéreo con horizontalización costal. En asmas crónicos puede haber aumento de la trama broncovascular y aumento del tamaño de los hilios. Además sirve para descartar complicaciones del asma: atelectasias, neumotórax, infecciones...
- RX de senos paranasales para descartar sinusitis o poliposis asociadas.
- En ocasiones TAC torácico y gammagrafía pulmonar.
- ECG: podemos ver taquicardia, sobrecarga derecha y bloqueo de rama derecha. Si hay hipertensión pulmonar veremos sobrecarga auricular con ondas P pulmonares.
- Test inmunológicos:

a) In vivo: Prick test e intradermorreacción, parches, provocación conjuntival, nasal y test de provocación bronquial específica.

b) In vitro: determinación de Ig E total, Ig E específica con los métodos de CAP, RAST o ELISA, RAST-inhibición, degranulación de basófilos, test de liberación de la histamina y electroforesis (ver capítulo 3).

- Exploración funcional respiratoria:

a) Peak flow meter: es un parámetro objetivo y reproducible considerado de elección para valoración y seguimiento de los asmáticos en consulta urgente e incluso en domicilio; tiene bien medido una buena correlación con la medida del FEV1 de la espirometría. Determinan la limitación al flujo aéreo y ayudan a diagnosticar y monitorizar el curso del asma y la respuesta al tratamiento (estas monitorizaciones son importantes pues a veces los pacientes y médicos no reconocen los síntomas del asma o su gravedad). Miden el flujo espiratorio máximo (FEM), la velocidad más rápida a la cual se mueve el aire en una espiración forzada. La exactitud de las mediciones del FEM depende de la corrección de la técnica y del esfuerzo del paciente. La *técnica* es:

1- Levantarse y sujetar el medidor sin interferir en el recorrido del marcador.

2- Inspirar profundamente, introducir el medidor en la boca, cerrar los labios en torno a la boquilla y espirar tanto y tan rápido como sea posible.

3- Registrar el resultado. Devolver el marcador a cero.

4- Repetir dos veces más y elegir la lectura más alta de las tres.

b) Espirometría forzada:

Es la prueba de elección para diagnosticar y controlar a los pacientes con asma. Es una prueba fiable, simple, económica que proporciona información inmediata sobre la función pulmonar. Consiste en tomar aire profundamente hasta llenar los pulmones y soplar rápidamente por un tubo unido a un espirómetro hasta vaciar el pecho de aire. Esta prueba es fundamental para evaluar el grado de obstrucción de las vías aéreas y mide la capacidad pulmonar (capacidad vital forzada, FVC) y el volumen de aire expulsado en el primer segundo (volumen espiratorio máximo en el primer segundo, FEV1). Cuando un paciente tiene los bronquios obstruidos, el aire tarda más tiempo en salir que cuándo no lo están. Los valores que miden la espirometría se comparan con los valores de referencia de la población general normal, teniendo en cuenta el sexo, la edad y la talla, el peso.

	Obstructivo	Restrictivo	Mixto
FEV_1/FVC (%)	↓	Normal o ↑	↓↓
FVC	Normal o ↓	↓↓	↓↓
FEV_1	↓	Normal o ↓	↓↓
$FEF_{25-75\%}$	↓↓	Normal o ↓	↓↓

Patrones ventilatorios espirométricos

c) Prueba broncodilatadora.

Consiste en repetir la espirometría después de la administración de un medicamento broncodilatador de acción rápida. El período de tiempo entre la realización de la espirometría basal y la espirometría postbroncodilatador puede variar según los laboratorios y el tipo de broncodilatador utilizado, pero en general lo más aceptado es dejar pasar un periodo mínimo de 15 minutos para los broncodilatadores más habituales (broncodilatadores b 2 de corta o intermedia duración y acción inmediata). Los sujetos que utilicen broncodilatadores de acción corta e inicio inmediato deben realizar la primera espirometría por lo menos tras haber pasado 4-6 horas de la última inhalación de su broncodilatador, para de esta manera poder valorar correctamente la respuesta broncodilatadora. Si los broncodilatadores utilizados por el paciente son de larga duración el tiempo que ha de pasar hasta que se haga la primera espirometría ha de ser mayor.

Cuando expresamos la broncodilatación de este modo, para considerar la prueba como positiva, la mayoría de los autores exigen un aumento del 12 - 15%. Aumentos de menos del 8% o de menos 150-200 ml probablemente se deban a variabilidad.

d) Estudio de hiperreactividad bronquial.

Mediante el test de carrera libre, test de provocación bronquial con metacolina o histamina y test de provocación bronquial específicos.

Estudio del funcionalismo del asma:

Características funcionales del asma	Estudio del funcionalismo respiratorio
Obstrucción	- Espirometría forzada - Medir FEM domiciliario
Reversibilidad	- Prueba broncodilatadora (PBD) - Medir FEM tras broncodilatadores
Hiperreactividad bronquial	- Test de esfuerzo - Provocación bronquial inespecífica - Provocación bronquial específica
Variabilidad	Registro domiciliario del FEM

ALGORITMO DIAGNÓSTICO

(Siempre a partir de unos signos y síntomas sugestivos y de una historia compatible).

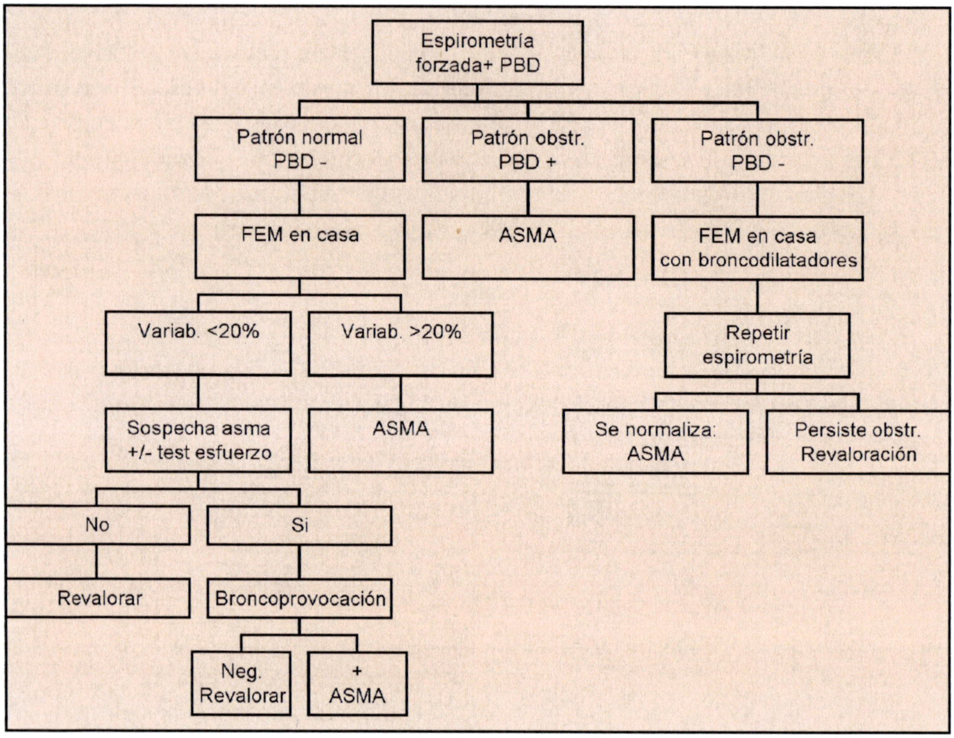

DIAGNÓSTICO DIFERENCIAL.

Aunque los episodios recurrentes de tos y sibilancias son casi siempre debidos al asma, el médico debe tener presente otros posibles diagnósticos. Hay una larga lista de problemas que cursan con *síntomas* similares pero los más destacados son:

1. Obstrucción mecánica de la vía aérea.
2. Disfunción laríngea.
3. Bronquitis crónica.
4. Enfisema pulmonar.
5. ICC.
6. TEP.
7. Infiltrado pulmonar con eosinofilia.
8. Tos de origen medicamentoso: IECAS, betabloqueantes.

TRATAMIENTO.

Debemos considerar cuatro *puntos básicos* en el tratamiento del asma:

1. Educación: el paciente debe conocer su enfermedad, sus características, el grado de intensidad de la misma, qué provoca sus crisis, y cómo prevenirlas y comenzar a tratarlas, aún antes de consultar a su médico.
2. Control ambiental: en el asma alérgico (lo son la mayoría), es de suma importancia que el paciente evite el contacto con las sustancias a las que es alérgico, y con los irritantes de las vías aéreas, en especial el tabaco.
3. Inmunoterapia (vacunas): de suma utilidad en el asma alérgico, ya que permiten disminuir específicamente la sensibilidad alérgica de los pacientes. Las vacunas por vía subcutánea han demostrado su efectividad en numerosos trabajos científicos. Disminuyen después de un tiempo las crisis y el consumo de medicamentos, pero no son un calmante del espasmo bronquial; incluso debe evitarse su aplicación durante una crisis. En los últimos años se han logrado vacunas, por vía sublingual, también efectivas las que tienen la ventaja de ser mejor aceptadas por los niños y por algunos adultos, ya que las mismas son indoloras. Estas vacunas deben ser indicadas exclusivamente por el alergólogo y su aplicación y duración controladas por el mismo.
4. El tratamiento farmacológico es cada vez más efectivo debido a los modernos medicamentos.

Según el Consenso Internacional para el Tratamiento del Asma, para que éste sea exitoso debe alcanzar los siguientes *objetivos*:

- Mantener el control de los síntomas
- Evitar las crisis
- Mantener el funcionamiento pulmonar dentro de los límites normales, en lo posible.
- Mantener una calidad de vida normal, permitiendo un buen descanso y la práctica de ejercicios y deportes
- No producir efectos adversos
- Prevenir complicaciones del asma
- Prevenir la mortalidad por asma

Por ello dividiremos el tratamiento del asma como farmacológico y no farmacológico.

1. Tratamiento no farmacológico.

1.1. Evitación de alérgenos o desencadenantes del asma. Ambos van a producir hiperreactividad de las vías aéreas y a su vez aumentan la vulnerabilidad a una posterior exposición a irritantes y alérgenos.

- Irritantes como el tabaco, polvo, olores fuertes y contaminantes atmosféricos ambientales o industriales. Los niños que conviven con fumadores tienen más riesgo de ser asmáticos y de tener peor evolución del asma.
- Intentar reducir la exposición a virus respiratorios.
- Evitación de los alérgenos.

En pacientes alérgicos al polen será importante que permanezcan en lugares cerrados durante la época de primavera sobre todo durante el mediodía y la tarde.

Los alérgicos a los hongos evitarán los ambientes húmedos o que llevan mucho tiempo cerrados y no abusar de la calefacción en invierno (la temperatura ideal es de 22-23°C). Mantener secos los cuartos de baño y no utilizar esponjas; evitar las plantas de interior, aislar bien las paredes y ventanas para evitar focos de humedad.

Los alérgicos a epitelios no podrán estar en contacto con el animal implicado y en general con ningún animal de pelo ya que puede existir reactividad cruzada.

Los alérgicos a ácaros deben vivir en casas secas, soleadas y bien ventiladas, cubrir el colchón y la almohada con fundas plásticas, lavar la ropa de cama semanalmente a 70°C, evitar moquetas, tapicerías, alfombras, peluches... en general todos aquellos materiales que almacenen polvo en abundancia. Utilizar aspiradores sin filtro y acaricidas.

1.2. Educación del paciente y de la familia.

La educación sanitaria es fundamental para ayudar a los pacientes a adquirir motivación y habilidad para controlar su asma. Implica ayudarle a comprender el asma, a practicar las técnicas necesarias para su tratamiento y apoyarle en sus esfuerzos.

La educación debe comenzar desde el momento del diagnóstico y debe seguir en cada consulta haciendo evaluaciones a intervalos regulares para ajustar la educación a cada momento y a las necesidades del paciente o de su familia.

En un principio se debe explicar el carácter crónico del asma y aclarar todas aquellas dudas o temores que se planteen. Se ha comprobado que son de gran utilidad los diarios donde el paciente registra los síntomas, las acciones emprendidas y sus resultados. De esta manera se incrementa la motivación y la adhesión al tratamiento. Se debe explicar también cómo actúan los diferentes fármacos y cuándo debe usarse cada uno de ellos.

Uno de los temas que más preocupan a los pacientes son los efectos adversos de los fármacos, por ello es conveniente explicárselos con detenimiento pues en caso contrario corremos el peligro de que el paciente no los tome y se desencadene crisis repetidas de asma de difícil control.

Cada día salen nuevas formas de inhaladores, es fundamental que el paciente sea correctamente instruido en el empleo de aquellos que tenga que utilizar incluso debe realizar una demostración delante del médico para comprobar su correcta técnica.

1.3. Valorar la conveniencia de la inmunoterapia. Cuando no se controlan los síntomas con la evitación del alérgeno y con el tratamiento farmacológico es el momento de plantearse la inmunoterapia.

2. Tratamiento farmacológico.

Los dos grandes grupos de medicamentos indicados para el asma son los antiinflamatorios y broncodilatadores.

Los *antiinflamatorios* (disminuyen la inflamación de los bronquios) incluyen:

- Corticosteroides.
- Cromonas.
- Otros antiinflamatorios.

Los *broncodilatadores* (aumentan el diámetro del bronquio) incluyen:

- Agonistas beta-adrenérgicos.
- Metilxantinas.
- Anticolinérgicos.

Existen dos tipos de fármacos para el asma: los preventivos a largo plazo y los de rápido alivio.

En general son preferibles los fármacos inhalados dado que su depósito en las vías aéreas es bueno, los efectos terapéuticos potentes y los efectos secundarios mínimos.

Entre los *dispositivos para los fármacos inhalados* existen:

1- *Inhaladores o cartuchos presurizados dosificados (pMDI).* Son de fácil transporte, baratos e ideales para niños mayores de 7 años y adultos. La mayoría de los fracasos se deben a una mala utilización.

2- *Inhaladores en polvo.*

Son útiles para niños de 3 a 7 años y adultos sobre todo cuando los flujos están reducidos pues son capaces de generar flujos inspiratorios altos.

3- *Nebulizadores.*

Requieren poca coordinación del paciente y se pueden administrar a niños muy pequeños o pacientes muy afectados. Son caros y de difícil transporte y donde más se emplean es en el medio hospitalario. Para que la deposición de partículas sea eficaz hace falta un flujo de 6-8 litros por minuto y diluir la medicación en 3-4 ml de suero fisiológico.

Los dispositivos con espaciador hacen que los inhaladores sean más eficaces, más fáciles de utilizar, con menos efectos secundarios y menor absorción sistémica.

Para cada paciente hay que seleccionar los *dispositivos* más apropiados.

- Los niños menores de 2 años: pMDI con espaciador y mascarilla o nebulizador.
- Los niños entre 3 y 5 años: pMDI con espaciador o nebulizador.
- Los pacientes de más de 5 años: pMDI con o sin espaciador, un inhalador activado por la respiración, un inhalador de polvo o un nebulizador.
- Los pacientes con ataques graves: pMDI con espaciador o nebulizador.

Aunque los medicamentos indicados para el asma hemos visto que son los antiinflamatorios y los broncodilatadores, también *existe*:

- *Inmunoterapia:* se emplea únicamente en los pacientes sensibles a un alérgeno, en los que no se ha conseguido una respuesta adecuada del asma, a pesar de seguir un tratamiento farmacológico y cumplir unas medidas de evitación apropiados. Se administra en el hospital por personal especializado.
- *Antihistamínicos:* no controlan el asma pero sí son útiles para disminuir los síntomas alérgicos como picor en la nariz, estornudos, enrojecimiento de los ojos...
- Antagonistas de los receptores de leucotrienos: actúan también como antiinflamatorios de la vía respiratoria, inhibiendo la formación de leucotrienos. Son útiles en el asma por ejercicio y aquellos sensibilizados a la aspirina.
- *Termoplastia bronquial:* todavía se aplica solo a modo de ensayo clínico para casos de muy mal control con fármacos y numerosas agudizaciones. Consiste en aplicar calor controlado y a través de una fibrobroncoscopia para disminuir la hiperreactividad bronquial.

FÁRMACOS PREVENTIVOS A LARGO PLAZO.

NOMBRE	NOMBRE GENÉRICO	MECANISMO DE ACCIÓN	EFECTOS SECUNDARIOS
Corticoides	**Inhalado:** beclometasiona, budesonida, flunisolida, fluticasona, triamcinolona **Oral:** Metilprednisolona, prednisolona, prednisona.	Antiinflamatorio	**Inhalado:** adelgazamiento de la piel, supresión adrenal y cataratas, retraso del crecimiento en niños. **Oral:** Osteoporosis, HTA, DM, cataratas, supresión adrenal, obesidad, adelgazamiento de la piel, debilidad muscular, aumento de infecciones.
Cromoglicato sódico		Antiinflamatorio	Tos tras la inhalación
Nedocromil	Antiinflamatorio	Antiinflamatorio	No se conocen.
Agonistas beta2 de acción prolongada	**Inhalados:** Formoterol y salmeterol **Oral:** salbutamol y terbutalina.	Broncodilatador	**Inhalados:** menos efectos secundarios que los orales. **Oral:** taquicardia, ansiedad, pirosis, temblor, cefalea, hipopotasemia.
Teofilina de liberación sostenida.		Broncodilatador	Náuseas, vómitos, taquicardia y arritmias.
Ketotifeno		Antialérgico	Sedación y aumento de peso.
Antileucotrienos	Montelukast, zafirlukast y zileuton	Antagonista de receptor de leucotrienos.	Posible elevación de transaminasas y bilirrubina.

MEDICACIONES DE ALIVIO RÁPIDO.

NOMBRE	NOMBRE GENÉRICO	MECANISMO DE ACCIÓN	EFECTOS SECUNDARIOS.
Agonistas beta2 de acción corta	Albuterol, bitolterol, feniterol, isoetarina, metaproterenol, pirbuterol, salbutamol y terbutalina.	Broncodilatador	**Inhalados:** menos que los orales. **Oral:** taquicardia, temblor, cefalea e irritabilidad.
Anticolinérgicos	Bromuro de ipatropio	Broncodilatador	Sequedad de boca y halitosis
Teofilina de acción corta	Aminofilina	Broncodilatador	Náuseas, vómitos, taquicardia, arritmias y convulsiones.
Adrenalina		Broncodilatador	Igual que los beta2 y convulsiones, escalofríos, fiebre y alucinaciones.

En este capítulo nos centraremos en modelos prácticos a la hora de tratar las diferentes clases de asma según esquemas para facilitar la comprensión del tratamiento que en principio puede resultar complejo.

TRATAMIENTO EN ADULTOS Y NIÑOS DE MÁS DE 5 AÑOS

	PREVENTIVO A LARGO PLAZO	ALIVIO RÁPIDO
Nivel 4	Fármacos diarios: • Corticoides inh, 800-2000 mcg o más • Broncodilatador de acción prolongada (beta2 inh o vo y/o teofilina de liberación sostenida) • Corticoides vo	• Broncodilatador de acción corta: beta2 inh
Nivel 3	Fármacos diarios: • Corticoides inh. y si es necesario: • Broncodilatador de acción prolongada: sea beta2 inh o vo o teofilina de liberación sostenida.	• Broncodilatador de acción corta: beta2 inh (no más de 3-4 veces/día)

	• Considerar un antileucotrieno sobre todo en asma por AINES y por ejercicio.	
Nivel 2	Fármacos diarios: • Corticoides inh. o CGS o nedocromil o teofilina de liberación sostenida. • Puede considerarse los antileucotrienos.	• Beta 2 de acción corta no más de 3-4 veces al día.
Nivel 1	No es necesario.	• Broncodilatador de acción corta: beta2 inh. • Beta2 inh o CGS antes del ejercicio o de exposición a alergenos.

• *Bajar un nivel* si se mantiene controlado durante al menos 3 meses.

• *Subir un nivel:* primero revisar la técnica de medicación del paciente, el cumplimiento y el control ambiental; si no se controla subiremos un nivel.

TRATAMIENTO PARA BEBÉS Y NIÑOS DE EDAD IGUAL O INFERIOR A 5 AÑOS.

	PREVENTIVO A LARGO PLAZO	**ALIVIO RÁPIDO**
Nivel 1	Fármacos diarios: • Corticoides inh: - pMDI con espaciador y mascarilla>1mg/día o - Budesonida nebulizada >1 mg/12 h - Si es necesario añadir esteroides vo a la menor dosis y días alternos.	• Broncodilatador inh de acción corta: beta2 inh o vo o bromuro de ipatropio (no más de 3-4 veces/día)
Nivel 2	Fármacos diarios: • Corticoides inh: - pMDI con espaciador y mascarilla 400-800 mcg/día - Budesonida nebulizada < 1mg/12 h.	• Broncodilatador inh de acción corta: beta2 inh o vo o bromuro de ipatropio (no más de 3-4 veces/día)
Nivel 3	Fármacos diarios: • Corticoides inh 200-400 mcg o	• Broncodilatador inh de acción corta: beta2 inh o vo o bromuro de

	CGS (utilizar un pMDI con mascarilla y espaciador o un nebulizador)	ipatropio (no más de 3-4 veces/día)
Nivel 4	No se necesitan.	Broncodilatador inh de acción corta: beta2 inh o vo o bromuro de ipatropio (no más de 3 veces/semana)

- *Bajar un nivel:* Si se controla durante al menos 3 meses.
- *Subir un nivel:* primero revisar la técnica de medicación del paciente, el cumplimiento y el control ambiental; si no se controla subiremos un nivel.

CRISIS ASMÁTICA

La crisis de asma es el empeoramiento progresivo en un corto espacio de tiempo de alguno o todos los síntomas y que implica una disminución del flujo aéreo.

Nunca debemos subestimar la gravedad de un ataque. La mayoría de las muertes están asociadas a una incorrecta valoración inicial de la severidad de la crisis.

CRITERIOS DE GRAVEDAD EN LAS CRISIS.

	LEVE	**MODERADA**	**GRAVE**
Disnea	Caminando	Hablando	Reposo
Conversación	Oraciones	Frases	Palabras
Músculos accesorios	No	Si	Si
Frecuencia respiratoria	Aumentada	Aumentada	>30
Pulso paradójico	<10 mm Hg	10-25 mmHg	>25 mm Hg
Frecuencia cardiaca	<100 lpm	100-120 lpm	120 lpm
Sibilancias	Moderadas	Intensas	Intensas o silencio
Sudoración	No	No	Si
PEF	<70%	50-70%	< 50%

Pa O2	Normal	> 60 mm Hg	<60 mm Hg
Pa CO2	<45 mm Hg	< 45 mm Hg	>45 mm Hg
Sat O2	>95%	91-95%	<90%
Nivel de alerta	Puede estar agitado	Generalmente agitado	Agitado o aletargado y confuso.

FACTORES DE RIESGO DE MUERTE POR ASMA.

- Historia previa de exacerbaciones severas.
- Ingresos previos en UCI o intubaciones previas.
- Dos o más visitas a urgencias por asma en el año previo o un ingreso o visita a urgencias en el último mes.
- Uso actual de esteroides o retirada reciente de los mismos.
- Múltiples fármacos para su tratamiento.
- Pacientes no cumplidores.
- Nivel socioeconómico bajo.
- Abuso de beta 2 inhalados.
- Dificultad en la percepción de la crisis o de su severidad.
- Adolescentes.
- Comorbilidad.
- Sensibilización a alternaria.
- Consumo de drogas.
- Problemas psiquiátricos severos.

ACTITUD DIAGNÓSTICA EN URGENCIAS.

1. Hacer *diagnóstico diferencial* con:
   - Insuficiencia cardiaca congestiva.
   - Obstrucción de vías aéreas superiores.
   - Aspiración cuerpos extraños.
   - Disfunción cuerdas vocales.
   - Crisis de ansiedad.
2. Ver si hay *riesgo vital:*
   - Cianosis.
   - Bradicardia.
   - Hipotensión.
   - Habla entrecortada.
   - Silencio auscultatorio.

3. *Anamnesis:*
- Inicio de síntomas.
- Patrón de presentación de los síntomas.
- Historia familiar y social.
- Desencadenante.
- Tratamiento que realiza habitualmente.
- Si está diagnosticado de asma y de qué tipo o si es la primera vez que le ocurre.
- Ingresos previos en planta o en UVI.

4. *Exploración física:*
- Pulso, frecuencia respiratoria, frecuencia cardiaca, coloración de piel y mucosas, nivel de conciencia.
- Ver si hay signos de gravedad: agitación, nivel de conciencia alterado, fatiga, cianosis, bradicardia, silencio auscultatorio, FEM<33%.
- Signos de atopia, de ICC, de corticoterapia prolongada, etc.
- Exploración del tórax.

5. *Exploraciones complementarias:*
- Gasometría arterial si la saturación es menor de 92% o peak-flow < 50%.
- Hemograma si se sospecha infección.
- Bioquímica.
- Radiografía de tórax si se sospechan complicaciones.
- Peak-flow meter. Si es > 70% es leve, si se sitúa entre 70 y 50% es moderada y si es < del 50% es grave.

TRATAMIENTO DE LOS ATAQUES DE ASMA.

Ante una crisis aguda de asma se debe iniciar el tratamiento en el domicilio del paciente siempre que se haya realizado una correcta educación del paciente y éste disponga de un plan escrito de actuación; siendo éste posteriormente remitido a un hospital si no observamos mejoría.

1. TRATAMIENTO EN DOMICILIO:

En primer lugar valoraremos la gravedad del ataque e iniciaremos tratamiento con agonista beta2 inhalado de acción corta hasta tres aplicaciones en una hora (los pacientes con alto riesgo de muerte contactarán inmediatamente con un servicio médico).

La respuesta al tratamiento inicial es...

BUENA SI...	**INCOMPLETA SI...**	**MALA SI...**
Los síntomas se calman y el alivio se mantiene durante 4 horas. FEM>80% *Acciones:* • Posibilidad de continuar con el beta2/3-4 h durante 1-2 días • Contactar con el médico para el seguimiento.	Los síntomas disminuyen pero reaparecen en <3 h. FEM 60-80% *Acciones:* • Añadir corticoide vo • Continuar con el beta2 • Contactar urgentemente con un médico.	Los síntomas persisten o empeoran a pesar del tratamiento. FEM<60%. *Acciones:* • Añadir corticoide vo • Repetir el beta2 inmediatamente. • Acudir inmediatamente a un servicio de urgencias.

2. TRATAMIENTO EN EL HOSPITAL.

Criterios de ingreso en observación.

Todas las crisis de asma moderadas o severas deben permanecer en observación 6-12 horas.

Criterios de ingreso en planta.

Los criterios de ingreso en el hospital se deciden según los antecedentes del enfermo, la severidad de su asma previo y la severidad de la crisis. En general son *criterios de ingreso:*

- No mejora la clínica a pesar del tratamiento.
- Si el FEM inicial es menor del 60% y no mejora en una hora.

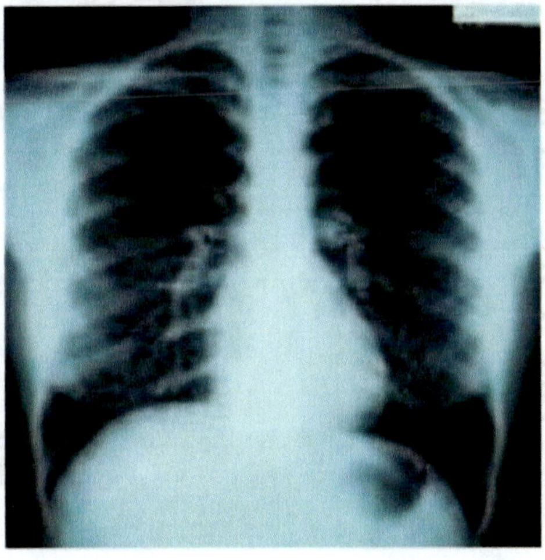

- Si aparecen signos físicos de agotamiento o elevación de PaCO2.
- Si se detectan complicaciones como neumonía, infección respiratoria o neumotórax.
- Pacientes que no van a hacer el tratamiento de forma ambulatoria.
- Pacientes con factores de riesgo de asma fatal.

Se ingresarán con el siguiente *tratamiento*:

1. Constantes cada 6 horas.
2. Dieta normal.
3. Reposo relativo.
4. Elevación de cabecera de cama 30-45°.
5. Profilaxis de trombosis venosa profunda.
6. O2 con ventimask al 30% o con gafas nasales a 2-3 litros/minuto.
7. Salbutamol nebulizado 0,5 cc en 5 cc de SSF cada 4 o 6 o 8 horas.
8. Metilprenisolona 20-40 mg iv cada 8-12 horas.
9. Antibióticos si hay infección.

Criterios de ingreso en UVI.

- Deterioro del nivel de conciencia.
- Parada cardiorrespiratoria.
- Insuficiencia respiratoria a pesar de la oxigenoterapia.
- PEF <33% o deterioro clínico a pesar del tratamiento broncodilatador.

Criterios de alta.

- Asintomático.
- Saturación > 92%.
- PEF >70%.
- Mandar tratamiento ambulatorio con:

1. Beta 2 agonistas de corta duración 2 inh cada 6-8 horas entre 3 y 5 días.
2. Beta 2 agonistas de larga duración en crisis moderadas y severas 1-2 inh cada 12 horas hasta ser visto por especialista.
3. Corticoides inhalados 1-4 inh cada 12 horas durante 20 días.
4. Corticoides orales: Metilprednisolona 40 mg por las mañanas e ir descendiendo 1/2 cada 3-5 días.
5. Gastroprotectores.
6. Antibióticos si precisa.
7. Remitir al médico de cabecera y al especialista en 24-48 horas.
8. La educación comienza en urgencias, sobre todo en cuanto al uso de inhaladores.

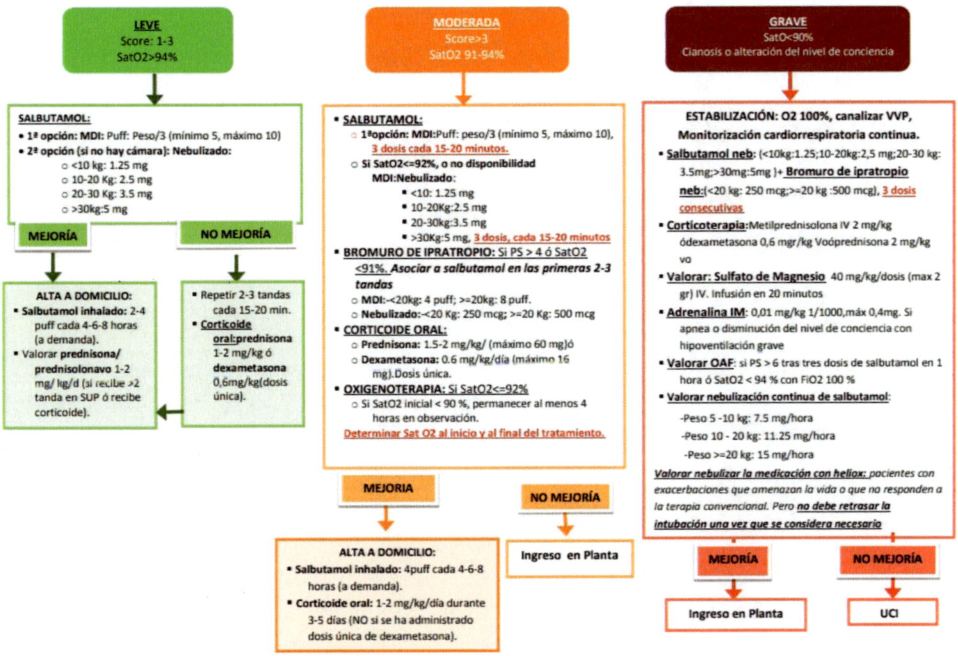

Fármacos empleados

- Oxígeno: con mascarilla al 30% para mantener una saturación del 90% o superior. Si están hipóxicos administraremos oxígeno a altas dosis con reservorio y mascarilla facial.
- Beta 2 adrenérgicos inhalados:
    - Nebulizado: Salbutamol 0,5-1 cc (5 mg) diluido en 3 cc de suero fisiológico cada 30 minutos (máximo 3 veces). Terbutalina 10 mg diluidos en 3 cc de suero fisiológico.
    - Subcutáneo: Salbutamol 0,12-0,25 mg en cada brazo cada 6 horas y Adrenalina 0,3-0,5 cc cada 15-30 minutos, como máximo 3 veces.
    - Intravenoso: Salbutamol 0,25 mg en 200 cc de suero glucosado a pasar en 30 minutos, siempre con el paciente monitorizado.
- Corticoides parenterales: Hidrocortisona a dosis de 2 mg/Kg. intravenoso en bolo cada 4 horas o metilprednisolona 40 mg iv/6 horas.

- Anticolinérgicos: 250-500 microgramos de bromuro de ipatropio nebulizado diluido en 3 cc de suero fisiológico cada 4 horas.
- Adrenalina al 1/1000 0,3-0,5 ml subcutánea, se puede repetir la dosis cada 15 o 20 minutos hasta un máximo de 1,5 ml.
- Hidratación con suero glucosado o fisiológico.
- *No están recomendados:* Sedantes, mucolíticos, sulfato de magnesio, fisioterapia respiratoria y antibióticos sin causa justificada.

ASMA EN SITUACIONES ESPECIALES.

A. CIRUGÍA Y ASMA.

El asma predispone al que lo padece a más complicaciones intra y postoperatorias. El plan anestésico debe establecerse en función de la seguiridad del paciente, el procedimiento quirúrgico, la valoración clínica y la experiencia del anestesiólogo.

• La intubación orotraqueal puede desencadenar una broncoconstricción aguda neurógena.

• La obstrucción severa al flujo aéreo puede dificultar la tos productiva con retención de secreciones y más posibilidades de infección de las mismas. Además ocasiona una alteración en la relación ventilación/perfusión que puede contribuir a dificultar el intercambio gaseoso.

• La obstrucción por moco puede producir atelectasias e infecciones respiratorias.

• La cirugía torácica y abdominal son las que tienen más riesgos.

• La anestesia general con intubación orotraqueal es la que tiene más riesgos.

La probabilidad de estas complicaciones depende de la severidad de la reactividad de las vías aéreas, del grado de obstrucción al flujo aéreo y de la cantidad de secreciones bronquiales que tenga en el momento de la cirugía.

Hay ciertos aspectos que sugieren mayor probabilidad de *complicaciones*:

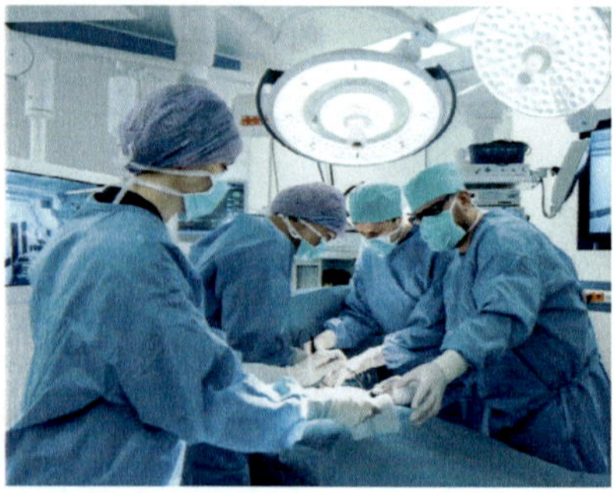

- Frecuente despertar nocturno por el asma.
- Necesidad de uso frecuente o continuo de corticoides sistémicos. Una o más hospitalizaciones o visitas al servicio de urgencias por reagudizaciones.

- Complicaciones perioperatorias previas debido al asma.
- Producción de grandes volúmenes de esputo.
- Enfermedad cardiovascular concomitante.

EVALUACIÓN PREOPERATORIA.

Todos los pacientes con asma aunque estén asintomáticos deben ser evaluados cuidadosamente. En el caso de asmas moderados o severos esta evaluación se debe hacer con varios días de antelación para instaurar un tratamiento si fuera preciso.

Para ello realizaremos una espirometría que debe registrar un FEV1 >80% del mejor del paciente.

Si no es así o está asintomático debe realizar previo a la cirugía un tratamiento intensivo aunque eso suponga retrasar la intervención, En pacientes asmáticos, el tratamiento preoperatorio depende de la gravedad de su enfermedad y se recomienda el siguiente *tratamiento preoperatorio:*

- Asmáticos leves o bien controlados: β2 agonistas inhalatorios el mismo día de la cirugía.
- Asmáticos moderados: β2 agonistas + corticoides inhalatorios durante una semana previa a la cirugía.
- Asmáticos severos o mal controlados: β2 agonistas + corticoides inhalatorios + corticoides orales durante una semana previa a la cirugía.

ANESTESIA.

Se intentará sustituir la general por epidural y evitar en lo posible los narcóticos.

MEDICACIÓN.

Incluso en pacientes asintomáticos se recomienda la administración de un beta2 inhalado antes de la intervención para evitar la broncoconstricción. Además los broncodilatadores se pueden mantener incluso durante la intervención.

Si el paciente recibía teofilina, se administrará aminofilina iv a dosis de 0,6 mg/ml/ hora, cambiando el ritmo conforme a los factores que modifican la eliminación de la teofilina por el hígado.

Los pacientes que reciben corticoides sistémicos tienen riesgo de hacer un fallo suprarrenal por ello todos aquellos pacientes que hayan recibido corticoides sistémicos durante más de 2 semanas en los 6 meses anteriores o aquellos que reciban corticoides inhalados pero a dosis muy elevadas deben recibir un suplemento durante y después de la intervención con: 100 mg en bolo iv de hidrocortisona la mañana de la cirugía, 100 mg añadidos a los líquidos intraoperatorios iv y 100 mg iv postoperatorio. Durante los días siguientes se disminuye progresivamente los corticoides sistémicos.

La eliminación de las secreciones de las vías aéreas, la fisioterapia respiratoria, la adecuada hidratación... son medidas útiles para prevenir la obstrucción por moco y la atelectasia pulmonar postoperatorias.

B. ASMA EN EL ANCIANO.

Existen *peculiaridades* en el asma en pacientes ancianos:

- Dificultad de diagnóstico ya que con frecuencia coexisten asma, EPOC, ICC...
- Las crisis se complican porque tienen otras patologías.
- Algunos fármacos para el tratamiento de otras enfermedades que padecen empeoran el asma.
- La teofilina y la adrenalina pueden agravar cardiopatías.
- Necesitan menos dosis de teofilina.
- Realizaremos controles periódicos de glucemia e iones así como vigilar una posible hemorragia digestiva, cataratas, glaucoma, osteopenia... que pueden verse agravados por el tratamiento esteroideo.
- Usar el O2 con precaución en las crisis ya que puede coexistir EPOC.
- Evaluar problemas psiquiátricos que pueden conllevar una peor evolución del asma.
- Explicar claramente el tratamiento y facilitárselo en lo posible para que lo comprenda.

C. ASMA INDUCIDO POR EJERCICIO FÍSICO.

El asma inducido por ejercicio físico aparece tras la realización de un esfuerzo físico de intensidad variable. Suele aparecer la obstrucción máxima a los 3 y 15 minutos tras el ejercicio, la recuperación puede tardar minutos u horas. En algunos casos observamos una respuesta tardía que suele ser menos intensa y que aparece a las 4 y 12 horas posteriores. Los síntomas son: tos, sibilancias, una sensación de opresión en el pecho o falta de aliento.

La *gravedad y la duración* del cuadro depende de:

- Factores predisponentes: Grado de hiperreactividad bronquial, exposición a alergenos y polución ambiental.
- Factores desencadenantes: intensidad y duración del esfuerzo, temperatura y humedad ambiental.

DIAGNÓSTICO.

Se hace mediante pruebas de ejercicio estandarizadas: sobre cinta rodante, en bicicleta ergométrica y en carrera libre sobre superficie plana.

TRATAMIENTO.

- El asma bronquial no desaconseja el ejercicio físico.
- En crisis agudas no se deben hacer esfuerzos.
- Cada asmático tiene un límite distinto de tolerancia al ejercicio físico.
- La natación, el waterpolo y la gimnasia de flexibilidad son los deportes mejor tolerados. Los deportes que impliquen esfuerzos intensos y prolongados son los peores, como el fútbol americano o el beísbol.
- Hacer unos 10-20 minutos de calentamiento con carreras cortas o ejercicios gimnásticos, acompañados de respiración nasal controlada, ayudan a aumentar la tolerancia al esfuerzo. Para acabar la actividad, hay que realizarla lentamente durante varios minutos.
- En algunos casos se recomienda realizar un tratamiento preventivo previo a la realización de un esfuerzo, como tomar 10-15' antes del ejercicio, medicina inhalada de acción corta o de alivio rápido, que pueden aliviar los síntomas hasta por 4h.
- Una persona asmática puede realizar una vida normal si se autocontrola, pudiendo llegar a ser un deportista de élite.
- Se aconseja no realizar ejercicio cuando el aire esté contaminado ni terrenos en los que se haya cortado el césped recientemente.

D. ASMA BRONQUIAL INDUCIDO POR ANTIINFLAMATORIOS NO ESTEROIDEOS.

La prevalencia de asma bronquial varía mucho según el grupo de sujetos estudiados; esta prevalencia aumenta en los asmáticos de difícil control, corticodependientes y con poliposis nasal. En la población asmática general la prevalencia oscila entre el 4 y el 7%.

PATOGENIA.

El mecanismo patogénico no está del todo claro aunque parece que es debido a la interferencia de estos fármacos con el metabolismo del ácido araquidónico, inhibiendo la síntesis de prostaglandinas por la vía de la ciclooxigenasa e incrementando la síntesis de leucotrienos por la vía de la lipooxigenasa con claro efecto broncoconstrictor y mediadores de la inflamación.

CLÍNICA.

Suele ser una mujer de 30-40 años que inicia su cuadro con una rinitis vasomotora, después desarrolla poliposis y acaba con un asma.

En general son pacientes que toleraban los AINES previamente y que en un determinado momento, tras la toma de uno de ellos presenta una crisis aguda de broncoespasmo que suele aparecer entre los 15 minutos y las 8 horas tras su ingestión.

En estos pacientes se deben evitar todos los AINES; paracetamol, salsalato, nimesulida e isonixina suelen ser bien tolerados. Asimismo se les puede administrar derivados mórficos como analgésicos y corticoides como antiinflamatorios.

DIAGNÓSTICO.

• Anamnesis.

• Rinoscopia para buscar pólipos.

• Radiografía +/- TAC de senos paranasales.

• La prueba estándar es la provocación oral con AAS a dosis crecientes y control espirométrico, considerándose positiva cuando el VEMS desciende el 20%. Esta prueba no se puede realizar cuando estamos ante un asma inestable o con un VEMS <60%.

ACTITUD.

• Evitar la administración de AINES en pacientes que hayan tenido reacciones así como en aquellos con asma grave y poliposis aunque nunca hayan tenido problemas con los AINES.

• Recomendar las alternativas que pueden emplear en caso de precisar analgésicos o antiinflamatorios.

• Cuando son necesarios los tratamientos antiinflamatorios a largo plazo se hará comprobación de la tolerancia frente a salsalato, isonixina o nimesulida. También es posible la desensibilización con AINES en el caso de que estos fármacos sean imprescindibles.

6. NEUMONÍA

La neumonía es la inflamación de etiología infecciosa del parénquima pulmonar distal a los bronquiolos terminales. Procede de la interacción del agente patógeno y el huésped, cuando el sistema respiratorio entra en contacto con microorganismos infecciosos, el resultado depende del estado de las defensas respiratorias, el número de agentes patógenos y de la virulencia de los mismos, los ancianos son más susceptibles a la invasión de estos microorganismos, la probabilidad de que las defensas respiratorias sean superadas aumentará en proporción al número de patógenos inoculados, dichos microorganismos tienen tres vías de acceso al organismo: aspiración, inhalación y diseminación circulatoria. Los síntomas sugestivos de neumonía son la fiebre, tos, expectoración, dolor torácico y disnea, aunque ocasionalmente pueden existir síntomas extrapulmonares como diarrea, cefalea, confusión o mialgias.

Enfermedad frecuente en el anciano débil, cursa con edema y acumulación de secreciones en las áreas del pulmón afectado. Frecuente en este tipo de enfermos, la aspiración de los contenidos faríngeos en el pulmón, problema mayor en los que presentan desórdenes de la deglución, como puede suceder en aquellos con parálisis seudobulbar. Estas neumonías, denominadas secundarias, la infección bacteriana puede ser menor importante que la éxtasis de las secreciones, y el tratamiento antimicrobiano es decepcionante en ausencia de expectoración eficaz.

Las neumonías primarias, se producen por *Streptococcus pneumoniae*, pero *Staphylococcus aureus*, es importante en las epidemias de gripe; aunque con menor frecuencia; las neumonía hospitalarias son responsables de *Klebsiella pneumoniae o Pseudomonas aeruginosa*; siendo los alcohólicos y los que padecen enfermedades respiratorias crónicas los más susceptibles. El proceso en la neumonía bacteriana comienza con la inflamación exudativa provocada por el neumococo en los alvéolos, que impide los movimientos y la difusión del oxígeno y del dióxido de carbono, los leucocitos también hacen su aparición en los alvéolos, de manera que el segmento pulmonar afecto adquiere una estructura más sólida conforme se van llenando de líquido los espacios aéreos, lo cual origina una ventilación inadecuada, ya que la presencia de moco, la inflamación de la mucosa y el bronco espasmo producen oclusión parcial del bronquio y esto hace que disminuya la tensión de oxígeno alveolar, la sangre venosa que llega a los pulmones recorre una zona hipoventilada y sale del pulmón hacia el ventrículo izquierdo sin oxigenarse adecuadamente, provocando una hipoxia.

Debiéndose ingresar a todos los pacientes con sospecha de neumonía por gramnegativos, siendo imperativo el tratamiento antibiótico precoz, modificándose una vez aislada la bacteria y determinado el antibiograma; siendo preciso administración de oxígeno y succión traqueal frecuente para eliminar las secreciones.

Resumen de los tipos de neumonía				
NEUMONÍAS BACTERIANAS				
TIPO/PATÓGENO	EPIDEMIOLOGÍA	CARACT. DEFINITORIAS	TRATAMIENTO	COMPLIC./COMENTARIOS
Neumonía estreptocócica (*Streptococcus pneumoniae*)	Alta frecuencia en invierno. Más frecuente en menores de 5 años y ancianos. Son entre el 40 y 75 de las neumonías comunitarias. Mortalidad: 10-15%.	Escalofríos y fiebre, dolor punzante torácico, tos aguda, taquipnea, ruidos respiratorios anormales. Frecuentemente se acompaña de herpes simples. Suele afectar a uno o más lóbulos.	Eritromicina, cefazolina, vancomicina.	Derrames pleurales, empiema, deterioro de la función hepática, bacteriemia y meningitis, pericarditis y endocarditis

Neumonía estafilocócica *(Staphilococcus aureus)*	Aparece en pacientes inmunocomprometidos, farmacodependientes. 2-10% de las neumonías comunitarias y 10-15% de las nosocomiales Mortalidad: 25-60%	Es una infección necrosante. El microorganismo desarrolla rápidamente resistencia. Convalecencia prolongada	Cefazolina, vancomicina, clindamicina	Derrame-neumotórax. Absceso pulmonar. Empiema. Meningitis. Endocarditis.
Neumonía por klebsiella *(Klebsiella pneumoniae)*	En ancianos, alcohólicos y pacientes crónicos (BNCO, insuf. cardiaca congestiva, diabetes...) Son el 2-5% de las neumonías comunitarias y el 10-30% de las nosocomiales. Mortalidad: 40-50%. La causa más frecuente es la aspiración de la flora orofaríngea.	Escalofríos, fiebre, tos productiva, (esputo copioso purulento), dolor torácico pleurítico intenso, disnea, cianosis, ictericia, vómitos y diarrea	Cefalosporina de 3ª generación o aminoglucósido	Absceso pulmonar y empiema, neumonitis necrotizante con cavitación, insuficiencia respiratoria aguda
Neumonía por pseudomonas *(Pseudomonas aeruginosa)*	Más frecuente en pacientes con enfermedad pulmonar previa, con quimioterapia, inmunodeprimidos, corticodependientes, Representa el 5-15% de las	Escalofríos, fiebre, confusión, delirio, bradicardia, esputo purulento (verde). Suele requerir hospitalizacion. El equipo respiratorio puede estar contaminado con estos microorganismos.	Aztreonam más aminoglucósido, imipenen más aminoglucósido.	Posee la capacidad de invadir vasos sanguíneos y provocar hemorragia con infarto pulmonar.

	neumonías hospitalarias. Mortalidad: 40-60%			
Infuenza por haemophilus *(Haemophilus influenzae)*	Frecuencia mayor en alcohólicos, diabéticos, enfermos pulmonares crónicos. Son el 5-20% de las neumonías comunitarias. Mortalidad: 33%	Fiebre, escalofríos disnea, tos, náuseas, vómitos y dolor. Inicio insidioso, puede aparecer a las 2-6 semanas después de padecer infección de vías respiratorias altas.	Cefuroxima, cefalosporina de tercera generación	Abscesos pulmonares, derrame pleural
Enfermedad de los legionarios *(Legionella pneumophila)*	Más frecuente en verano y otoño. Puede ser parte de una epidemia. Suele darse en varones adultos y ancianos, fumadores y pacientes crónicos, inmunodeprimidos o insuficiencia renal crónica. Exposición a una excavación contaminada. Ocasionadan el 20% de las neumonías comunitarias. Mortalidad: menos de 0´1%	Malestar, cefaleas en 24 h. Fiebre, escalofríos con temblores, disnea y tos progresiva, síntomas gastrointestinales: náuseas, vómitos, diarrea y dolor abdominal. Afecta a uno o más lóbulos.	Eritromicina Rifampicina	Insuficiencia respiratoria Hipotensión Shock Insuficiencia renal aguda
Neumonía por micoplasma *(Mycoplasma pneumontae)*	Aparece en otoño e invierno. Epidemia cada cuatro años.	Inicio insidioso Tos, dolor de garganta, fiebre, cefalea, malestar, anorexia, náuseas, vómitos y diarrea	Eritromicina Tetraciclina	Son raras las complicaciones. Puede existir tos persistente y sinusitis.

	Más frecuente en niños y jóvenes Mortalidad: menos de 0´1%			
NEUMONÍAS NO BACTERIANAS				
TIPO/PATÓGENO	EPIDEMIOLOGÍA	CARACT. DEFINITORIAS	TRATAMIENTO	COMPLIC./COMENTARIOS
Neumonía viral *(Influenza por virus tipo A, B y C)*	Más frecuente en invierno. Aparece en embarazadas, ancianos y pacientes crónicos.	Aparece 1 semana después de comenzar con síntomas gripales. Disnea, cianosis, esputo escaso en ocasiones sanguinolentos, fiebre, tos seca y persistente	Tratamiento sintomático Si infección bacteriana secundaria: antibioticoterapia, según microorganismo	Puede aparecer infección bacteriana sobreañadida. Bronconeumonía
Neumonía por *Pneumocystis carinii*	Aparece en pacientes con SIDA, trasplantes de órganos. Mortalidad: 60%	Frecuentemente se acompaña con infección concurrente por virus, bacterias y hongos.	Metansulfato de pentamidina Trimetoprisulfametoxazol	Pronóstico reservado, dado que suele ser común enfermedad subyacente grave.
Neumonía micótica *(Aspergillus fumigatus)*	Pacientes con SIDA, EPOC y trasplantados, en pacientes en tratamiento con citostáticos o esteroides Mortalidad: 15-20%	Fiebre alta, bola fúngica en la cavidad pulmonar, tos no productiva; dolor pleurítico Sobreañadida a otros problemas	Anfotericina B Ketoconazol	Invade vasos sanguíneos, destruye el parénquima pulmonar e infarto vascular. Habitual contagio hematógeno.

Los hemocultivos son de gran utilidad siendo positivos en muchos pacientes con neumonía primaria; otra técnica empleada no invasiva es el estudio del esputo, que presenta como ventaja la rapidez en la obtención de resultados, aunque en ocasiones existe el inconveniente que se contamine con la flora orofaríngea con la consiguiente dificultad de interpretación. Cuando la muestra de esputo es de buena calidad se pueden desarrollar distintos estudios, como son el examen directo, cultivo, técnicas inmunológicas y técnicas genéticas. El análisis del color del esputo nos va a confirmar el *tipo de neumonía* que el anciano padece:

-Incoloro o mucoide claro: proceso no infeccioso.

-Amarillo cremoso: neumonía estafilocócica

-Verde: por pseudomonas pneumoniae

-Marrón rojizo: neumonía por klebsiella

-Color mohoso: neumonía neumocócica.

En una persona anciana el tratamiento de la neumonía deberá incluir una especial atención al estado de hidratación que presente y a una adecuada oxigenación; debiendo estimular al paciente a que tosa para de esa manera limpiar las secrecciones, el tratamiento empleado será mediante un antibiótico de amplio espectro.

La valoración de la enfermera es sumamente importante para detectar la neumonía, la presencia de fiebre, escalofríos o diaforesis nocturna, debiéndose identificar la gravedad, ubicación y causa del dolor torácico que el paciente anciano puede referir, por lo que el personal de enfermería *deberá vigilar*:

-Cambios de pulso y temperatura

-Cantidad, color y olor de las secreciones

-Frecuencia e intensidad de la tos

-Grado de taquipnea o disnea

7. PRUEBAS FUNCIONALES RESPIRATORIAS

Las *técnicas* más empleadas para realizar un diagnóstico definitivo en las enfermedades del aparato respiratorio son:

Espirometría: nos sirve para medir los volúmenes, capacidad y velocidad de flujo pulmonar (Fig. 2.), los resultados se basan en la desviación de la normalidad, teniendo en cuenta la edad, altura, peso y el sexo del paciente, empleándose en el diagnóstico de la enfermedad pulmonar, para evaluar la magnitud de la incapacidad y valorar preoperatoriamente la función respiratoria, evaluar la respuesta a medicaciones broncodilatadoras y detectar enfermedades pulmonares entre personas que trabajen en ambientes peligrosos.

- *Análisis de la curva flujo-volumen:* relaciona el flujo respiratorio instan-

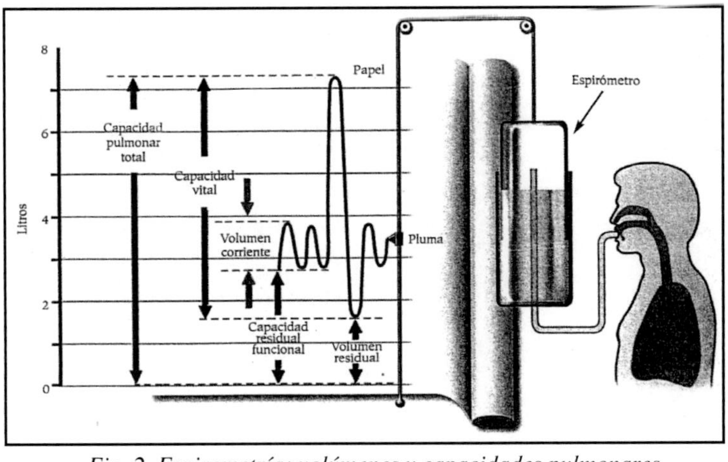

Fig. 2. Espirometría: volúmenes y capacidades pulmonares

táneo con el volumen pulmonar al que corresponde dicho flujo específico durante la inspiración y espiración máximas (capacidad vital forzada).

La gasometría se realiza mediante una muestra de sangre extraída directamente de una arteria o vena. Su análisis nos dará las presiones parciales de O2 (PO2), CO2 (PCO2), pH y bicarbonato. Cuando estas presiones parciales están extraídas directamente de una arteria, las denominamos PaO2 y PaCO2. Esto nos permitirá saber si el intercambio gaseoso es correcto o determinar si existe algún tipo de alteración.

- *Pulsioximetría:* es un método rápido y cómodo para la monitorización continua de la saturación de oxígeno en la sangre arterial del enfermo, midiendo el porcentaje de hemoglobina que se satura con el oxígeno. El pulsioxímetro es una aparato fotoeléctrico con dos discos que hace pasar la luz a través de la pigmentación en la capa externa de la piel, el tejido, la uña, la sangre venosa y la sangre arterial utilizando un sensor de fibra óptica introducido en la arteria.
- *Cultivo de faringe:* esta prueba se realiza con el objeto de identificar estreptococos betahemolíticos del grupo A y otros microorganismos, de manera que se pueda instaurar el tratamiento adecuado, para ello, se le pedirá al enfermo que incline la cabeza hacia atrás y se frotará con una torunda los pilares de las amígdalas y la pared posterior de la faringe; mientras se realiza la toma, se utiliza el depresor lingual para que la torunda no entre en contacto en ningún momento con la flora de la boca.
- *Estudio del esputo:* las muestras del esputo se utilizan para cultivo y antibiograma o para estudio citológico, debiendo de proceder de los pulmones y bronquios, se pueden obtener mediante la tos y con ayuda de métodos indirectos como son la aspiración traqueal, endotraqueal, transtraqueal, al extraer el broncoscopio, o por aspiración gástrica.
- *Técnicas endoscópicas:* la más empleada es la broncoscopia, consiste en la visualización directa de laringe, tráquea y bronquios mediante el empleo de un broncoscopio de fibra óptica, esta prueba se lleva a cabo con finos diagnósticos, para recoger muestras o extraer tapones de moco u objetos extraños.

BIBLIOGRAFÍA.

1. CABRERIZO BALLESTEROS S, MATÉ ENRÍQUEZ T. Asma bronquial. En: Cabrerizo Ballesteros S, eds. Manual de alergología para atención primaria. Formación Alcalá. 4ª Edición. 2017.
2. GARCÍA VILLAMUZA Y, CABAÑES HIGUERO N. Crisis de asma. En Julián Jiménez A. Manual de protocolos y actuación en urgencias para residentes. Madrid: 2ª Edición. 2004.
3. DORDAL MT. Asma bronquial. En: Lleonart Bellfill R, eds. Manual de alergología. Barcelona: Masson, 1995; 93-120.
4. BENAVENTE V. Exploración de la función pulmonar. En: Lleonart Bellfill R, eds. Manual de alergología. Barcelona: Masson, 1995; 41-52.
5. GAIG P. Asma inducida por aspirina. En: Lleonart Bellfill R, eds. Manual de alergología. Barcelona: Masson, 1995; 121-129.
6. ALONSO R. Asma ocupacional. En: Lleonart Bellfill R, eds. Manual de alergología. Barcelona: Masson, 1995; 131-139.
7. BUSSE WW, REED CE. Asma: definición y patogenia. En Middleton E, Reed ChE, Ellis EF, Adkinson NF, Yunginger JW, eds. Alergia: principios y práctica, tomo II. Barcelona: Salvat editores, 1992; 41: 904-930.
8. MATHISON DA. El asma en los adultos. En Middleton E, Reed ChE, Ellis EF, Adkinson NF, Yunginger JW, eds. Alergia: principios y práctica, tomo II. Barcelona: Salvat editores, 1992; 41: 989-1015.
9. RUBIO M, ZAPATERO L, REDONDO G. Asma bronquial: definición y epidemiología. En Sociedad española de alergología e inmunología clínica. Tratado de alergología e inmunología clínica, tomo III. Madrid: Luzan, 5, 1986: 65-81.
10. RUBIO M, GOZALO F, COLÁS C. Asma bronquial: fisiopatología. En Sociedad española de alergología e inmunología clínica. Tratado de alergología e inmunología clínica, tomo III. Madrid: Luzan, 5, 1986: 83-107.
11. PRIETO JL. Alergia a analgésicos. En Sociedad Española de Alergología e Inmunología Clínica. Tratado de alergología e inmunología clínica, tomo 7. Madrid: Luzan, 5, 1992: 265-291.
12. BERNSTEIN DI, BERSTEIN IL. Asma ocupacional. En Middleton E, Reed ChE, Ellis EF, Adkinson NF, Yunginger JW, eds. Alergia: principios y práctica, tomo II. Barcelona: Salvat editores, 1992; 1112-1131.
13. MALET I CASAJUANA A. Alergia respiratoria. En: Malet i Casajuana y colaboradores. Manual de alergia para atención primaria. Barcelona: mra ediciones; 1999; 11-70.

14. CUESTA HERRANZ J. Algoritmo del diagnóstico etiológico del asma bronquial. En: Cuesta Herranz J y Álvarez Cuesta E. Las enfermedades alérgicas respiratorias en atención primaria: diagnóstico y tratamiento etiológico. Madrid, 1998; 31-44.
15. DUCE F. Asociación de fármacos en el tratamiento del asma grave. En: Sobradillo V, Duce F, Perpiñá M, Viejo JL y Badiola C. Biblioteca neumológica. Avance en el tratamiento del asma. Barcelona: Permanyer, 2000: 7-12.
16. BADIOLA C, SOBRADILLO V. Tratamiento integral de la enfermedad asmática. En: Sobradillo V, Duce F, Perpiñá M, Viejo JL y Badiola C. Biblioteca neumológica. Avance en el tratamiento del asma. Barcelona: Permanyer, 2000: 13-20.
17. Global Initiative For Asthma, National Heart, Lung and Blood Institute, and World Health Organization: Pocket Guide for Asthma Management and Prevention. NIH Publication No November 1998: 96-3659B.
18. Comisión Regional del Asma. CAM. Guía para el diagnóstico y manejo del asma. Madrid, Sep, 1994.
19. NAZAR J CLAUDIO, COLOMA D ROBERTO, ZAMORA H MAXIMILIANO, LEIVA R ISABEL M. *Manejo preoperatorio de pacientes con enfermedades respiratorias crónicas*. Rev Chil Cir. 2015 Ago [citado 2018 Nov 21]; 67(4): 448-455.
20. LUGOGO N, QUE LG, GILSTRAP DL, KRAFT M. Asthma: clinical diagnosis and management. In: Broaddus VC, Mason RJ, Ernst JD, et al, eds. *Murray and Nadel's Textbook of Respiratory Medicine*. 6th ed. Philadelphia, PA: Elsevier Saunders; 2016:chap 42.
21. CASTILLO J. *Tratamiento del dolor en el paciente oncológico; gasometría. Fisioterapia en procesos oncológicos*. Formación Alcalá, 2018; 426-27
22. JULIÁN-JIMÉNEZ A, GONZÁLEZ-DEL CASTILLO J, CANDEL FJ. *Utilidad y valor pronóstico de los biomarcadores en los pacientes con neumonía adquirida en la comunidad en los servicios de urgencias*. Med Clin (Barc). 2017; 148: 501–10.
23. *Global Initiative for Asthma* (GINA). (2016). Global Strategy Report for Asthma Management and Prevention. Recuperado de www.ginasthma.com
24. Organización Mundial de la Salud. (2017). Asma. En Temas de Salud (Sitio web mundial).
25. TATTERSALL, M.C., BARNET, J.H., KORCARZ, C.E., HAGEN, E.W., PEPPARD, P.E., & STEIN, J.H. (2016). Late-Onset Asthma Predicts Cardiovascular Disease Events: The Wisconsin Sleep Cohort. Journal of the American Heart Association.

26. VENERO- FERNÁNDEZ, S.J. (2016). Estadísticas de Asma. Cuba, 2016. Instituto Nacional de Higiene, Epidemiología y Microbiología.
27. TORDABLE RAMÍREZ AM. Evaluación del grado de información de los pacientes al ser incluidos en el programa de cuidados paliativos domiciliarios. Cuad Bioet. 2017; 28(1):41-53.
28. ZAMORA MUR A, NABAL VICUÑA M, ZAMORA CATEVILLA A, GARCÍA FONCILLAS R, CALDERERO ARAGÓN V, AUBÍ CATEVILLA O, et al. Declive funcional y presencia de síntomas en cuidados paliativos: ¿causa o consecuencia? Rev Esp Geriatr Gerontol. 2017; 52(3):142-5.
29. ANDRADE CG, COSTA SFG, COSTA ICP, SANTOS KFO, MEDEROS BF. Palliative care and communication: study with health proffesionals of the home care service. Rev Fund Care. 2017; 9(21):215-21.
30. BASART HERNÁNDEZ S, GALÁN FERNÁNDEZ J. El paciente en situación de enfermedad avanzada y/o final de la vida. En: De la Fuente Ramos M, ed. Enfermería médico-quirúrgica. Vol. 1. Colección Enfermería S21. 3.ª ed. Madrid: Difusión Avances de Enfermería (DAE); 2015. p. 235-68.

II
PATOLOGÍA OSTEOARTICULAR EN EL ANCIANO

Carmela de Pablo Hernández y Carlos Calzado Bravo

En el proceso de envejecimiento se ven involucrados todos los sistemas y aparatos del organismo, siendo el músculo-esquelético uno de los más afectados y de mayor importancia por su vital importancia, ya que de él depende y garantiza la independencia de la persona. A nivel muscular podemos encontrar una disminución de la masa muscular junto con un número menor de nervios motores; a nivel óseo estudios que confirman que con la edad se produce una disminución progresiva de la masa ósea determinada por alteraciones del remodelamiento óseo; por el pico de la masa ósea alcanzando en la edad adulta y fundamentalmente por el ejercicio realizado por la persona. Siendo a partir de la cuarta o quinta década de la vida del ser humano, cuando se observa la aparición de dolores osteroarticulares que son aceptados como normales dentro del proceso de envejecimiento.

1. GOTA

Es una forma común y dolorosa de artritis. Produce hinchazón, enrojecimiento, calor y rigidez en las articulaciones. En los ancianos se presenta en muchas ocasiones como enfermedad poliarticular crónica; causada por el depósito de microcristales (sales de urato -ácido úrico-) en el tejido conectivo. El ácido úrico es normal en el organismo, ya que se origina del metabolismo de ciertos alimentos. Normalmente, el ácido úrico se disuelve en la sangre, pasa a los riñones y sale del cuerpo en forma de orina. En ocasiones la gota es provocada por enfermedades de la sangre y de los tejidos que originan una excesiva destrucción tisular. Se forman masas blancas de urato monosódico, conocido como *tofos* en los tejidos periarticulares, provocando que la piel sobre estas articulaciones adelgace y brille, ulcerándose e incluso llegando a supurar; son frecuentes en los cartílagos de las orejas, olécranon, cápsula prepatelar, tendón de Aquiles...

Son variadas las *presentaciones clínicas* de esta enfermedad:
-*Hiperuricemia asintomática:* periodo de tiempo que transcurre entre el momento en que los niveles de ácido úrico sérico de la persona superan los límites considerados como normales, hasta que se desarrolla el primer ataque de gota. Puede producir daño renal por la precipitación intratubular e intersticial de los cristales de urato monosódico o por otros mecanismos que conducen a problemas renales.
-*Ataque agudo de gota:* normalmente sólo afecta a una articulación, aunque puede afectarse simultáneamente a más de una, siendo la articulación metatarsofalángica del dedo gordo la más afectada. La colchicina es el fármaco de elección entre episodios así.
La sensación suele comenzar por la noche, despertando a la persona por el dolor severo e insoportable, la articulación afectada está roja, brillante tumefacta e intensamente dolorosa, descamándose frecuentemente la piel, volviéndose normal transcurrido unos días.
-*Períodos intercríticos:* son las fases de la enfermedad que transcurren entre los diferentes ataques de gota.
-*Artritis gotosa crónica:* origina una artropatía destructiva con cambios degenerativos. En estos casos, los cristales de ácido úrico pueden precipitar en las articulaciones, piel y riñones originando un daño permanente; siendo en estos últimos donde el daño es muy severo, ya que los depósitos de ácido pueden bloquear el delicado y preciso mecanismo de filtración de los riñones, conduciendo a una progresiva insuficiencia renal; o en cambio, que el ácido úrico excesivamente concentrado puede cristalizar y formar cálculos renales.
-*Nefropatía gotosa*. Es una afectación tubulointersticial crónica en la que se producen depósitos de cristales de ácido úrico y sales de urato en el parénquima renal produciéndose una cristalización intraluminal en los túbulos distales y colectores, que causan obstrucción y una respuesta inflamatoria a la que le sigue un curso insidioso con proteinuria, poliuria, etc.
-*Urolitiasis,* guardando relación con el grado de hiperuricemia y la magnitud de excreción de ácido úrico en orina de 24 horas. Consiste en una masa sólida compuesta de pequeños cristales y localizada en el aparato urinario.

El médico efectuará análisis de sangre observando la condición general del paciente para determinar si necesitará tratamientos ulteriores para prevenir un ataque de gota crónica. El tratamiento se realizará mediante el empleo de antiinflamatorios no esteroides, colchicina y analgésicos. Si un ataque de gota agudo no se trata, el paciente sufrirá un considerable dolor durante diez días.

2. POLIMIALGIA REUMÁTICA

Es una enfermedad del adulto y especialmente del anciano; iniciándose entre los 65 y 75 años; caracterizándose por dolor agudo de duración superior a un mes en la cintura pélvica y/o escapular, asociada a la rigidez matutina y velocidad de sedimentación globular elevada. Los pacientes tienen síntomas constitucionales, particularmente astenia, pérdida de peso, laxitud, apatía, fiebre y anorexia; siendo muy frecuentes las artralgias y mialgias; presentando dolores musculares difusos, mal localizados, alrededor de cuello y hombros; región lumbar, nalgas y muslos. El dolor y la rigidez son causados por la inflamación de las articulaciones y los tejidos que las rodean. Siendo común la rigidez matutina, especialmente de hombros. Y en ocasiones puede producirse sinovitis con derrame en ciertas articulaciones.

El anciano que acude a urgencias con clínica de polimialgia reumática se considerará sus síntomas junto con los resultados del examen físico y determinadas pruebas de laboratorio, como la tasa de sedimentación, prestando especial atención a la velocidad de sedimentación globular, anemia normocítica normocrómica, aumento de ciertas proteínas (alfaglobulinas), aumento de la fosfatasa alcalina, enzimas musculares y electromiograma.

El tratamiento tiene como objetivo la reducción del dolor y la inflamación, aminorando la rigidez, fiebre y fatiga. El médico utilizará los corticosteroides, a dosis bajas de prednisona (10-15mg al día), pudiendo añadir antiinflamatorios no esteroideos.

3. CAÍDAS Y FRACTURAS EN EL ANCIANO

Las caídas y fracturas suponen un gran problema médico y social, dado el gran número de personas mayores de 65 años que hay en la sociedad actual.

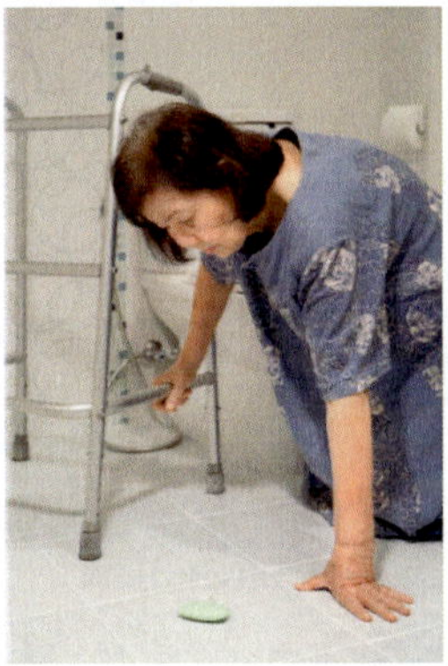

La incidencia anual de caídas entre personas ancianas aumenta del 25% entre los 65-70 años al 35% después de los 75 años de edad. La mitad de las personas mayores que se caen, lo hacen repetidas veces, las mujeres parecen sufrir más caídas que los hombres hasta la edad de 75 años, a partir de la cual la frecuencia es similar en ambos sexos.

El daño consecuente con la caída (fractura y otras complicaciones) supone la sexta causa de muerte en personas mayores de 65 años. La fractura es considerada como una de las consecuencias más serias de la caída, el índice de fracturas tras una caída, aumenta con la edad, siendo más alto entre mujeres. La tasa de mortalidad entre los enfermos que han sufrido una fractura de cadera es del 12-20 % más alta que entre aquellos de igual sexo y edad que no la han sufrido; la mayor parte de estos fallecimientos ocurren en los cuatro meses siguientes. Al igual que es importante la incapacidad física posterior, ya que la mitad de los que sobreviven tras ella no recuperan nunca el nivel funcional que tenían anteriormente. Otras consecuencias físicas son el daño de los tejidos blandos, los traumas de tejido nervioso, poco frecuente pero graves; así como la hipotermia, deshidratación, neumonía y las úlceras de decúbito. Investigaciones realizadas al respecto, demuestran que los ancianos que experimentan una caída presentan un deterioro mayor en su capacidad para realizar actividades de la vida cotidiana y desempeñarse en el ámbito social, tiene mayores probabilidades de ser recluidos en una institución (son la causa de alrededor del 5% de las internaciones en pacientes mayores de 65 años) que los ancianos que no experimentan caídas, y además consumen mayor número de servicios de salud. En los adultos de edad avanzada que se encuentran hospitalizados, los dispositivos de restricción física como son los cinturones para el regazo, sillas geriátricas... y el uso de ciertos medicamentos, como son los aminoglucósidos (por lesión vestibular directa) o analgésicos/opioides, por la disminución del estado de alerta o procesamiento central lento, precipitan muchas de las caídas que pretendían evitar.

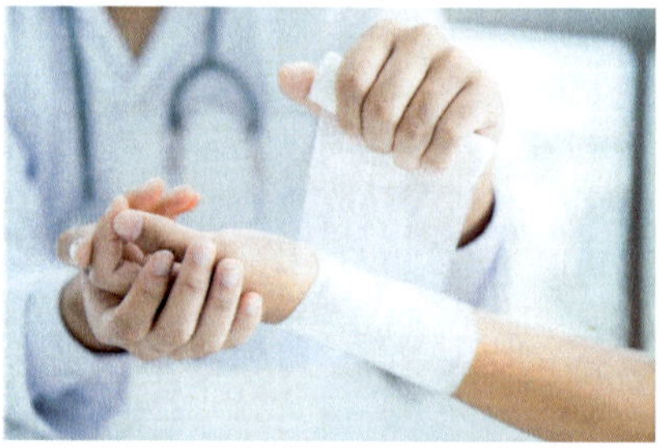

En algunas ocasiones, no hay daño físico, pero ocasiona miedo importante a caer de nuevo, a un estado continuo de ansiedad, pérdida de confianza en sí mismo; aislamiento social y restricción de las actividades de la vida diaria: la disminución de la actividad puede aumentar la rigidez articular y la debilidad, lo que reduce la movilidad en forma adicional. También las caídas influyen en los familiares, ya que reaccionan frecuentemente con ansiedad, convirtiéndose en protectores, restringiendo incluso la propia autonomía de la persona anciana.

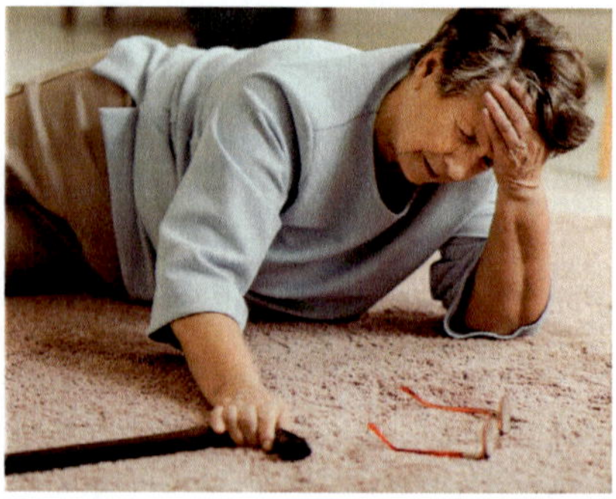

Exceptuando las microfracturas vertebrales debidas a la pérdida de masa ósea en el hueso osteoporótico del anciano, las *localizaciones más frecuentes de fractura* son: la cadera, hombro, extremo proximal del fémur; el extremo proximal del húmero y la muñeca; seguida por el tobillo, caja torácica, rodilla y pelvis. La fractura de Colles, al igual que la de cadera es más frecuente en mujeres, normalmente originado por resbalarse o tropezar, y al intentar evitar la caída, aterriza con la mano abierta, el brazo en pronación rompiéndose así la muñeca, quedando con la deformación típica en *dorso de tenedor*.

3.1 Factores intrínsecos del anciano.

Dentro de los cuales *podemos distinguir:*

-De tipo crónico. La predisposición a las caídas, asociada con ciertas condiciones neurológicas cono la enfermedad del Parkinson, demencia, accidentes cerebrovasculares... junto con algunas enfermedades crónicas y trastornos sensoriales, cognitivos, neurológicos o musculoesqueléticos que pueden aumentar el riesgo de caídas en las personas ancianas.

La postura y el equilibrio dependen de tres sistemas fundamentalmente: visión, sistema vestibular y propiocepción; los trastornos visuales son en el anciano una de las principales causas de caídas, la agudeza visual, la adaptación a la oscuridad, la visión periférica, la acomodación son cualidades relacionadas con la estabilidad y pueden estar afectadas por cambios propios de la edad tales como cataratas, degeneración macular y glaucoma. La dificultad para percibir la orientación relativa de uno mismo con respecto a los objetos del entorno puede ser importante en la predisposición del anciano a sufrir caídas.

El sistema vestibular contribuye a la orientación espacial en la aceleración y a mantener la fijación visual durante el movimiento; la pérdida de equilibrio relacionada con la edad puede ocurrir como resultado de osteoporosis con acumulo de calcio en el órgano de Corti, secundariamente a la toma de algunos fármacos (benzodiacepinas, neurolépticos y antidepresivos), o bien por traumatismo e infecciones de oído. El sistema propioceptivo contribuye a la estabilidad, principalmente en los cambios de posición; aunque los cambios en los nervios periféricos debidos a la edad no hayan sido establecidos de forma definitiva; existen neuropatías periféricas secundarias a enfermedades como la diabetes y la falta de vitamina B12 que tienen mayor prevalecía en la vejez.

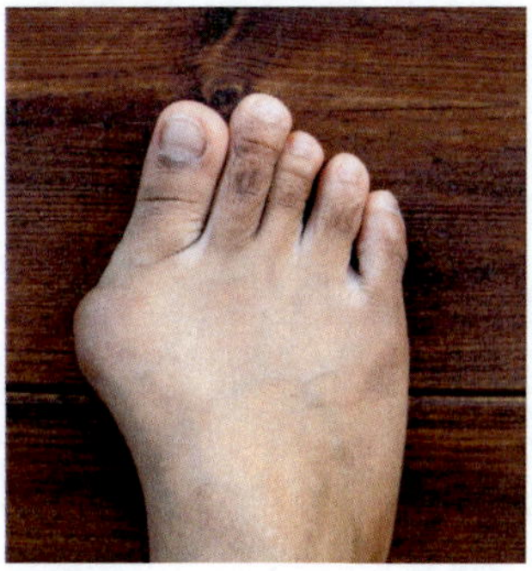

-Ostopenia: Ciertas alteraciones osteoarticulares asociadas con la edad, junto con los

problemas de los pies (hallux valgus, callos...) pueden ser causa de los trastornos de equilibrio y de la marcha, y por lo tanto responsable de las caídas. Cambios estructurales en el córtex cerebral, bien de causa vascular o degenerativa, trastornos de la vía piramidal; extrapiramidal, o cerebelosos son también causas de inestabilidad de la marcha.

La disminución de la movilidad agrava en gran medida la pérdida de masa ósea. Los cambios en el entorno del anciano, el ingreso en centros o residencias, y la disminución de reflejos y coordinación hacen que disminuya su activa vida activa. Psicológicamente es importante el miedo que se produce tras una caída, que puede generar restricción voluntaria de la movilidad, mayor dependencia, ansiedad y depresión.

3.2 Factores extrínsecos

Existe una relación entre el estado del anciano, el medio que le rodea y las actividades que realiza. Un anciano inestable, pero a la vez activo, tiene un alto *riesgo* de caer aunque se mueva por un entorno seguro.

-Derivados de la actividad: la mayoría de las caídas entre las personas mayores ocurren durante sus actividades usuales, únicamente el 5% ocurren mientras realizan otras actividades de mayor riesgo y menos comunes como subirse a escaleras, sillas, o practicar algún tipo de deporte.

-Derivados del entorno: el grado de riesgo asociado con el entorno depende de la incapacidad personal; así en las residencias de ancianos donde la incapacidad tanto física como psíquicas suele ser mayor, determinados objetos como alfombras, espejos, pijamas con pantalón largo, iluminación insuficiente, suelos irregulares, camas altas y estrechas... pueden suponer un riesgo. Las personas que suben y bajan escaleras regularmente, tienen mayor riesgo.

Por otro lado tenemos que mencionar los problemas que nuestros ancianos se encuentran en las calles, los cuales, en ocasiones también están relacionados con sus caídas: Aceras estrechas, pavimento resbaladizo e irregular, obstáculos como son los contenedores de basura, señales de tráfico e incluso las farolas; charcos, escalones de altura poco adecuada, frenazos bruscos de los autobuses, poco tiempo para subir o bajar de ellos, semáforos de breve duración, contribuyen al aumento de caídas en este grupo de población.

3.3 Grupo de riesgo.

Los factores más importantes que aumentan el riesgo de caída son: la edad, la historia de caídas previas; las alteraciones de la estabilidad de la marcha, y el número de fármacos usados, de lo cual concluye la siguiente división:

- *Alto riesgo:* aquellos que reúnen varios de los anteriores factores, que son generalmente mayores de 75 años y poseen algunas patologías crónicas o permanecen ingresados en asilos.
- *Riesgo intermedio:* frecuentemente entre 70-80 años, autosuficientes pero con un factor de riesgo específico.
- *Bajo riesgo:* aquellos menores de 75 años, con buena movilidad, pero que han podido tener alguna caída, ocasionada por un descuido.

La escala de Downton se utiliza para evaluar el riesgo que tiene una persona de sufrir una caída. Esta escala tiene en cuenta si ha habido o no caídas previas, las causas que la han producido o los factores de riesgo que presenta el paciente y la edad. Se asigna a cada punto un valor de 0-1, de tal forma que si el resultado de esta escala es mayor de 3 puntos, se considera que el paciente tiene un alto riesgo de sufrir una caída.

4. ALTERACIÓN DE LA MARCHA

Los trastornos de la marcha se definen por una lentificación de la velocidad de la marcha, alteración en las características del paso, inestabilidad o modificación de las extremidades inferiores generando ineficacia para el desplazamiento y alterando las actividades de la vida diaria.

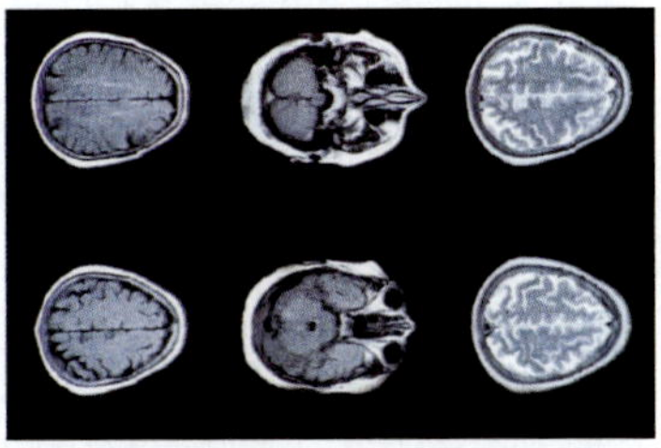

Neurológicas	Accidente cerebrovascular, demencias, enfermedad del Parkinson, hematoma subdural crónico, parkinsonismo, atrofia cerebelosa, mielopatía, radiculopatía lumbosacra, polineuropatía o miopatías, entre otras.
Músculo-esqueléticas	Artrosis, artritis reumatoide, sarcopenia, secuelas de traumatismos, alteraciones de los pies, lesiones de partes blandas de extremidades inferiores o diferencia de longitud de los miembros inferiores.
Cardiovasculares y respiratorias	Insuficiencia cardiaca, insuficiencia arterial o venosa, EPOC o fibrosis pulmonar.
Metabólicas	Diabetes mellitus, hipotiroidismo, insuficiencia renal crónica, daño hepático crónico o déficit de vitamina B12.
Psicológicas	Depresión, estrés, ansiedad, entre otros.
Farmacológicas	Benzodiacepinas, neurolépticos, anticonvulsionantes o antidepresivos.

Se le preguntará por la evolución del trastorno de marcha en el tiempo y la coincidencia con aparición de otros síntomas (síncope, vértigo, caída...) o síndromes geriátricos (deterioro cognitivo, incontinencia, trastorno del ánimo).

Se debe indagar también por comorbilidades (enfermedades neurológicas, metabólicas, muscoloesqueléticas...), hábitos, fármacos, apoyo sociofamiliar y ambiente.

Se le hará una valoración subjetiva, en la que el anciano nos describirá cuáles son las actividades de la vida cotidiana que puede hacer y cuáles no, así como, el esfuerzo que necesita para llevarlo a cabo, el estado de ánimo y los motivaciones personales y si se desenvuelve bien en el entorno donde vive, tanto en su propio hogar como en su zona de residencia. Por otro lado se realizará una valoración objetiva, mediante la observación de los movimientos de la persona anciana, la familia o los cuidadores pueden facilitar datos que puedan ayudar a descubrir cualquier problema de salud. Esta valoración se hará observando si mantiene el cuerpo rígido o encorvado, el grado de flexión de las extremidades y la aparición de contracturas; la bipedestación, observando la distancia entre los pies cuando se encuentre de pie y si coloca la punta de los mismos hacia adentro o hacia fuera; la marcha, se observará si arrastra los pies al andar y la altura a la que levanta el pie y el balanceo de los brazos al caminar; velocidad; esfuerzo que realiza al levantarse o sentarse, subir o bajar escaleras… el equilibrio: necesidad de apoyarse en muebles, pasamanos… si mantiene la mirada fija al suelo, y la inestabilidad para girarse o sentarse.

El anciano va a adoptar una postura de flexión general, debida a que la edad produce una disminución de la elasticidad y flexibilidad de los tendones y ligamentos, que da lugar a la flexión de las articulaciones de los huesos largos, muñeca, cadera y rodilla. Para compensar dicho *desequilibrio* (Fig. 1.) se produce:

- Flexión hacia delante del tronco.
- Adelantamiento de la cabeza.
- Hombros redondeados.
- Disminución del balanceo de los brazos.
- Disminución de la longitud de la zancada.

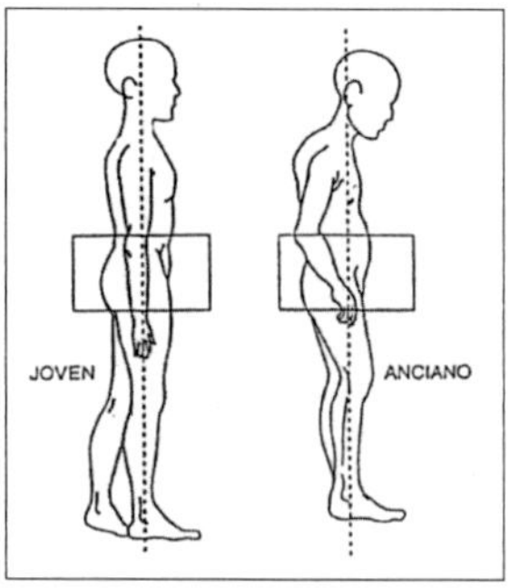

Fig. 1: Flexión general del anciano.

La forma más adecuada de evaluar los trastornos de la marcha es mediante la *Clasificación Funcional de la Deambulación de Holden.*

CLASIFICACIÓN FUNCIONAL DE LA DEAMBULACIÓN DE HOLDEN					
Deambulación no funcional	**Deambulación dependiente (ayuda física nivel II)**	**Deambulación dependiente (ayuda física nivel I)**	**Deambulación dependiente (supervisión)**	**Deambulación independiente (superficies lisas)**	**Deambulación independiente**
-No puede caminar -Ayudado por barras paralelas o con más de una persona	-Necesita ayuda de una persona para caminar por superficies lisas. -Ayuda técnica para mantener el equilibrio	-Requiere ayuda de una persona para caminar por superficies lisas. -En ocasiones necesita ayuda técnica para mantener el equilibrio	-Camina por superficies lisas sin ayuda. -Precisa de la presencia cercana por riesgo de caída.	- Deambulación independiente pos superficies lisas. - Necesita ayuda o asistencia física en escaleras o superficies no lisas	-Deambulación independiente en cualquier terreno.

Los riesgos de caídas, y de lesiones o traumatismos en las personas ancianas es alto, por lo que es importante llevar a cabo una serie de *medidas* como son:

- Enseñarle a que camine de forma segura, erguido.
- Los pies deberán estar ligeramente separados para hacer que el centro de gravedad se aproxime al cuerpo.
- Intentar que no arrastre los pies, sino que camine a pasos cortos.
- El comienzo de la marcha se deberá hacer apoyando en primer lugar el talón.
- Incluyendo periodos de descanso.
- Procurar mantener un entorno doméstico y urbano seguro y exento de barreras.

5. LA INMOVILIDAD EN EL ANCIANO

El movimiento es un componente esencial en la vida del hombre, pues todos los sistemas corporales funcionan con mayor eficacia cuando está activo. El anciano inmovilizado es considerado un paciente de alto riesgo, por ello, la capacidad de movilización es un indicador del nivel de salud y de su calidad de vida.

Se puede definir el *inmovilismo* como el descenso de la capacidad para desempeñar actividades de la vida diaria por deterioro del sistema músculoesquelético. Como iremos viendo a lo largo de este manual, el envejecimiento conlleva ciertos cambios fisiológicos (es la atrofia muscular, enfermedades articulares), psicológicos (soledad, depresión, deterioro cognitivo), así como socioeconómicos (limitación de recursos, aislamiento social) que pueden inducir a una cierta limitación de la movilidad. La inactividad y la inmovilidad resultan problemas relativamente comunes en la población anciana; de ahí que el inmovilismo agudo (episodio de declive rápido de la independencia en la movilidad: vida sillón-cama) durante un mínimo de tres días, constituye una auténtica emergencia médica y requiere atención inmediata, tanto por su pronóstico funcional, como por la elevada mortalidad que conlleva, asociándose una mortalidad del 33%.

Para fomentar la movilidad en ocasiones es necesario un considerable esfuerzo para vencer, no sólo nuestra propia inercia, sino también la del paciente y sus cuidadores.

Las *causas de la inmovilidad* se observan en la siguiente tabla:

CAUSAS DE LA INMOVILIDAD	
Músculo-esqueléticas	Osteoartrosis, osteoporosis, traumatismos con y sin fracturas, problemas podológicos.
Neurológicas	Accidente cerebrovascular, enfermedad del Parkinson, hidrocefalia normotensiva y neuropatías periféricas.
Psiquiátricas	Síndrome confusional agudo, demencia y depresión.
Neurosensoriales	Alteración de la visión y audición, vestibulares, vértigo posicional benigno, inestabilidad y alteración de la marcha.
Cardiovasculares	Insuficiencia cardiaca, cardiopatía isquémica, hipotensión ortostática y enfermedad vascular periférica.
Enfermedades iatrogénicas	Inmovilización forzada, ayuda inexistente, incorrecta iluminación, falta de planificación rehabilitadora y falta de ayuda a domicilio o familiar.
Farmacológicos	Benzodiacepinas, narcóticos, neurolépticos, hipotensores, antiiflamatorios no esteroideos e hipnóticos.

La *consecuencia de las inmovilizaciones* se reflejará igualmente en los diferentes sistemas:

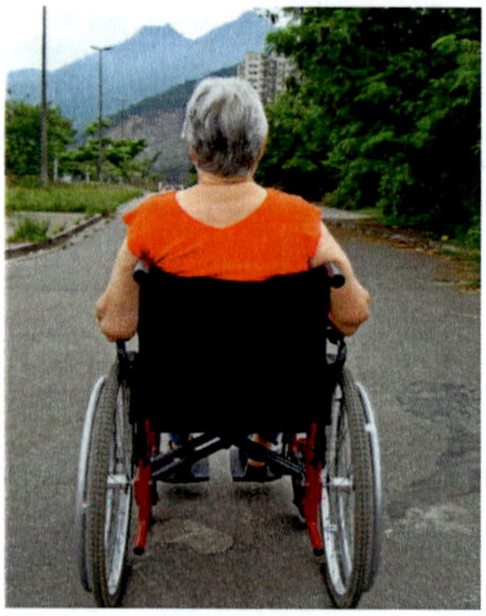

-Músculo-esquelético: dolor, contracturas, rigidez y deformidad articular, debilidad muscular, atrofia por desuso, osteoporosis por inmovilización, posturas viciosas y retracciones tendinosas.

-Neuropsicológico: deprivación sensorial y afectiva, disminución de la motivación, dependencia, insomnio, mayor deterioro cognitivo y alteración del equilibrio y coordinación.

-Cardiopulmonar: reducción del volumen circulante y de la reserva funcional, hipotensión ortostática, estasis venosas y troboembolismo, desentrenamiento cardiovascular, menor capacidad vital, aumento de la producción de moco, menor reflejo tusígeno, neumonías por aspiración y disminución de la relación ventilación-perfusión.

-Metabólico-hormonales: balances minerales negativos (N, Ca, S, P, Mg, K, Na); resistencias insulínicas y alteración de la tolerancia a hidratos de carbono, elevación de la parathormona y deficiencias inmunológicas y alteración de la respuesta.

-Genitourinarios y digestivos: retención urinaria, litiasis, infección urinaria, estreñimiento, retraso en el inicio de la micción y el vaciado de la vejiga, pérdida de apetito, trastornos de la deglución y enlentecimiento digestivo e incontinencia de esfínteres.

-Cutáneos: áreas dolorosas y eritemastosas cutáneas, úlceras por presión y maceración.

Primeramente se deberá realizar una *valoración clínica,* ante todo en pacientes inmovilizados mediante los siguientes parámetros:

-Situación basal del anciano antes de entrar en este síndrome de inmovilidad.

-Forma de aparición y grado de inmovilidad, así como, los antecedentes relacionados con el mismo y alteraciones que provoca en la persona.

-Revisar las causas médicas, sociales y ambientales que puedan inducir a este síndrome.

A continuación se realizará una exploración física, haciendo una valoración sistemática de los sistemas cardiovasculares, respiratorio, aparato locomotor y valoración neurológica. Los pilares para la movilización se centran en la fuerza muscular (en decúbito contra la gravedad, contra resistencia), la amplitud del movimiento articular (activa o pasiva) y el equilibrio. Prestando igualmente atención al estado de la piel, y los déficit sensoriales y un examen podológico.

Uno de los problemas graves de los ancianos inmovilizados es la aparición de úlceras por presión, que para evitarlos se deben realizar cambios posturales siguiendo una rotación determinada, respetando la postura anatómica y la alineación corporal, repartiendo el peso del cuerpo por igual a fin de evitar dolores musculares.

Se debe favorecer en todos aquellos ancianos inmovilizados la expresión de los sentimientos, mantener la motivación, hablando de un objeto accesible a corto o medio plazo, como puede ser el regreso a su domicilio habitual, explicándole en todo momento el tratamiento que va a seguir, animándole a compartir emociones respecto a la limitación del movimiento, reduciéndole al máximo la monotonía y rutina diaria. Deberemos dejarle personalizar su entorno, por medio de objetos que tengan significado para él, como pueden ser fotos familiares, perfumes personales, vestidos... Cuando el anciano presenta síndrome de inmovilización establecido, se verticalizará lo antes posible, ya que es la única manera de mantener el esquema del equilibrio, evitaremos la desactivación funcional, así como no hacer aquello que el paciente pueda realizar por sí mismo, ya que podríamos instaurar una tendencia a la dependencia.

Lo correcto es la bidepestación, con ayuda de todo aquello que sea necesario, bien sea personal cualificado (terapeuta) o bastones, andador... vigilando que tenga los apoyos necesarios y realice el impulso con los miembros superiores. El anciano deberá moverse en la cama, pasar de la cama a la silla y de ésta a la bipedestación, asearse aunque sea parcialmente, vestirse, comer y tomar la medicación.

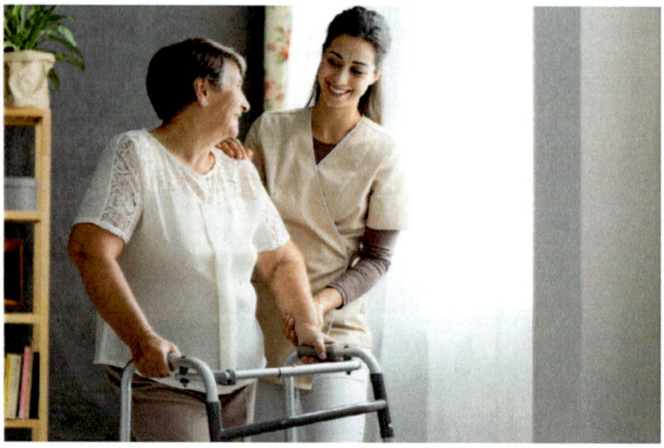

BIBLIOGRAFÍA.

1. AVILÉS C, BUTLER C. *Prácticas sanitarias*. Ed. Santillana. Madrid 1999: 150-158.
2. TRANCES F, ROGERS-SEID L. *Planes de cuidados en enfermería geriátrica*. Ed. Masson-Salvat enfermería. Barcelona 1995.
3. PHANEUF M. *La planificación de los cuidados enfermeros. Un sistema integrado y personalizado*. Ed. Interamericana McGraw-Hill. Madrid 1999.
4. CAIROLS M.A. *Angiología y cirugía vascular.* Ed. Espaxs, S.A. Barcelona 2006: 193-210.
5. CALLEJAS, J.M. *Historia de la angiología y cirugía vascular del siglo XX.* Ed. Benalmádena, 1991: 41-63
6. BRUNER LS, SUDDARTH AS. *Manual de enfermería médico-quirúrgica*. Tomo IV. Ed. Interamericana. Madrid 1996.
7. MALONE-LEE J; NORDIN BE; JAMES OF. *Tratado de geriatría*. Tomo I y II.Ed, A. Norman Exton-Smith y Marc Weskler. Barcelona 1998: 536.
8. HORMIGUERA J. *Enfermedades infecciosas*. Ed Doyma. Barcelona 1997: 23-40.
9. HOUGAARD S; TENSEN O, KRISTENSEN M. *Sonido y audición*. Ed.Widex. Madrid 1995: 144.
10. CASTILLO SÁNCHEZ, J; ÁLVAREZ SABÍN, J; MARTÍNEZ VILA, F, MARTÍ VILALTA, J.L. *Manual de enfermedades vasculares cerebrales*. Ed. J.R. Proas. Barcelona 1995: 303.
11. MENCÍA SECO, V.R. *Trastornos de movilidad y movilización de pacientes*. Ed Formación Alcalá. Alcalá la Real, Jaén 2003: 68-75.
12. LORENA CERDA, A. *Revista Médica de Clínica Las Condes. Manejo del trastorno de marcha del adulto mayor.* Medicina física y rehabilitación. Vol.25. Núm. 2. Marzo 2014: 176-393.
13. K. JAHN, A. ZWERGAL, R. *Schniepp. Gait disturbances in old age: classification, diagnosis, and treatment from a neurological perspective*. Dtsch Arztebl Int, 107 (2010): 306-315.
14. FERRERAS AMEZ JM, ARRIBAS ENTRALA B, SARRAT TORRES MA, GARCÍA NOAÍN A, CAUDEVILLA MARTÍNEZ A, COLÁS OROS C, et al. Evaluación de los resultados antes y después de la implantación del Código Sepsis en Aragón. Emergencias. 2017; 29: 154-60.

15. FERNÁNDEZ ALONSO C, FUENTES FERRER M, JIMÉNEZ SANTANA MI, FERNÁNDEZ HERNÁNDEZ L, DE LA CRUZ GARCÍA M, GONZÁLEZ DEL CASTILLO J, et al. *Intervención multidimensional que mejora el pronóstico a corto plazo entre los ancianos frágiles dados de alta desde una unidad de corta de estancia: estudio cuasiexperimental*. Rev Clin Esp 2018; 218: 163-9.
16. FORMIGA F, CHIVITE D. *Insuficiencia cardiaca aguda: básico conocer al paciente*. Emergencias. 2018; 30: 145-6.
17. MIRÓ O, BRIZZI BN, AGUILO S, ALEMANY X, JACOB J, LLORENS P, et al. *Perfil de los pacientes ancianos atendidos en urgencias por caídas (Registro FALL-ER): magnitud del problema y posibilidades de mejora en los servicios de urgencias hospitalarios*. Emergencias 2018; 30: 231-40.
18. VIDAN MT. *Anciano con caída casual: signo de alarma general*. Emergencias 2018; 30: 219-20.
19. PLATTS-MILLS TF. *El urgenciólogo y las caídas en personas de edad avanzada: ¿estamos preparados para la prevención primaria?* Emergencias 2018; 30: 221-3.
20. MARTÍNEZ-SEGURA E, LLEIXÀ-FORTUÑO M, SALVADÓ-USACH T, SOLÀ-MIRAVETE E, ADELL-LLEIXÀ M, CHANOVAS-BORRÁS MR, et al. *Perfil competencial en los profesionales de triaje de los servicios de urgencias hospitalarios*. Emergencias. 2017; 29: 173-7.

III
PATOLOGÍA CARDIOVASCULAR

Carmela de Pablo Hernández

La patología cardiaca es una de las causas más frecuentes de morbilidad y mortalidad en el anciano, una cuarta parte de los ancianos españoles sufre alguna enfermedad cardiovascular, llegando a alcanzar al 50% de los ancianos hospitalizados.

Existen grandes cambios morfológicos y funcionales en el corazón con respecto al envejecimiento, los cuales implican unas exploraciones complementarias y tratamientos distintos con respecto a los pacientes más jóvenes. Las alteraciones del ritmo y de la conducción son muy frecuentes en este grupo de personas, el examen clínico puede revelar taquicardia, bradicardia, o cualquiera de las muchas patologías existentes, agudizadas en ellos.

El 20% de la población adulta presenta insuficiencia arterial en los miembros inferiores y alcanza el 9% en las personas mayores de 80 años, siendo la patología más influyente en el proceso de envejecimiento y la que origina una mayor morbimortalidad.

1. CAMBIOS MORFOLÓGICOS

El miocardio experimenta una hipertrofia de la pared del ventrículo izquierdo; produciéndose un aumento del colágeno y depósitos de sustancia amiloide y de lipofuscina, un pigmento asociado al envejecimiento tisular. Todo esto condiciona aumento de la rigidez del músculo cardíaco.

Las válvulas cardiacas también sufren cambios llamativos; la calcificación de los anillos valvulares, el tejido de la válvula mitral experimenta en un mayor o menor grado degeneración mixomatosa, al igual que en la válvula tricúspide, lo que modifica sus características elásticas. Siendo frecuente el engrosamiento de la válvula aórtica, y la calcificación de sus hojas valvulares, las arterias coronarias experimentan cambios similares a los de los demás vasos, siendo frecuente las placas de ateroma que ocluyen la luz vascular, una rigidez de la aorta y el árbol arterial; el aumento de la rigidez del miocardio produce una contracción y relajación más lenta. Cuando el corazón se esfuerza se hacen evidentes los efectos de la edad, el consumo de oxígeno y las velocidades de oxidación del sustrato en el miocardio parecen declinar de un 20% desde la edad adulta a la senescencia y la respuesta cardiaca al ejercicio disminuye con la edad, lo cual está relacionado con una disminución de la respuesta del corazón como de las arterias al estímulo simpático. La vida sedentaria de los ancianos, hace que éstos soliciten asistencia en un estado más avanzado de la enfermedad; cuando los síntomas aparecen ya, con esfuerzos pequeños o incluso en reposo; presentando con más frecuencia dolor torácico de características atípicas, o en reposo, tienen múltiples patologías que pueden explicar ese dolor, haciendo más difícil el diagnóstico diferencial. El infarto agudo de miocardio es más silente y muestra una tasa de complicaciones y de mortalidad mayor. Los tratamientos presentan efectos secundarios con mayor frecuencia en los ancianos que en personas de menor edad.

Las *pruebas complementarias* que se deben realizar para confirmar un diagnóstico en las personas ancianas, supone en muchas ocasiones difíciles de hacer, como sucede con:

-Electrocardiograma: el temblor es muy frecuente en los ancianos, por infinidad de causas, lo cual dificulta la obtención de un trazado adecuado.

-Electrocardiograma de Holter: el principal problema se debe a la incomodidad y a la inmovilidad consecuente del paciente, la frecuencia cardiaca máxima es menor que en los pacientes jóvenes.

-Ecocardiograma: es difícil encontrar una ventana acústica adecuada, debido a los cambios en la conformación torácica y en la posición relativa de las vísceras.

-Ergometría (prueba de esfuerzo): los ancianos sufren limitaciones físicas extracardiacas, como puede ser enfermedades osteoarticulares, cerebrovasculares, enfermedad pulmonar obstructiva crónica (EPOC), junto con la capacidad de esfuerzo limitado que poseen, impiden la realización de la prueba correctamente.

-Estudio hemodinámica y angiografía coronaria: estas pruebas diagnósticas tienen un ligero aumento de complicación en este tipo de pacientes.

2. INSUFICIENCIA CARDIACA Y ENFERMEDAD VALVULAR

Las causas más frecuentes de insuficiencia cardiaca en los ancianos son: cardiopatía isquémica, hipertensión arterial y valvulopatías. Este grupo de pacientes que sufren algunas de estas enfermedades motivadas por anemia, patología tiroídea, arritmias, tromboembolismo pulmonar, infecciones, insuficiencia renal aguda, abandono o cambio de la medicación prescrita, problemas que deben ser subsanados lo antes posible como primer paso del tratamiento. En ocasiones los síntomas están escondidos entre otras enfermedades, como por ejemplo: la disnea es evidente sólo cuando es lo suficientemente severa, como para aparecer con los reducidos esfuerzos que hacen muchos ancianos; los edemas pueden ser producidos por patología vascular, hepática, malnutrición, enfermedad cardiaca...

Es frecuente encontrarnos ancianos con valvulopatía mitral reumática y estenosis aórtica degenerativa no reumática cuya incidencia aumenta con la edad.

El corazón del anciano sufre:

-Rigidez del músculo cardiaco.

-Formación de calcificaciones en las válvulas, en especial la aórtica y el sistema de conducción.

-Depósitos de lípidos en el nódulo sinusal.

La estenosis calcificada aórtica se produce asociada a cierto grado de regurgitación, que se oye como un soplo diastólico precoz por debajo del borde esternal izquierdo, la presencia de un soplo en las carótidas es un signo sumamente importante, al igual que la presencia de hipertrofia ventricular izquierda en el ECG. La enfermedad valvular mitral en la persona anciana es un legado de la enfermedad reumática mitral con estenosis de menor grado hasta que las hojuelas se calcifican y se engrosan durante el envejecimiento; pero la calcificación más frecuente se produce en el anillo mitral, inhibiendo su acción de contracción normal durante la sístole y produciendo una incompetencia de la válvula, el corazón está agrandado, el latido en punta se desplaza hacia la línea axilar anterior y se escucha un soplo pansistólico en todo el precordio, que irradia a la axila. La insuficiencia cardiaca está señalada por la dilatación de las cavidades izquierdas del corazón, que aparecen considerablemente agrandadas en la radiografía de tórax.

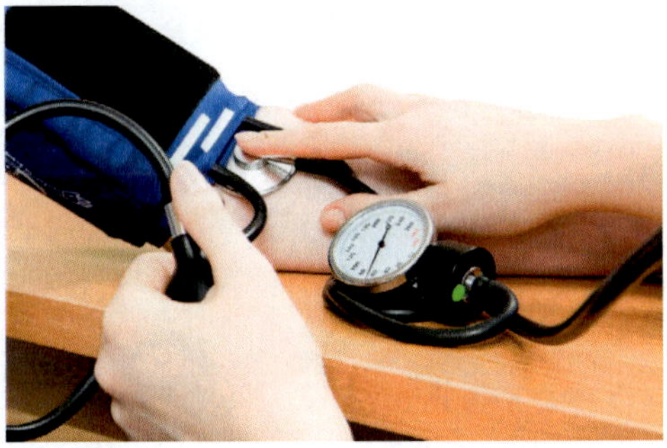

3. ARRITMIAS

Son muy frecuentes en los ancianos, la enfermedad del seno es la más característica en esta edad, ocasionando diferentes manifestaciones clínicas, como tratamiento habitual, es la implantación del marcapasos permanente. El miocardio es más vulnerable a los cambios bioquímicos que producen irritabilidad, como sucede con la hipoxia o hipocalcemia; los *cambios* relacionados con la edad, gasto cardiaco reducido y flujo sanguíneo arterial coronario disminuido puede deteriorar la función cardiaca, éstas se detectan al margen de por la morfología del pulso, también por:

-Las palpitaciones: el inicio súbito y su desaparición brusca son signos claros de taquiarritmias paroxísticas.

-Sintomatología de bajo gasto cardiaco; con disminución de la tensión arterial, palidez, frialdad, sudación y obnubilación.

-Síncope: o pérdida de conciencia súbita y transitoria. Las crisis de síncope consecuencia de una arritmia se conoce como *síndrome de Stokes-Adams,* el cual consiste en episodios de isquemia cerebral aguda con pérdida de conciencia pero sin relajación de esfínteres.

Ante un episodio de arritmias, se deberá avisar lo más urgentemente posible al médico, el cual monitorizará al paciente que deberá colocar en decúbito supino, elevar las piernas ligeramente con la cabeza inclinada hacia un lado para que la lengua no dificulte en ningún momento la respiración; realizará un electrocardiograma y una canalización venosa; control de constante y oxigenoterapia.

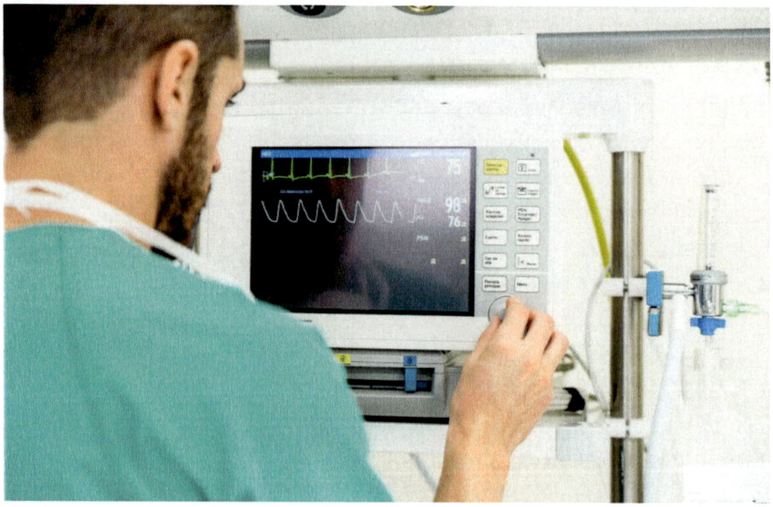

4. CARDIOPATÍA ISQUÉMICA

El síntoma principal de la cardiopatía isquémica es el dolor precordial, originado por el desequilibrio entre la demanda miocárdica de oxígeno y el aporte del mismo; este es retroesternal, intenso de carácter opresivo y angustioso. La localización suele ser precordial, aunque en ocasiones epigástrico o abdominal, cervical, lo que unido a manifestaciones vegetativas del tipo de náuseas y vómitos puede confundir el diagnóstico y desviarlo hacia otra patología. La duración del dolor puede ser desde unos minutos hasta horas, y su irradiación suele ser hacia el hombro superior izquierdo o a la mandíbula del mismo lado, la presentación del infarto de miocardio es generalmente brusca y solamente en un 20% de los casos está relacionada con el esfuerzo físico, en algunas ocasiones comienza dentro de un cuadro de angor inestable, con una inestabilización del cuadro, siendo más intenso y rebelde al tratamiento con nitratos de acción rápida, más duradero o con aparición de crisis más frecuentes.

El dolor ansioso no se modifica con la postura ni la respiración. En una persona anciana identificar un infarto agudo de miocardio es difícil, debido a las presentaciones atípicas del infarto cuanto más años tenga el paciente; debiendo sospechar cuando la persona anciana presente un cambio de conducta súbita inexplicable: hipotensión, dolor abdominal inexplicable, sensación inespecífica de malestar… confirmándose con un electrocardiograma y una curva enzimática, siendo también frecuentes los signos de estimulación vagal: náuseas, vómitos y sudoración profusa.

Se debe evitar todos los factores que pudieran precipitar e incluso empeorar el angor, como es la anemia, insuficiencia cardiaca, obesidad, hipertensión y tabaquismo, aconsejando al paciente que reduzca el ejercicio tan pronto como aparezca el dolor, se evitará realizar ejercicio pesado, como subir escaleras, coger peso…

El fármaco utilizado para el angor es la nitroglicerina, en ocasiones al comenzar este tratamiento el paciente se puede quejar de sensación de plétora en la cabeza, originado por la vasodilatación, pero son síntomas pasajeros. Los pacientes leves y sin complicaciones pueden ser levantados desde el principio al sillón, ya que el reposo prolongado en cama, favorece el estreñimiento, la trombosis venosa y neumonía. La dieta será líquida el primer día, seguidamente blanda, sin grasa e hiposódica.

5. SÍNDROMES ARTERIALES

Es difícil delimitar los cambios vasculares relacionados con el envejecimiento de los propiamente patológicos; existen diversos *factores de riesgo* que aceleran la enfermedad vascular periférica; como son:

-Los cambios fisiológicos que aparecen en todas las personas a medida que avanzan en edad, el aumento gradual de la capa interna debida a la emigración de las células musculares lisas y un mayor contenido en grasa.

-Alteraciones patológicas frecuentes en la vejez, entre las que se destaca la arteriosclerosis: cuya evolución es muy insidiosa apareciendo manifestaciones clínicas durante la sexta década de la vida, los factores que la originan son hipertensión, tabaquismo, diabetes, hiperlipidemia, obesidad, factores genéticos y dietéticos.

5.1 Obstrucción arterial crónica

Afecta a los miembros inferiores predominantemente, siendo aproximadamente el 95% de los casos de origen arteriosclerótico. La sintomatología es un dolor o cansancio muscular que aparece durante la deambulación cediendo con el reposo; según la localización se puede sospechar a qué altura se encuentra la lesión arterial; iniciándose normalmente en las pantorrillas, por afección de la arteria femoral superficial, si además se localiza en ambos muslos, orienta a la lesión de las ilíacas, si incluye las nalgas su origen será proximal, con implicación de la arteria ilíaca común y la aorta abdominal. El dolor en reposo aparece en fase más avanzada, sobre todo en decúbito y en zonas dístales, como dedos y bordes de los pies, mejorando al dejar suspendido el miembro en posición vertical.

En fase más aguda aparece las alteraciones nerviosas, tratándose de parestesias, generalmente de tipo paroxístico producidas por neuritis isquémica, en ocasiones hiperalgias al roce o alteraciones discretas de la sensibilidad. Por último las alteraciones tróficas, como es la ausencia de vello en las zonas distares de los miembros inferiores, ausencia de secreción de sudor, atrofia muscular, retraso en el crecimiento de las uñas y en ocasiones onicogrifosis (aumento exagerado del grosor de las uñas y se acaban curvándose en espiral), retraso en la cicatrización de heridas y aparición de úlceras.

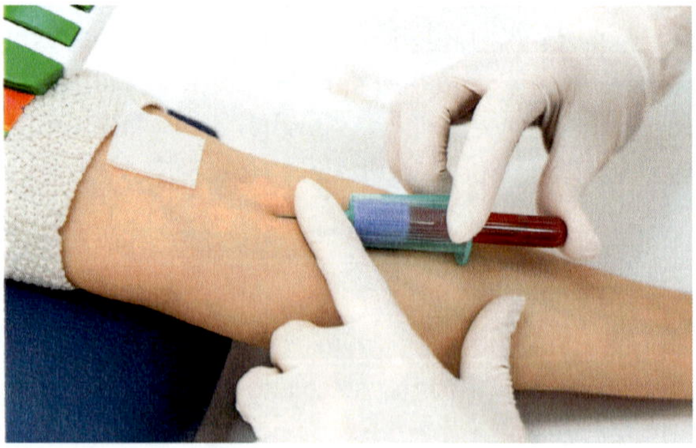

En las piernas encontraremos una frialdad asimétrica de las piernas, localizada en la región hipoperfundida, palidez cutánea siendo más intensa al elevar el miembro, o cianosis o rubor al descenderlo; la eritromielia o *pie de langosta* (pie isquémico con aspecto de color bermellón, frío y con discreto edema por vasodilatación capilar compensadora en posición declive.

Según el cuadro clínico, se distingue los siguientes *grados de severidad:*

- Grado I: paciente asintomático con deficiencia vascular objetivada en la exploración o técnica diagnóstica.
- Grado II: leve dolor.
- Grado III: dolor en reposo
- Grado IV: trastornos tróficos: úlceras, necrosis y gangrena.

5.2 Obstrucción arterial aguda

La gravedad dependerá de la zona irrigada por la arteria afectada y el grado de obstrucción, pudiendo ser mejor tolerada por el anciano al poseer mayor circulación colateral compensadora, pero por la misma razón, puede pasar inadvertida en la fase primera, por lo que el diagnóstico es más tardío, y con peor pronóstico. Planteando problemas de diagnóstico diferencial, sobre todo con la flebotrombosis. La *etiología* es la siguiente:

- *Embolias:* en el 90% de los casos el origen es cardíaco, y en el resto proceden de lesiones ateromatosas de aorta o de sus ramas, siendo también frecuentes en caso de infarto agudo de miocardio y valvulopatías. Entre los puntos de predilección se encuentran la arterial femoral común, poplítea y la iliaca primitiva.
- *Trombosis arterial aguda:* suele existir patología subyacente del tipo de la deshidratación, shock, policitemia vera, mieloma...
- *Disección de la pared arterial,* compresión extrínseca, producidas por fracturas, vasoespasmos. La sintomatología será de instauración aguda: dolor de tipo latigazo en el miembro afectado; impotencia funcional, parestesias, hiperestesias o anestesia completa tardía, abolición de los reflejos osteotendinosos; palidez y frialdad delimitada en la zona distal a la obstrucción o cianosis tardía y ausencia de pulso distal.

5.3 Aneurisma

La palabra aneurisma es de origen griego que significa dilatación, la cual puede ser arterial o venosa, siendo de carácter irreversible y localizado. Esta patología es conocida desde tiempos remotos siendo un gran problema quirúrgico, con un pronóstico que varía de forma dramática en función de la precocidad con que se realice el diagnóstico.

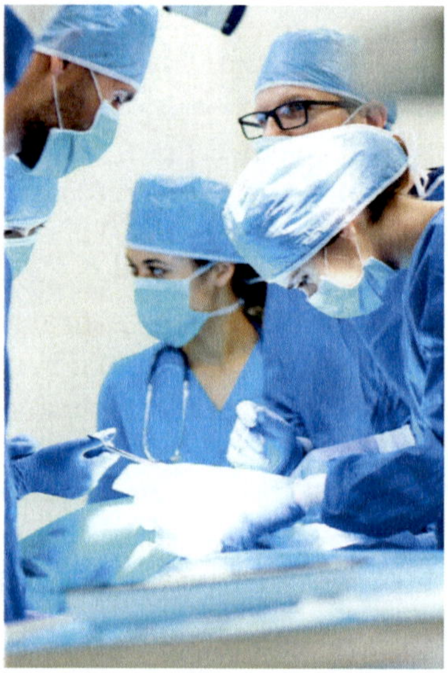

Suelen ser más frecuentes en varones, localizándose en la aorta abdominal, en las arterias poplíteas, iliacas y femorales, pudiendo ser en estas últimas bilateral. Generalmente son asintomáticas manifestándose como masa pulsátil y expansible.

La rotura suele producirse en aneurismas de aorta abdominal de 6 cm., y en personas hipertensas, cursando con la tríada de dolor, hipotensión y masa pulsátil, en los casos de aneurismas ilíacos, los dolores suelen ser atípicos por irradiación genitourinaria o por el trayecto del nervio femoral u obliterador; por compresión pueden dar síntomas digestivos, anuria y claudicación intermitente. Aunque también se sugiere que puede ser el resultado de un fallo en la elastina y no en el colágeno, sospechando que el proceso de dilatación sería debido al fallo de la elastina y el de rotura al fallo del colágeno. Es una enfermedad multifactorial, en la que unos factores de mayor riesgo son el tabaco y la hipertensión. El diagnóstico en más del 50% de los casos, son las roturas las primeras manifestaciones clínicas, aunque podemos hablar de la ultrasonografía, método que ha demostrado ser de alta fiabilidad diagnóstica, ofreciendo información sobre el torno de la pared aórtica, extensión del aneurisma, presencia de trombo, áreas de alto riesgo de rotura...

Otro grupo de aneurisma, son las aneurismas de aorta torácica, siendo las complicaciones más frecuentes la compresión de estructuras anexas y la rotura, siendo poco frecuente el embolismo periférico, las manifestaciones clínicas son: el dolor ocasionado por la distensión progresiva de la pared aórtica, un cuadro de insuficiencia cardiaca de aparición brusca debida a la compresión del tracto de salida del ventrículo izquierdo o derecho, o por la dilatación secundaria del anillo de la válvula aórtica. El estudio diagnóstico se realizará mediante Rx de tórax, en la que encontraremos un ensanchamiento del contorno torácico, una masa adyacente o superpuesta a la aorta, y una dilatación de la sombra mediastínica.

Los aneurismas periféricos son relativamente frecuentes situándose preferentemente en miembros inferiores, elevándose el número en personas ancianas, la localización es a partir de la ilíaca externa; en los ancianos varones es frecuente los aneurismas femorales, cuyos factores de riesgo son el tabaco y la hipertensión, siendo la mayoría asintomático y al igual que sucede con los aneurismas aórticos, viene dada la sintomatología clínica por las diversas complicaciones de trombosis, embolización o rotura, con la consiguiente isquemia distal.

6. MEDIDAS GENERALES

Podemos clasificar los *grados de lesiones de origen isquémico* en:

- *Grado 0:* La piel permanece intacta, existiendo áreas hiperqueratósicas y con deformaciones en los pies. Se deberá controlar los factores de riesgo y el ejercicio físico, debiendo tener las siguientes medidas profilácticas: higiene diaria con jabón suave, manteniendo la piel seca, evitando temperaturas extremas, evitando en todo momento las fuentes externas de calor al igual que el exceso de mantas con el fin de evitar el sobrepeso, pudiéndose utilizar calcetines que no opriman. Diariamente se hará revisión del píe, con el fin de vigilar la aparición de grietas, ampollas y contusiones. Las uñas se deberán cortar rectas, utilizando un calzado adecuado, con plantillas de descarga.
- *Grado I:* Aparecen úlceras superficiales cutáneas.
- *Grado II:* Las úlceras son profundas que afectan a tendón, ligamentos, huesos e incluso articulaciones.
- *Grado III:* Se produce absceso profundo u osteomielitis. El paciente deberá permanecer en cama o en silla de ruedas, llevándose a cabo una terapia física pasiva diariamente, con ejercicios posiciónales vigilando en todo momento las zonas de presión; evitando la posición declive del miembro siempre que exista infección, sutura reciente o éstasis venoso.
- *Grado IV:* Comienza la gangrena de dedos o antepié.
- *Grado V:* Gangrena total del pie. Se debe esperar a que se delimite la zona necrosada que hay que amputar, dando tiempo al desarorrollo de circulación colateral, controlando la infección en caso que exista. Cuando se amputa un miembro a una persona anciana es difícil conseguir su adaptación al uso de prótesis, sobre todo si no se ha podido conservar la rodilla; se deberá procurar el uso de vendas elásticas antiedema; evitando la sedestación prolongada en silla de ruedas, se debe prevenir contracciones en posición de abducción, flexión, rotación externa.

7. TROMBOSIS VENOSA PROFUNDA.

Cursa con la oclusión parcial o total de la luz venosa y presentan una sintomatología derivada de la alteración del drenaje venoso. La *obstrucción* de la luz venosa puede ser:

-*Extrínseca:* secundaria a una compresión externa de la vena.

-*Intrínseca:* la coagulación anormal de la sangre en el interior del vaso.

En ambos casos el resultado final es el mismo, la interrupción total o parcial del flujo venoso. La incidencia anual en la población en general, es de unos doscientos casos por cada diez mil habitantes, de los cuales 80 desarrollan tromboembolismo pulmonar fatal, siendo el 4% causa de muerte. Si el trombo no se lisa puede llegar a producir una obstrucción que progresa obstruyendo colaterales o una embolia, si se desprende total o parcialmente, entra en circulación y ocluye un vaso a distancia en un órgano; la obstrucción será mayor en función de la importancia y el número de vasos que ocluya, así será la circulación colateral la que intentará compensar el déficit de riesgo causado, a medida que progrese la obstrucción y las colaterales se afecten y la hipertensión venosa se hará más evidente, habrá edemas en la extremidad más importante a medida que la obstrucción se haga proximal. Cuando además de la trombosis venosa se produce un cuadro de insuficiencia arterial, afectándose todo el drenaje venoso de la extremidad, nos encontramos con una flegmasia cerulea dolens; cuyo cuadro será grave ya que se habrá producido una obstrucción masiva venosa con insuficiencia arterial, en un ambiente séptico, pudiendo incluso llegar a la gangrena.

Las medidas terapéuticas a seguir será en primer lugar colocar al enfermo en posición de Trendelengurg, teniéndole a dieta ligera para que favorezca el tránsito intestinal diario, deberá mantener reposo en cama entre cuatro o cinco días, evitando someterla a medias de contención local, como vendaje, ya que esto impedirá un seguimiento directo de la situación del miembro.

BIBLIOGRAFÍA

1. DE LUCAS RAMOS, P., JIMÉNEZ RUIZ, C., PÉREZ RODRÍGUEZ, E. *Manual de Neumología Clínica*. Ed. Astra 1999: 191-217.
2. ABANTO A. *Nódulo pulmonar solitario*. En: Lizano c, Ibáñez M, editores. Manual práctico de medicina general. Volumen I. Madrid: Pentacrom SL; 1998: 289-292.
3. PIRIZ CAMPOS, R.; DE LA FUENTE RAMOS, M. *Enfermería 21*. Volumen 1: Enfermería médico-quirúrgica. Ed. Difusión avances de enfermería (DAE S.L.). Madrid 2002: 280.
4. GONZÁLEZ MAQUEDA, I. *De la hipertensión a la enfermedad coronaria*. Cuadernos de cardiología, año 4, nº 13. Ed. EDIMSA, S.A. Madrid 1996.
5. M.W. RICH, D.A. CHYUN, A.H. SKOLNICK, et al. *Knowledge Gaps in Cardiovascular Care of the Older Adult Population: A Scientific Statement From the American Heart Association, American College of Cardiology, and American Geriatrics Society*. J Am Coll Cardiol., 67 (2016): 2419-2440.
6. CLEGG, C. BATES, J. YOUNG, et al. *Development and validation of an electronic frailty index using routine primary care electronic health record data*. Age Ageing., 45 (2016): 353-360.
7. D. WALKER, C.P. GALE, G. LIP, et al. *Frailty and the management of patients with acute cardiovascular disease: a position paper from the Acute Cardiovascular Care Association. Eur Heart J Acute Cardiovasc Care*., 7 (2018): 176-193
8. G.A. HECKMAN, R.S. MCKELVIE, K. RockwoodIndividualizing the care of older heart failure patients. Curr Opin Cardiol., 33 (2018): 208-216.
9. MITNITSKI, S.E. HOWLETT, K. ROCKWOOD. *Heterogeneity of human aging and its Assessment*. J Gerontol A Biol Sci Med Sci., 72 (2017): 877-884
10. P. DÍEZ-VILLANUEVA, A. ARIZA-SOLÉ, J. LÓPEZ, H. GARCÍA-PARDO, F.J. MARTÍN-SÁNCHEZ, M.MARTÍNEZ-SELLÉS. *Selección de lo mejor del año 2017 en insuficiencia cardiaca del paciente anciano*. Rev Esp Cardiol., 71 (2018): 120-121.
11. R. ROMERO-ORTUNO, S. WALLIS, R. BIRAM, V. KEEVIL. *Clinical frailty adds to acuteillness severity in predicting mortality in hospitalized older adults: an observational study*. Eur J Intern Med., 35 (2016): 24-34.
12. G.A. HECKMAN, B. *Braceland Integrating frailty assessment into cardiovascular decision making*. Can J Cardiol., 32 (2016): 139-141.
13. S.R. JHA, M.K. HANNU, P.J. NEWTON, et al. *Reversibility of frailty after bridge-to-transplant ventricular assist device implantation or heart transplantation*. Transplant Direct., 3 (2017), p. e167.

14. M.T. VIDÁN, V. BLAYA-NOVAKOVA, E. SÁNCHEZ, J. ORTIZ, J.A. SERRA-REXACH, H. BUENO. *Prevalence and prognostic impact of frailty and its components in non-dependent elderly patients with heart failure*. Eur J Heart Fail., 18 (2016): 869-875
15. G.R. REEVES, D.J. WHELLAN, M.J. PATEL, et al. *Comparison of frequency of frailty and severely impaired physical function in patients ≥60 years hospitalized with acute decompensated heart failure versus chronic stable heart failure with reduced and preserved left ventricular ejection fraction*. Am J Cardiol., 117 (2016): 1953-1958
16. J.L. SUTTON, R.L. GOULD, S. DALEY, et al. *Psychometric properties of multicomponent tools designed to assess frailty in older adults: A systematic review*. BMC Geriatr., 16 (2016): 55
17. F.J. MARTÍN-SÁNCHEZ, M. CHRIST, Ò. MIRÓ, et al. *Practical approach on frail older patients attended for acute heart failure*. Int J Cardiol., 222 (2016): 62-71.
18. F.J. MARTÍN-SÁNCHEZ, E. RODRÍGUEZ-ADRADA, C. MUELLER, et al. *The effect of frailty on 30-day mortality risk in older patients with acute heart failure attended in the emergency department*. Acad Emerg Med., 24 (2017): 298-307.
19. G. PULIGNANO, D. DEL SINDACO, A. DI LENARDA, et al. *Incremental value of gait speed in predicting prognosis of heart failure older adults: Insights from the IMAGE-HF study*. JACC Heart Fail, 4 (2016): 289-298.
20. H.D. WHITE, C.M. WESTERHOUT, K.P. ALEXANDER, et al. TRILOGY ACS investigators. *Frailty is associated with worse outcomes in non-ST-segment elevation acute coronary syndromes: Insights from the TaRgeted platelet Inhibition to cLarify the Optimal strateGy to medicallY manage Acute Coronary Syndromes (TRILOGY ACS) trial*. Eur Heart J Acute Cardiovasc Care., 5 (2016): 231-242.
21. G.L. ALONSO SALINAS, M. SANMARTÍN FERNÁNDEZ, M. PASCUAL IZCO, et al. *Frailty is a short-term prognostic marker in acute coronary syndrome of elderly patients. Eur Heart J Acute Cardiovasc Care*., 5 (2016): 434-440.
22. S.BLANCO, J. FERRIÈRES, V. BONGARD, et al. *Prognosis impact of frailty assessed by the Edmonton Frail Scale in the setting of acute coronary syndrome in the elderly*. Can J Cardiol., 33 (2017): 933-939.

23. O. ALEGRE, F. FORMIGA, R. LÓPEZ-PALOP, et al. LONGEVO-SCA registry investigators. *An easy assessment of frailty at baseline independently predicts prognosis in very elderly patients with acute coronary syndromes*. J Am Med Dir Assoc., 19 (2018): 296-303.
20. J. SANCHIS, V. RUIZ, C. BONANAD, et al. *Prognostic value of geriatric conditions beyond age after acute coronary syndrome*. Mayo Clin Proc., 92 (2017): 934-939.
21. ARIZA-SOLÉ, F. FORMIGA, A. BARDAJÍ, A. VIANA-TEJEDOR, O. ALEGRE, F. DE FRUTOS. *Perfil clínico y pronóstico del paciente muy anciano con síndrome coronario agudo tratado con ticagrelor*. Datos del registro LONGEVO-SCA. Rev Esp Cardiol. (2018), 10.1016/j.recesp.2018.01.012
22. J. NÚÑEZ, V. RUIZ, C. BONANAD, et al. *Percutaneous coronary intervention and recurrent hospitalizations in elderly patients with non ST-segment acute coronary syndrome: The role of frailty*. Int J Cardiol., 228 (2017): 456-458.
23. J. SANCHIS, A. ARIZA-SOLÉ, E. ABU-ASSI, et al. *Invasive Versus Conservative Strategy in Frail Patients With NSTEMI: The MOSCA-FRAIL Clinical Trial Study Design*. Rev Esp Cardiol. (2018), 10.1016/j.rec.2018.02.007
24. G.L. ALONSO SALINAS, M. SANMARTÍN FERNÁNDEZ, M. PASCUAL IZCO, et al. *Frailty predicts major bleeding within 30 days in elderly patients with acute coronary syndrome*. Int J Cardiol., 222 (2016): 590-593.
25. ARIZA-SOLÉ, C. GUERRERO, F. FORMIGA, et al. *Global geriatric assessment and in-hospital bleeding risk in elderly patients with acute coronary syndromes: Insights from the LONGEVO-SCA Registry*. Thromb Haemost., 118 (2018): 581-590.
26. RODRÍGUEZ-PASCUAL, E. PAREDES-GALÁN, A.I. FERRERO-MARTÍNEZ, et al. *The frailty syndrome and mortality among very old patients with symptomatic severe aortic stenosis under different treatments*. Int J Cardiol., 224 (2016): 125-131.
27. C.P. HUDED, J.M. HUDED, J.L. FRIEDMAN, et al. *Frailty status and outcomes after transcatheter aortic valve implantation*. Am J Cardiol., 117 (2016): 1966-1971.
28. P. KLECZYNSKI, A. DZIEWIERZ, M. BAGIENSKI, et al. *Impact of frailty on mortality after transcatheter aortic valve implantation*. Am Heart J., 185 (2017): 52-58.
29. J. AFILALO, S. LAUCK, D.H. KIM, et al. *Frailty in older adults undergoing aortic valve replacement: The FRAILTY-AVR Study. J Am Coll Cardiol.*, 70 (2017): 689-700.

30. S. FUKUI, M. KAWAKAMI, Y. OTAKA, et al. *Physical frailty in older people with severe aortic stenosis*. Aging Clin Exp Res., 28 (2016): 1081-1087.
31. J. ALFREDSSON, A. STEBBINS, J.M. BRENNAN, et al. *Gait speed predicts 30-day mortality after transcatheter aortic valve replacement: results from the Society of Thoracic Surgeons/American College of Cardiology Transcatheter Valve Therapy Registry*. Circulation., 133 (2016): 1351-1359.
32. E. BERNAL, A. ARIZA-SOLÉ, A. BAYÉS-GENÍS, et al. *Management of nonagenarian patients with severe aortic stenosis: the role of comorbidity*. Heart Lung Circ., 27 (2018): 219-226.
33. E. BERNAL, A. ARIZA-SOLÉ, P. DÍEZ-VILLANUEVA, A. CAROL, R. ROMAGUERA, M. MARTÍNEZ-SELLÉS. *Selección de lo mejor del año 2017 sobre valoración geriátrica en la estenosis aórtica del paciente anciano*. Rev Esp Cardiol., 71 (2018): 121-123.
34. LORENTE V, ARIZA-SOLÉ A, JACOB J et al. *Criterios de ingreso en unidades de críticos del paciente anciano con síndrome coronario agudo desde los servicios de urgencias hospitalarios de España*. Estudio de cohorte LONGEVO-SCA. Emergencias 2019.
35. ALIAGA B, MOLINA N, NOGUERA M, ESPINOZA P, SÁNCHEZ S, LARA B, et al. *Prevalencia de pacientes con alto riesgo de caídas en un servicio médico-quirúrgico de un hospital universitario*. Rev Med Chile 2018; 146: 862-8.
36. MARTÍN-SÁNCHEZ FJ, BRIZZI BN, GONZÁLEZ DEL CASTILLO J, FERNÁNDEZ PÉREZ C, CANTO BLÁZQUEZ V, GONZÁLEZ JIMÉNEZ C, et al. *Characteristics and outcomes of older adults presented to Spanish emergency departments after a fall*. Eur Geriatr Med 2018; 9: 631-40.
37. COMÍN-COLET J, ENJUANES C, LUPÓN J, CAÍNZOS-ACHIRICA M, BADOSA N, VERDÚ JM. *Transiciones de cuidados entre insuficiencia cardiaca aguda y crónica: pasos críticos en el diseño de un modelo de atención multidisciplinaria para la prevención de la hospitalización recurrente*. Rev Esp Cardiol. 2016; 69: 951-61.
38. LLORENS P. *Necesidad de evaluar el riesgo de los pacientes con insuficiencia cardiaca aguda en los servicios de urgencias más allá del juicio clínico*. Emergencias. 2018; 30: 75-6.
39. GARCÍA-GUTIÉRREZ S, QUINTANA LÓPEZ JM, ANTÓN-LADISLAO A, GALLARDO REBOLLAL MS, RILO MIRANDA I, MORILLAS BUENO M, et al. *Validación externa de la escala EAHFE-3D para la evaluación del pronóstico en insuficiencia cardiaca aguda*. Emergencias. 2018; 30: 84-90.
40. FORMIGA F, CHIVITE D. *Insuficiencia cardiaca aguda: básico conocer al paciente*. Emergencias. 2018; 30: 145-6.

IV
PATOLOGÍAS DIGESTIVAS (I)

Carmela de Pablo Hernández y Carlos Calzado Bravo

Objetivo principal de la medicina geriátrica es mantener la independencia del anciano en el hogar el máximo tiempo posible, debiéndose valorar la calidad de vida de estas personas y no en la cantidad de vida en la vejez, proporcionándoles una esmerada atención, medios que favorezcan la movilidad, mejoras en sus problemas dentales para que la alimentación pueda ser variada y de esa manera mejorar su ánimo y evitaremos serios problemas digestivos.

La patología digestiva en la persona anciana es un área sumamente importante entre las patologías geriátricas, ya que al envejecer se producen una serie de cambios anatómicos y fisiológicos en hígado, tracto gastrointestinal, vías biliares y páncreas. La alteración de la función motora y secretora es muy acusada, por lo que se produce una alteración de vitamina B_{12}, hierros y folatos, y la consiguiente alteración de nutrientes.

1. TRASTORNOS DE LAS FUNCIONES

En la vejez se produce una serie de alteraciones en los vasos digestivos a nivel de la circulación mesentérica, consecuencia de ello es la hipoxia tisular, originando diversos efectos dependiendo del tramo intestinal al que afecte, una oclusión en la mesentérica superior origina en pocos minutos una ulceración y necrosis del epitelio.

La función que más alteración sufre es la función motora, influyendo la degeneración neural, atrofia de la mucosa, de la capa muscular, cambios degenerativos en el tejido conectivo, una deficiente relajación del esfínter esofágico inferior, alteraciones en la coordinación faringoesofágica... En el estómago se produce un retraso en el vaciamiento de su contenido y una mayor incidencia de reflujo gastroesofágico, debido a que la motilidad del intestino está influenciada tanto por el sistema autónomo como por el sistema nervioso central, el tránsito puede ser modificado por multitud de factores, entre los que se destaca la diabetes, hipotiroidismo, patología cerebral aguda de origen isquémico. Debido a causa neurológica y muscular intrínseca, hay un alto índice de estreñimiento, diarrea motora, obstrucción intestinal debido al enlentecimiento del tránsito.

Normalmente la función absortiva no suele alterarse en el estómago, pero si existe alteración de la función motora y especialmente secretora, se produce una alteración seria de la absorción de la vitamina B_{12}, hierro y folatos, y en el intestino se produce una menor y más lenta absorción de grasas. Se produce este tipo de alteración debido a la disminución de secreciones, alteraciones de la motilidad y vascularización gastrointestinal, como consecuencia de ello se va a producir una alteración en la absorción de nutrientes. Las causas principales de esta mala absorción es debida a la contaminación bacteriana, bien por divertículos o postgastrectomía, enfermedad iliaca, pancreática, isquemia intestinal y por fármacos.

Los trastornos ocasionales en la función secretora, son elevados, el flujo salival de la boca disminuye notablemente perdiendo su capacidad enzimática y defensiva, lo que produce una xerostomía o más comúnmente conocido como *boca seca*, lo que origina alteraciones en la masticación y deglución, junto con una mayor incidencia de aftas y caries. En el estómago se reduce la secreción ácida lo que conlleva a una reducción en los valores del MAO *(maximal acid output)* y BAO *(basal acid output)*; consecuencia de ello, el pH es superior a lo normal aumentando la actividad de las células G, y los niveles de astrina. El hígado reduce el tamaño a partir de los cincuenta años de edad, presentando microscópicamente, alteraciones en la estructura de los hepatocitos, como la disminución del área del aparato de Golgi, un aumento del retículo endoplasmático rugoso y liso; y una acusada disminución de la síntesis proteica.

2. BOCA Y DENTICIÓN

2.1 Estomatitis

La estomatitis subprótesis denominada también *inflamación subplaca o hiperplasia papilar* es una inflamación congestiva de la mucosa que suele aparecer en contacto con las bases protéticas produciendo, de forma que las lesiones se producen bajo la superficie adecuada a la dentadura superior y suele estar confinadas al paladar; la lesión en ocasiones puede extenderse desde el borde posterior de la dentadura, afectando las glándulas mucosas posteriores palatinas hacia el borde del paladar duro y blando; se cree que el traumatismo de las dentaduras inadecuadas llevadas de forma continua, junto con una higiene deficiente y el hábito tabáquico pueden ser factores predisponertes; la placa en la dentadura y en la mucosa se coloniza por *Candida albicans*, siendo las exotoxinas formadas en la fase reproductora germinal la responsable de la reacción inflamatoria de la mucos. Las personas que presentan lesiones malignas, bajas de defensas, diabéticos, pacientes con anemia, déficit de hierro o ácido fólico, bronquíticos crónicos... suelen estar más predispuestos a esa situación.

2.2 Queilitis angular o queilosis

También conocido como *boquera*, en la cual el adelgazamiento de las capas celulares de la piel de la cara puede dar lugar a que la capa epidérmica sólo tenga tres células de grosor en los pliegues de la piel; predisponiendo a las lesiones angulares de los pliegues labiales inferiores. Estas lesiones en las comisuras de la boca pueden llegar a extenderse en el interior del pliegue labial, especialmente cuando los labios y mejillas de los ángulos de la boca no están apoyados convenientemente por los dientes o las dentaduras postizas; lo que provoca que los tejidos caigan hacia dentro y que la saliva fluya por el interior del pliegue, transportando la flora bacteriana mixta con *Candida albicans*.

En los casos severos puede existir una considerable maceración del tejido, con posibles lesiones en la mucosa intraoral de los ángulos de la boca. Aunque esta lesión junto con la estomatitis, no es grave, si puede llegar a ser muy molesta convirtiéndose en un foco de infección. Las dentaduras postizas deben limpiarse y desinfectarse adecuadamente, la placa debe eliminarse con un cepillo de dientes.

En cuanto el tratamiento de la queilitis angular irá encaminado primariamente a eliminar los problemas que están proporcionando su aparición. Por lo que, la eliminación de los factores de riesgo es suficiente.

En casos de que exista infección bacteriana o micótica, se deberá utilizar agente específicos para su erradicación. Si hay una infección por hongos, se pueden utilizar ungüentos con cotrimazol o miconazol, pudiendo utilizarse también tabletas de fluconazol para ayudar a la eliminación de estas lesiones. En cambio, si hay infección por bacterias, se utilizarían ungüentos con mupirocina durante 1 a 3 semanas.

2.3 Alteraciones de la lengua

La lengua es considerada como un importante indicador de la salud general de la persona, los movimientos anormales de la lengua tienen relación con las lesiones de placas blancas, afectándose también por procesos atróficos, de manera que el control neuromuscular se reduce, disminuyendo la muscularidad; produciendo trastornos en la apreciación del gusto y de la sensación táctil.

La lengua negra es la más frecuente de las pigmentaciones, debida a la colonización de las placas epiteliales densas por bacteria, o a tinción por alimentos bebidas o tabaco; el tratamiento será eliminar la placa e instaurar un buen método de higiene oral.

En otras ocasiones nos podemos encontrar la lengua lisa con atrofia de las papilas filiformes y gustativas; el paladar presenta color amarillo pálido y puede existir pigmentación marrón de la mucosa, presentándose molestias, boca dolorosa y ardiente, sensación anormal del gusto; siendo frecuente en mujeres ancianas, debido a la deficiencia de vitamina B_{12}.

3. ESÓFAGO

Es el tubo elástico de aproximadamente 25 cm. de longitud y 2,5 cm. de diámetro; que conecta la boca con el estómago, su función es la de transportar los alimentos desde la boca hasta las regiones del canal alimentario donde serán digeridos y a continuación absorbidos hacia el torrente sanguíneo. Se encuentra formado por cuatro capas: un tapizado mucoso que facilita el deslizamiento de los alimentos; una capa submucosa que mantiene a la mucosa en su lugar, una capa relativamente gruesa de músculo compuesta por fibras longitudinales y cir-

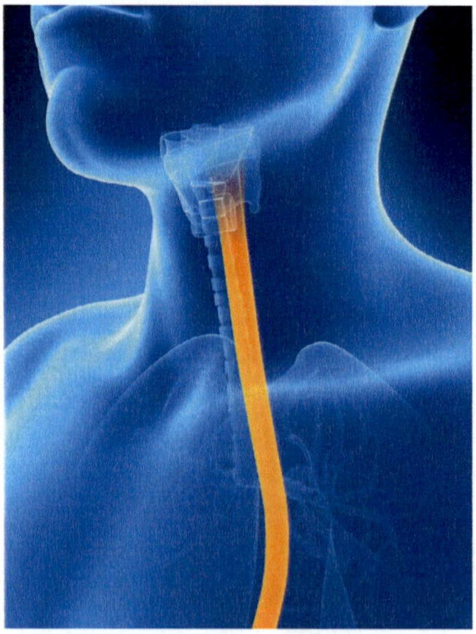

Fig. 1: Esófago

culares y por último una cubierta externa protectora que hace sea resistente.La parte superior del esófago (Fig. 1) se encuentra situada inmediatamente por detrás de la tráquea, a nivel de la muesca existente en la zona alta del tórax, el tubo se dobla un poco hacia la izquierda y pasa por detrás del bronquio principal izquierdo. Atraviesa el diafragma y termina conectándose con el extremo superior del estómago. La entrada del estómago está controlada por un anillo muscular que se cierra para prevenir la regurgitación de los alimentos hacia el esófago durante las intensas contracciones gástricas.

3.1 Disfagia

Es un síntoma muy común en el anciano, caracterizado por la dificultad de tragar. Disfagia significa retraso del paso fácil de alimentos y líquidos desde la faringe al estómago; incluyendo las dificultades de masticación, regurgitación, reflujo nasofaríngeo, aspiración traqueal, dolor a la deglución y la sensación de nudo en la garganta, pudiendo ser debido a la obstrucción intrínseca o extrínseca, alteraciones neuromusculares y fallo de la boca en librar un bolo pequeño y lubricado de alimento hacia la faringe. La mayor dificultad de tragar sólidos que líquidos es una disfagia de posible origen neuromuscular, la aspiración es más frecuente con los líquidos. Las causas de la disfagia vienen recogida en la tabla 1.

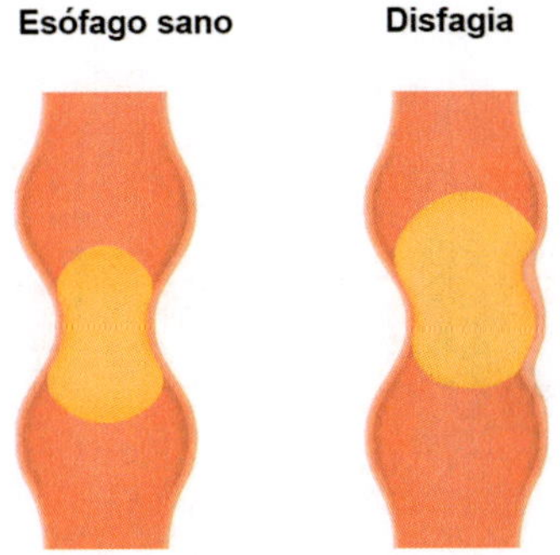

Fig. 2. Disfagia.

Encontramos pacientes que son capaces de localizar el nivel en donde se atascan los alimentos, la disfagia dolorosa baja suele ser debida a esofagitis con formación de estenosis; la disfagia alta (orofaríngea) suele ser de origen neuromusular, aunque ocasionalmente suelen ser responsables las membranas, los osteofitos vertebrales, los divertículos y los tumores faríngeos. Y la disfagia esofágica, en la que existe dificultad del paso a través del esófago (Fig. 2) Los principales síntomas son: tos durante la comida, regurgitación nasal, retención de la comida en la boca, infecciones respiratorias repetidas, disminución de la ingesta, ronquera y broncoaspiración (el alimento pasa a los pulmones ocasionando infección).

CAUSAS DE DISFAGIA			
MECÁNICAS		NEUROMUSCULARES	IATROGÉNICAS
INTRÍNSECAS	EXTRÍNSECAS	Acalasia Espasmo esofágico Esclerodermia Enfermedad de Chagas Polimiositis Enfermedad desmielinizante	Candidiasis esofágica Inmunosupresión Virus del herpes simple Citomegalovirus
Estenosis péptica Carcinoma Anillo esofágico inferior Tumor benigno Divertículo	Tumores malignos Tiroides retroesternal Compresión vascular		

La endoscopia se realizará cuando se demuestra una obstrucción anatómica, otras pruebas pueden ser la manometría y la inspección laríngea. La dieta de estos enfermos deberá ser diversa, con presentaciones atrayentes, raciones pequeñas y frecuentes, se evitará los alimentos espesos que se adhieran al paladar, por lo que la textura será semisólida, optando dentro de lo posible por alimentos de consistencia blanda.

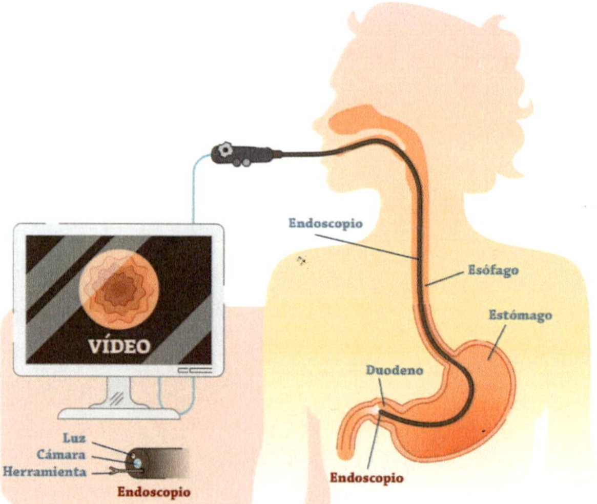

Fig. 3. Endoscopia

3.2 Esofagitis

Se produce una inflamación de la mucosa del esófago, la cual puede ser aguda o crónica; entre las crónicas se destaca por su frecuencia e importancia, la que se ocasiona por el reflujo gastroesofágico, en el cual se produce paso del contenido de la cavidad gástrica o duodenal al esófago. El reflujo esofágico (Fig.4) se origina fundamentalmente por incompetencia del esfínter esofágico inferior, bien sea por disminución del tono del mismo, o bien por una alteración del peristaltismo del cuerpo del esófago o por un efecto sobre el esófago de hormonas o medicamentos (antidepresivos, xantinas, prostaglandinas...).

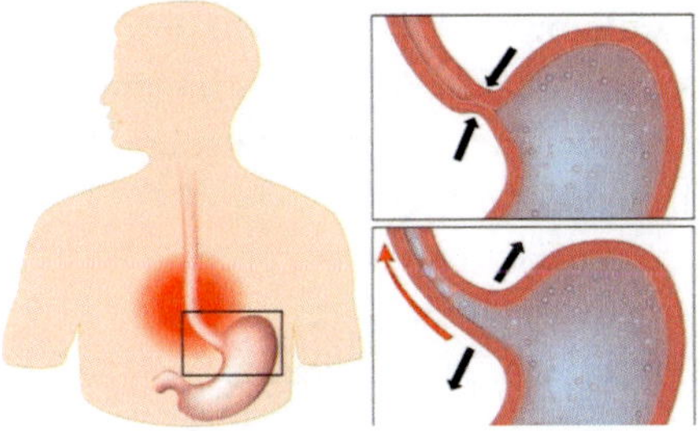

Fig. 4. Reflujo esofágico

El anciano acudirá a urgencias por tener dolor torácico retroesternal, que suele iniciarse poco después de las comidas, al agacharse o al estar acostado; con la aparición de pirosis y regurgitación que se agravará con los cambios posturales. Una complicación grave del cuadro de reflujo es la aspiración pulmonar y las consecuentes infecciones respiratorias.

El diagnóstico consta de anamnesis, endoscopia y radiología, como tratamiento se suprimirá el alcohol, tabaco, chocolate... evitando la obesidad, el estreñimiento, la vestimenta estrecha y que oprima a nivel de la cintura, y se realizarán comidas de poco volumen; se le administrará antiácidos, metoclopramida, y cimetidina que disminuye la secreción ácida.

3.3 Hernia de hiato

Es la alteración anatómica, en la cual una porción del estómago se encuentra encima del diafragma, por haber atravesado hacia arriba el hiato diafragmática, siendo habitual en el paciente geriátrico. Se puede clasificar de tres *tipos*, que se pueden ver en la imagen (Fig. 5):

-Por deslizamiento.
-Paraesofágica.
-Mixta.

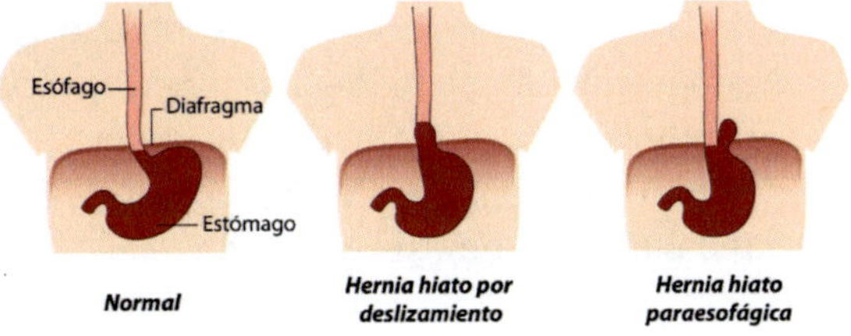

Fig. 5. Hernia de hiato

La sintomatología es: pirosis, regurgitación, disfagia, síntomas cardiacos y anemia por hemorragia. El diagnóstico se realizará mediante radiología y endoscopia.

4. ESTÓMAGO

Es una bolsa muscular situada en la parte superior del abdomen; por su extremo superior conecta con el esófago y por el inferior con el duodeno (Fig.6), la pared gástrica consiste en una fuerte capa muscular, tapizada por una membrana especial llamada epitelio que lo protege.

Su principal función es actuar como reservorio de los alimentos; el tapizado mucoso produce un jugo con ácido y enzimas para descomponer los alimentos y por tanto facilitar su digestión, los alimentos son mezclados con el jugo digestivo hasta formar una pulpa que después pasa al duodeno; en la unión entre el estómago y el duodeno existe el anillo muscular denominado; esfínter pilórico, que se relaja de vez en cuando para permitir el paso de los alimentos.

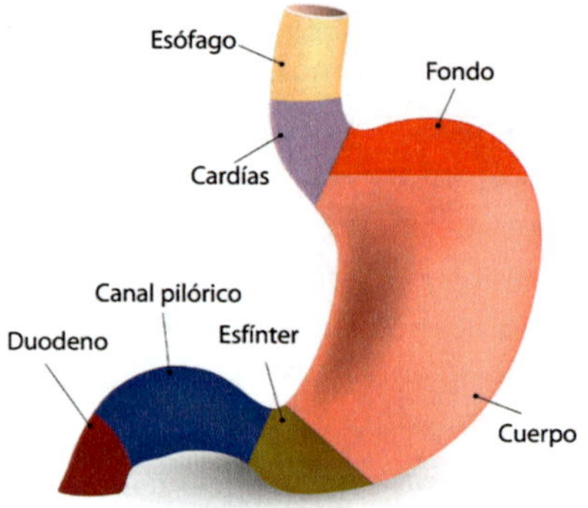

Fig. 6. Anatomía del estómago

4.1 Úlcera péptica

Se origina por la pérdida de tejido en la superficie del tracto gastrointestinal, mayormente en áreas expuestas a la acción del jugo gástrico, de forma que el ácido puede crear una llaga dolorosa que puede llegar a sangrar. Si la cantidad de ácido que hay aumenta o disminuye la cantidad de mucosa, hay más probabilidad de desarrollar una úlcera. Por orden de frecuencia, se localiza en el área gastroduodenal, anastomosis gastroyeyunal y esófago.

Entre las causas de la formación de una úlcera péptica incluyen los siguientes *elementos*:

- La bacteria Helicobacter Pylori se encuentra recubriendo la mucosa y protegiendo a los tejidos que recubren el estómago e intestino delgado, de forma que provoca la inflamación de la capa interna del estómago.
- El uso habitual de ciertos analgésicos, como los medicamentos antiinflamatorios no estoroides (ejemplo: aspirina) pueden irritar e inflamar la capa del estómago y el intestino delgado.
- Otros medicamentos como los esteroides, anticoagulantes, inhibidores de la recaptación de serotonina pueden aumentar significativamente la probabilidad de desarrollo de úlceras.

Existen factores de riesgo, como son el tabaquismo, el alcohol, estrés que no se trata o comidas picantes pueden empeorar o dificultar la cura de la úlcera péptica.

En la existencia de úlcera encontraremos ácido y pepsina; la lesión puede ser en forma de exulceración simple de forma puntiforme, o como úlcera aguda con erosión, destrucción de la mucosa, submucosa e incluso muscular con posterior perforación.

El cuadro clínico que presente el anciano en el servicio de urgencia será de dolor epigástrico profundo y supraumbilicar, e incluso con vómitos, modificación del apetito, alteración del estado general y estreñimiento. El diagnóstico se realizará mediante endoscopia con toma de biopsia, realizándose tratamiento quirúrgico cuando no se responda a tratamiento farmacológico, o bien si existe complicaciones anexas como hemorragias, perforación y estenosis.

5. HÍGADO

En el hígado del anciano se producen ciertos cambios en su capacidad metabólica; es el órgano más grande del cuerpo, localizado debajo del diafragma y protegido por las costillas inferiores, su peso aproximado es de 1,36 a 1,81 kg. Formado por dos lóbulos o partes derecha e izquierda siendo el más grande el primero y ocupa parte del abdomen derecho en su parte superior; normalmente no se palpa el hígado, pero cuando crece como consecuencia de alguna enfermedad, protruye más allá de la caja torácica y se puede sentir en el abdomen al palpar la porción derecha del mismo.

Las principales funciones son procesar o sintetizar nuevos elementos químicos, y neutralizar los desechos, el hígado recibe toda la sangre que viene del sistema intestinal, la cual transporta todos los nutrientes absorbidos de los alimentos que tomamos.

La exploración funcional del hígado revela en ancianos distintas *alteraciones* como:

- Reducción del flujo sanguíneo hepático.
- Disminución de la capacidad fagocitaria de las células de Kupffer.
- Reducción de la actividad del citocromo P450.

5.1 Insuficiencia hepática

Existen cuatro tipos fundamentales de hepatitis aguda: A, B, C y D; la hepatitis E es frecuente en personas que han viajado por países de Sudamérica y de Oriente.

Podemos hablar de insuficiencia hepática aguda e insuficiencia hepática crónica. La primera se caracteriza por edema cerebral, hipoglucemia intensa, coagulopatía grave y un potencial de rápida mejoría si se soluciona la hepatopatía subyacente, se debe a una enfermedad o lesión aguda, como una hepatitis vírica aguda, una intoxicación (bien sea por paracetamol o setas); una reacción medicamentosa (halotano o isoniacida). Suele existir una mejoría completa del hígado. Se define como la presentación de una encefalopatía hepática durante las seis semanas posteriores al inicio de los síntomas, el coma de esta insuficiencia hepática entraña una mortalidad aproximada del 50%. Algunas de las medidas profilácticas que se deberán tener en cuenta son: mantener una higiene estricta, las ropas y los utensilios de comer se debererán lavar aparte.

La hepatitis vírica (hepatitis A) es una rara causa de insuficiencia fulminante, el diagnóstico se confirma mediante análisis de los anticuerpos séricos IgM antiVHA. Es una enfermedad autolimitada en la mayoría de las ocasiones, el curso clínico suele ser benigno con completa recuperación,

La infección por hepatitis B, es de mayor riesgo de desarrollar una insuficiencia hepática aguda, especialmente las mujeres, el diagnóstico se confirma mediante la presencia de anticuerpos GM anti-core debido a que HBsAg (antígeno de superficie) puede haber desaparecido incluso en el 50% de los pacientes con insuficiencia fulminante aguda.

La hepatitis C puede diagnosticarse mediante la detección de anticuerpos anti-VHC. La infección puede trasmitirse por hematíes y por plasma, pudiéndose detectar los anticuerpos a partir del segundo mes, esta infección suele ser crónica.

Las alteraciones vasculares y hemodinámicas pueden ser profundas en este tipo de pacientes, la diálisis o la hemofiltración pueden ser necesarias para corregir la acidosis o la sobrecarga hídrica cuando la creatinina sérica registre sólo un moderado incremento. El hígado es el origen de la mayoría de los factores de coagulación (excepto el factor VIII), una coagulopatía profunda puede provocar una hemorragia; siendo el tiempo de protrombina el indicador de insuficiencia hepática. A los pacientes con insuficiencia aguda, se les deberá tomar diariamente muestras para hemocultivo, siendo frecuente la sepsis micótica.

El transplante de hígado es una opción establecida para estos pacientes, en los casos de hepatitis A o B aguda, el hígado puede recuperarse por completo, por lo que la decisión de transplante debe adoptarse basándose en una exacta estimación del pronóstico.

Por otro lado tenemos la *insuficiencia hepática crónica o agudización de una crónica*, diferenciándose en que:

-Las hemorragias se deben con mayor frecuencia a varices esofágicas o a alguna consecuencia de la hipertensión portal.

-La insuficiencia renal entraña un pronóstico muy grave.

-Probablemente la hepatopatía subyacente sea irreversible.

La insuficiencia hepática crónica es un síndrome crónico con afectación multisistémica, pudiendo ser consecuencia de cualquier forma de hepatopatía, existiendo insuficiencia del hígado para excretar la bilirrubina ocasionando ictericia; la insuficiencia de la síntesis de factores de coagulación provoca una coagulopatía y emaciación muscular, la ascitis se produce como resultado de una combinación de factores, incluso el renal, hipoproteinemia y aumento de la presión portal. La vasodilatación vascular debida a factores que incluyen al óxido nítrico origina una circulación hiperdinámica; encontrándose el paciente anoréxico, debilitado y apático.

SIGNOS CARACTERÍSTICOS DE INSUFICIENCIA HEPÁTICA	
AGUDA	**CRÓNICA**
Coma debido a edema cerebral	Coma debido a encefalopatía portosistémica
Hipoglucemia a menudo grave	Hipoglucemia menos frecuente
Hemorragia gastrointestinal generalmente debida a erosiones	Hemorragia gastrointestinal debida en general a varices
Insuficiencia renal reversible	Insuficiencia renal irreversible
Sepsis esporádica	Sepsis frecuente

Otros de los trastornos que ocasiona la hipertensión portal son las varices esofágicas, gastritis y rectales, siendo la gastropatía y la colopatía hipertensivas muy frecuentes originando hemorragia y anemia. En estos pacientes también nos encontraremos con la ascitis (Fig.7), que es la presencia de líquido libre en la cavidad peritoneal; debiendo alcanzar al menos dos litros para que sea detectable; generalmente se presenta de forma insidiosa, con aumento de la cintura abdominal, auque también puede aparecer de forma súbita si existe algún episodio de descompensación como puede ser la sepsis o una hemorragia; como tratamiento deberán mantenerse en cama, controlándoles diariamente el peso, la creatininemia, los electrolitos séricos y la diuresis; no debiendo existir una perdida de peso de más de 0,5 Kg./día, con una restricción hídrica (1,5 litros); restricción salina; administrándole xipamida, 20 mg/día, manteniendo un estricto control de los electrolitos y función renal. Si la insuficiencia renal está ya establecida con elevada creatinina sérica, la muerte es casi inevitable, siendo de efecto nulo la diálisis, tan solo es posible la mejoría con el transplante hepático.

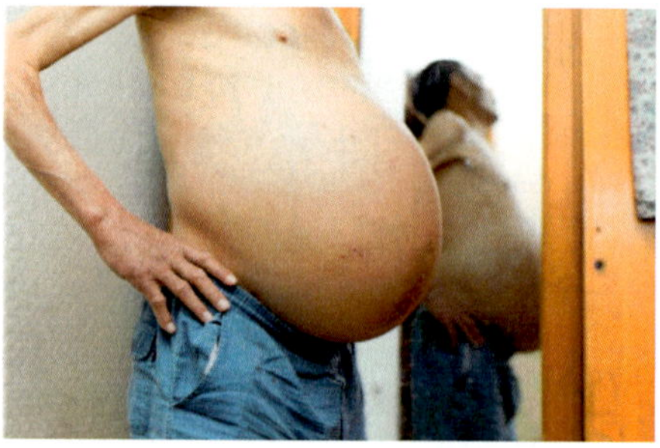

Fig 7. Persona con ascitis

Los enfermos con hepatopatía crónica, presentan encefalopatía hepática; la cual cursa con diversos grados; en la fase inicial existe asterixis (temblor agitante); lenguaje titubeante; apraxia construccional, inversión del patrón del sueño; deterioro de la función intelectual y hedor hepático. En las siguientes fases se produce el coma, aumento de la rigidez muscular e hiperventilación, pudiendo diferenciarse dos *tipos clínicos* de encefalopatía:

-*Encefalopatía crónica* en pacientes con función hepática relativamente conservada.

-*Agudización de la encefalopatía crónica* en pacientes con cirrosis descompensada, ocasionada por fármacos, hemorragia gastrointestinal...

Los desencadenantes de una agudización de la encefalopatía crónica puede ser ocasionada por ingesta de alcohol, por hemorragia gastrointestinal, por infección, opiáceos, estreñimiento; fármacos sedantes (barbitúricos, benzodiacepinas...); alcalosis metabólica, diuresis excesiva, exceso de proteínas, hipopotasemia, insuficiencia renal, principalmente.

29. GARCÍA-VILLALBA E, CANO-SÁNCHEZ A, ALCARAZ-GARCÍA A, CINESI-GÓMEZ C, PIÑERA-SALMERÓN P, MARÍN I, et al. *Nomograma para predecir mal pronóstico en pacientes procedentes de urgencias con sepsis y bajo riesgo de daño orgánico evaluado mediante SOFA*. Emergencias. 2017; 29: 81-6.
30. RAITH EP, UDY AA, BAILEY M, MCGLOUGHLIN S, MACISAAC C, BELLOMO R, et al. *Australian and New Zealand Intensive Care Society (ANZICS) Centre for Out-comes and Resource Evaluation (CORE) Prognostic accuracy of the SOFAScore, SIRS Criteria, and qSOFA Score for in-hospital mortality among adultswith suspected infection admitted to the Intensive Care Unit. JAMA*. 2017; 317: 290–300.

V
PATOLOGÍAS DIGESTIVAS (II)

Carmela de Pablo Hernández y Carlos Calzado Bravo

En el anciano la motilidad gástrica disminuye, lo que provoca retraso en el vaciado gástrico. La hiposecreción de ácido clorhídrico y pepsina reduce la absorción de hierro, calcio y vitamina B_{12}, además la absorción de nutrientes en el intestino delgado parece disminuir con la edad; generalmente aunque se mantiene el funcionamiento del hígado, vesícula biliar y páncreas, comienzan las deficiencias en la absorción de grasas y la tolerancia a las mismas. La incidencia de cálculos en la vesícula y vías biliares aumenta en forma progresiva en la edad avanzada. El estreñimiento está entre los trastornos más frecuentes en los ancianos, cuando es moderado se acompaña por dolor abdominal y flatulencias, teniendo como consecuencia más grave la impacción fecal, la cual puede manifestarse como diarrea, cuando la materia fecal líquida rodea la zona de impacción, además de la incontinencia fecal y la obstrucción intestinal.

Se debe fomentar el correcto funcionamiento gastrointestinal en el anciano, mediante la adecuada limpieza bucal, consumo de comidas frecuentes y en bajas cantidades, evitar actividades pesadas tras las comidas, ingerir una dieta rica en fibra y baja en grasa; beber abundantes líquidos, evitar el uso de laxantes y antiácidos y establecer hábitos intestinales periódicos.

1. INTESTINO

El intestino delgado en el adulto mide aproximadamente 4,7 metros de longitud, comienza con el duodeno situado en gran parte en el espacio retroperitoneal, por lo que se mantiene fijo, el resto de intestino está suspendido en el mesenterio, relativamente libre en la cavidad peritoneal, gozando de gran movilidad, el íleon ocupa la porción inferior del abdomen, siendo los últimos centímetros los menos móviles ya que el ciego se encuentra fijo a la pared posterior del abdomen.

1.1 Diverticulitis

Más de la mitad de los pacientes mayores de 80 años tienen divertículos. Es una enfermedad del intestino grueso, con el paso de los años es frecuente que se produzcan pequeñas dilataciones saculares de mucosa intestinal en los puntos más débiles de la pared intestinal. Su formación se debe al aumento de la presión dentro del intestino, lo que empuja a la mucosa del intestino a través de las zonas más débiles, formándose los divertículos. Se desarrolla en personas cuya dieta carece de fibra vegetal, basándose en productos refinados, el mejor tratamiento es la prevención; elaborando una dieta con mucha más fibra. Es sencillo, reduce los síntomas y problemas de la enfermedad diverticular. Es importante incluir alimentos como frutas (manzanas, melocotones, peras...), vegetales (brócoli, calabazín, zanahoria...), vegetales con fécula y granos (pan integral, arroz integral, avena...).

La complicación más grave de una diverticulitis ocurre cuando, en virtud del proceso inflamatorio, se perfora su débil pared y el contenido diverticular sale a la cavidad abdominal, a continuación se producirá una peritonitis de gravedad variable, que puede tener serias consecuencias en el caso que no se trate correctamente. La diverticulitis y diverticulosis, puede ser causa de un sangrado intestinal crónico que conduzca a la aparición de anemia.

Se manifiesta mediante dolor abdominal, siendo severo en ocasiones, localizado en el flanco izquierdo, que se puede acompañar de náuseas, vómitos, escalofríos y distensión abdominal; la fiebre indicará un caso severo, palpándose una masa en el cuadrante inferior izquierdo del abdomen. El tratamiento deberá ser quirúrgico en aquellos casos en los que aparezcan complicaciones como: abscesos, sangrado y perforaciones; mientras que una dieta líquida, reposo y antiinflamatorios son suficientes en una diverticulitis aguda no complicada.

Ciertas medidas generales ayudarán a evitar la formación de los mismos, como es la dieta rica en fibra, lo que eleva el contenido en agua de las heces, aumentando la masa fecal y disminuyendo la sintomatología; pudiéndose complementar con salvado de trigo.

1.2 Síndrome de mala absorción intestinal

Es el conjunto de síntomas y signos debidos a una disminución en el ingreso en el organismo de agua, principios inmediatos, minerales, vitaminas, electrolitos... teniendo relación con el envejecimiento por los cambios morfológicos y funcionales, así como por la patología asociada a tratamiento quirúrgico previo, producido por un sobrecrecimiento bacteriano, diverticulis, existencia de asas ciegas, enfermedades pancreáticas, celiaca, hipotiroidismo, medicamentos como la colchicina, neomicina o colestiramina. Clínicamente presenta en el anciano una acusada pérdida de peso, desnutrición, debilidad, diarrea, fatiga, meteorismo abdominal y anemia. El diagnóstico se realizará con pruebas de función absortiva como la determinación de grasas en heces, o la prueba de sobrecrecimiento bacteriano mediante la aspiración del contenido intestinal con posterior cultivo. Para confirmar el diagnóstico, es útil el análisis de sangre y de heces.

1.3 Estreñimiento

Constituye un problema muy importante en la población anciana, por su incidencia, complicaciones, a la cronicidad, incomodidad y ansiedad que provoca en la persona mayor. Con la edad se producen cambios de origen diverso como puede ser la atrofia de la mucosa con anormalidad glandular; infiltración de la lámina propia, aumento del tejido conjuntivo, atrofia de la capa muscular y disminución del tono muscular abdominal y colónico, con ello disminuyen los movimientos propulsivos del colon, que son los implicados en la progresión del contenido colónico, lo que determina una prolongación del tránsito intestinal. Aunque sobre la disminución de los movimientos propulsivos influyen otros factores no fisiológicos como son el tipo de dieta y el ejercicio. Por consenso se considera persona estreñida a todo paciente que refiera una frecuencia defecatoria menor de tres deposiciones por semana; habiéndose tenido en cuenta el tipo de heces (pequeñas o duras), dificultad para defecar o la sensación de no haber finalizado la defecación. El intervalo de tiempo estimado para considerar un estreñimiento como crónico se fija generalmente en doce meses, aunque es frecuente que se trate de pacientes que nunca han tenido un hábito intestinal regular, con un período más o menos prolongado entre las deposiciones.

CAUSAS IMPLICADAS EN EL ESTREÑIMIENTO CRÓNICO IDIOPÁTICO

-Fibra insufiente en la dieta.
-Líquidos insuficientes
-Falta de ejercicio
-Síndrome de intestino irritable
-Cambios en el estilo de vida como embarazo, vejez, viajes, etc.
-Abuso de laxantes
-Ignorar el deseo defecatorio.
-Alteraciones en colon y recto

La exploración física suele ser anodina, apreciándose en algunos casos el abdomen distendido con *masas* palpables en algunos de los tramos del marco cólico y en ocasiones se pueden apreciar datos que permiten considerar el estreñimiento como primario o secundario; completándose con un examen perineal y tacto rectal, los cuales ofrecerán datos valorables sobre patología local (fisura, hemorroides, prolapso...), presencia o ausencia de heces en el recto, debiéndose valorar en función del momento del día en que se realiza la exploración, o sobre la posibilidad de la existencia de un fecaloma. La realización de un enema opaco, y colonoscopia (imprescindible en aquellos casos en los que se sospeche cáncer de colon), es de gran utilidad para identificar causas anatómicas de estreñimiento y aportar información de gran interés como puede ser el tamaño y la longitud del colon y del recto.

EXPLORACIONES UTILIZADAS PARA EL DIAGNÓSTICO DE PACIENTES CON ESTREÑIMIENTO
-Tacto rectal -Enema opaco -Colonoscopia -Estudio de tránsito colónico -Pruebas de función anorrectal: Manometría Defecografía Electromiografía Test de expulsión del balón intrarrectal

Ante el estreñimiento en el anciano (Fig. 1), debemos valorar previamente si padece algún tipo de neoplasia; es lo primero que se debe descartar ante un enfermo con variaciones recientes o bruscas del ritmo intestinal, más aún si presenta dolor abdominal o hemorragia. Seguidamente valoraremos las alteraciones higiénico-dietéticas, ya que la dieta en el anciano suele ser poco o nada equilibrada por diversos factores, entre ellos destacamos el económico, las alteraciones en la dentición, los prejuicios dietéticos e incluso por la incapacidad física; llevando a una dieta pobre en fibra y a una escasa ingesta de líquidos.

La movilidad en el anciano es otro punto a tener en cuenta, ya que permanece gran parte del tiempo, sentado o encamado lo que conduce a una disminución del movimiento propulsivo. Los ancianos están sujetos a multitud de fármacos, algunos de los cuales tienen relación directa con el estreñimiento (Fig. 2), como son los diuréticos por las alteraciones electrolíticas que producen (deshidratación, hipopotasemia...), el abuso de laxantes que acaba lesionando el colon, antagonistas del calcio, los anticolinérgicos, analgésicos opiáceos y antiinflamatorios no esteroides.

El estreñimiento puede ser un síntoma de enfermedad intrínseca del intestino inferior, de algunas enfermedades generalizada como el hipotiroidismo y la depresión. La prevención del estreñimiento (Fig. 3 a 5) requiere ejercicio y una ingesta rica en fibra, beber abundantes líquidos, procurando realizar la defecación

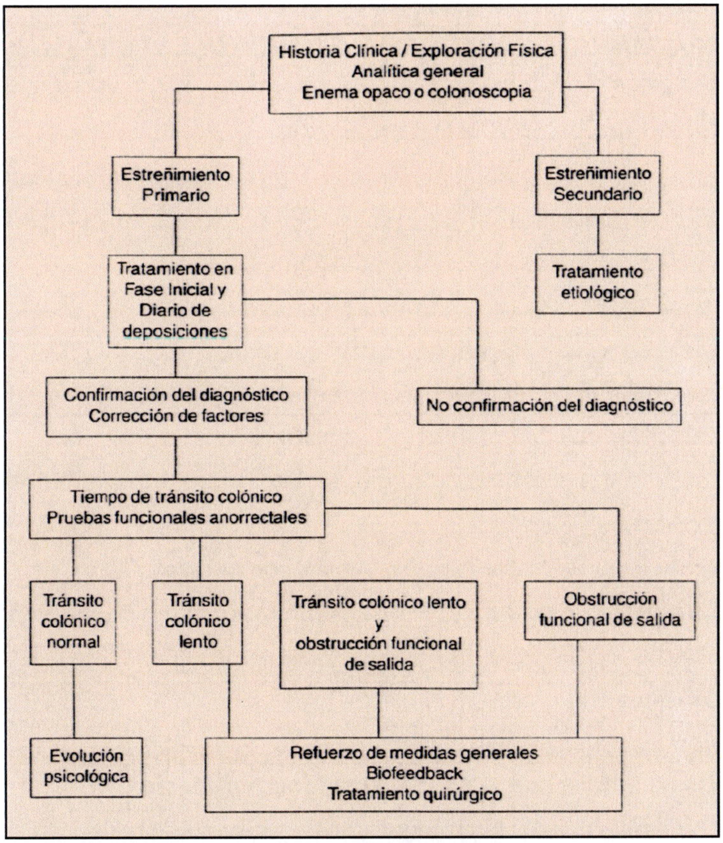

Fig. 1: Esquema de la actitud a seguir en pacientes con ECRT.

ASPECTOS DE LA HISTORIA CLÍNICA

- Evaluación del estreñimiento:
  - Concepto de estreñimiento
  - Vivencia del estreñimiento
  - Frecuencia media del estreñimiento
- Circunstancias externas que pueden influir en la cronicidad:
  - Estreñimiento primario/secundario
  - Patologías asociadas
- Medidas terapéuticas empleadas con anterioridad:
  - Tipos
  - Cumplimiento
  - Efectos secundarios

Fig.2: Aspectos a valorar en la historia clínica.

FÁRMACOS CAPACES DE PRODUCIR ESTREÑIMIENTO.
1. **SNC:** - *Antiparkinsonianos:* bromocríptina, levodopa, biperideno. - *Antiepilépticos:* carbamacepina, fenitoína, clonazepam, amantadina. - *Miorrelajantes:* benzodiacepinas, metocarbamol. Ansiolíticos e hipnóticos derivados de las benzodiacepinas. - *Simpaticomiméticos:* efedrina, terbutalina. - *Antidepresivos (tríciclicos, ISRS).* - *Psicofármacos:* fenotiacinas, barbitúricos, hipnóticos.
2. **Relacionados con el aparato digestivo:** - *Antiácidos:* carbonato de calcio, fosfato, hidróxido de aluminio, sucralfato. - *Inhibidores de la bomba de protones:* omeprazol. - *Antiespasmódicos:* mebeverina, bromuro de pinaverio, otilonio, atropina. - *Antieméticos:* clorpromacina. - *Sales de calcio, de bismuto y de hierro.*
3. **Relacionados con el aparato cardiocirculatorio:** - *Antihipertensivos:* betabloqueantes, calcioantagonistas. - *Antiarrítmicos:* quinidina y derivados. - *Diuréticos:* furosemida. - *Hipolipemiantes:* colestiramina, colestipol, lovastatina, simvastatina, pravastatina.
4. **Otros:** - *Antihistamínicos H1.* - *Antitusígenos:* codeína y dextrometrofano. - *Analgésicos:* AINES (naproxeno e ibuprofeno) y todos los opiáceos. - *Sulfato de bario.* - *Citostáticos.*

Fig.3: Aspectos a valorar en la historia clínica.

ENFERMEDADES QUE OCASIONAN ESTREÑIMIENTO
-Procesos neurológicos:
Esclerosis múltiple
Enfermedad de Parkinson
Pseudoosbstrucción intestinal crónica idiopática
Lesiones medulares
-Procesos metabólicos y endocrinos:
Diabetes mellitus
Uremia
Hiperparatiroidismo
-Enfermedades sistémicas:
Amiloidosis
Lupus
Esclerodermia

Fig. 4: Enfermedades que ocasionan estreñimiento.

siempre a la misma hora, si es posible después de una de las comidas; una vez que se ha desarrollado el estreñimiento puede tratarse de forma eficaz con laxantes, pero si está presente el síndrome de reservorio terminal, requerirá tratamiento desde abajo: enemas y supositorios, el enema suele ser eficaz. Aunque en ocasiones es necesario la irrigación total del intestino con solución salina normal a través de una sonda nasogástrica a un ritmo de 2,5 l/hora; en el paciente preparado con furesemida y metoclopramida endovenosa son necesarios un promedio de 5 litros en tres horas para un vaciado completo. Solucionado el estreñimiento severo, deberá impedirse su recidiva en los pacientes que siguen inmóviles, mediante dieta rica en fibra y enemas de fosfato una o dos por semana.

1 Tome todos los días verduras (preferentemente crudas, fruta, hortalizas y pan integral. Esta alimentación es rica en fibra y ayuda a retener agua, con lo que las heces son más fluídas.

2 Beba mucho, al menos 1.5 litros de líquido diarios.

3 Coma despacio y mastique bien los alimentos. Procure comer a horas regulares.

4 Eduque al intestino: no reprima nunca la necesidad evacuación, vaya al servicio al sentir la "llamada".

Habitúese a ir al servicio a un horario regular procurando ir con tiempo suficiente y sin prisas.

	CONTENIDO EN g DE FIBRA VEGETAL POR 100 g	VALOR CALÓRICO Kcal. POR 100 g
CEREALES		
Harinas blancas (trigo)	2,2	339
Harinas integrales (trigo)	11,6	306
Salvado (trigo)	5,3	149
Pan de trigo blanco	3,0	238
Pan de trigo integral	5,0	208
HORTALIZAS		
Acelgas	2,2	23
Alcachofas	2,0	49
Berengenas	1,4	21
Cebolla	3,1	33
Col de bruselas	4,4	38
Coliflor	2,9	23
Judías verdes	3,0	35
Lechuga	1,5	10

Evite los esfuerzos excesivos en la evacuación. El intestino ya se encarga, por sí mismo, de este trabajo.

5 Haga ejercicio físico moderado diariamente: tómese tiempo para andar, ir en bicicleta, hacer gimnasia...

6 Evite los laxantes irritantes. La utilización de laxantes irritantes puede conducir a alteraciones intestinales y puede crear hábito.

FRUTAS		
Frambuesa	4,5	32
Fresa	2,0	33
Mandarina	2,0	45
Melocotón	1,4	39
Manzana	2,0	79
Naranja	2,0	44
Pera	3,0	46
Plátano	3,0	81
FRUTOS SECOS		
Almendra	10,0	599
Avellana	7,4	643
Nuez	4,6	666

Fig. 5: Consejos para prevenir el estreñimiento.

Existen dos complicaciones importantes en el estreñimiento severo del anciano: el megacolon idiopático (pudiéndose complicar con vólvulos del colon sigmoide o con diarrea debida a la proliferación bacteriana, lo cual requerirá tratamiento con metronidazol) y la incontinencia fecal.

2. PATOLOGIA VASCULAR

Es propia de los ancianos, debido a la alteración de los vasos con el envejecimiento. Podemos destacar:

-Infarto intestinal no oclusivo: Es el cuadro más frecuente de isquemia visceral, produciéndose por hipoxemia sobre vasos moderadamente afectos por arteriosclerosis, por distintas causas como insuficiencia cardiaca congestiva, arritmias, hipotensión arterial, shock, y deshidratación; clínicamente se caracteriza porque no hay sintomatología clara, siendo difícil su diagnóstico.

-Oclusión vascular crónica: Se produce obstrucción arterial progresiva por arteriosclerosis, clínicamente comienza con cólico después de la comida, diagnosticándose mediante arteriografía; el tratamiento consiste en la administración de antagonistas de Ca y angioplastia.

-Oclusión mesentérica aguda embólica: La localización más frecuente es en la arteria mesentérica superior, siendo la causa la estenosis mitral, fibrilación auricular… el paciente referirá dolor abdominal agudo y severo de localización periumbilical y de tipo cólico, que aparece bruscamente; en ocasiones se acompaña de diarrea, obstrucción intestinal, hipotensión, fiebre y taquicardia, teniendo como solución el tratamiento quirúrgico.

-Trombosis venosa mesentérica: Afecta a la vena mesentérica superior, cuya causa es la hipertensión portal, insuficiencia cardiaca congestiva, neoplasias abdominales…

3. ENDOSCOPIA DIGESTIVA

La endoscopia digestiva (Fig.6) es una técnica diagnóstica y terapéutica que, utilizando unos tubos flexibles llamados endoscopios, nos permite visualizar directamente el interior de nuestro aparato digestivo. La imagen que se obtiene está magnificada, como si la obtuviéramos con una lupa; se ve en un monitor de televisión en color real pudiéndose grabar o realizar fotografías.

Esta prueba se puede realizar ambulatoriamente a la mayoría de los pacientes, aunque en ocasiones, es necesario sedar al enfermo. Ha supuesto en los últimos años el mayor avance en el diagnóstico y en el tratamiento de las enfermedades digestivas, permitiendo diagnosticar con precisión la existencia de úlceras, lesiones tumorales benignas o malignas (Fig. 7), lesiones que provocan hemorragias internas… posibilitando la toma de biopsias y la realización de diversas técnicas terapéuticas.

En la endoscopia digestiva alta o gastroscopia, se introduce el endoscopio por la boca pudiéndose observar el esófago, el estómago y la parte proximal del intestino delgado. Si introdujéramos un endoscopio de mayor longitud podríamos llegar a ver tramos profundos del intestino delgado y la técnica se llama *enteroscopia*.

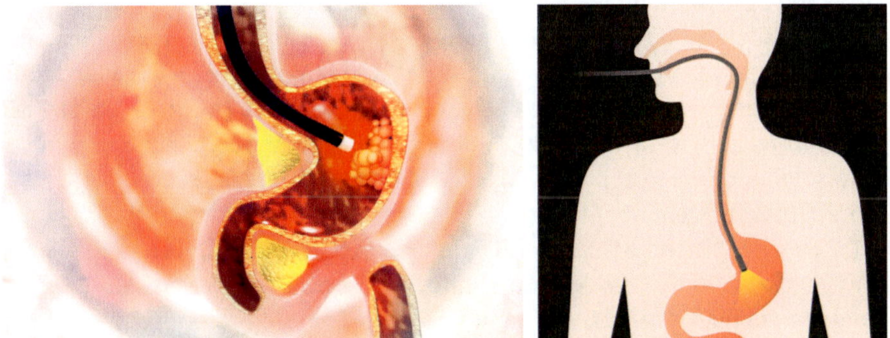

Fig. 6 y 7.

3.1 Gastroscopia

Es una exploración que permite la visualización directa de la parte alta del tubo digestivo: esófago, estómago y duodeno, mediante la utilización de un tubo flexible delgado. Esta técnica se emplea para evaluar la causa de las molestias abdominales, como es el dolor, náuseas, dificultad o dolor al tragar, acidez, ardor... Es el método más eficaz para valorar la causa de hemorragias digestivas, en su tramo superior, pudiéndose localizar tumores en estadio precoz, mediante la extracción de pequeñas muestras, que nos permiten distinguir las lesiones benignas de las malignas. Además de ser un método diagnóstico, la gastroscopia tiene un importante aspecto terapéutico. Al paciente se le coloca en decúbito lateral izquierdo y se pone entre sus dientes un protector bucal; esta posición tiene dos ventajas: menor posibilidad de aspiraciones del paciente y más fácil maniobrabilidad del endoscopista; explicándole al paciente en qué consistirá la prueba; seguidamente le introducirá el endoscopio a través de la boca, el cual no interfiere en la respiración, y no causa dolor alguno; esta exploración suele durar aproximadamente cinco minutos. En personas muy nerviosas se les puede realizar esta prueba con sedación o con anestesia. Finalizada la exploración se debe esperar unas horas antes de la ingesta de alimentos.

A través del canal del endoscopio, se puede pasar gran variedad de instrumental, que permite actuar sobre las distintas lesiones: dilatación de zonas estenóticas (estrechas), extirpación de pólipos, extracción de cuerpos extraños que hayan podido ser ingeridos voluntaria o accidentalmente, tratamiento de focos de hemorragia... evitando o reduciendo la necesidad de transfusiones y la utilización de cirugía en un gran número de pacientes.

La preparación de un enfermo para realizarle esta prueba consistirá en la nula ingesta de alimentos sólidos y líquidos desde la noche anterior, y no fumar antes de la prueba; teniéndose en cuenta si el paciente es portador de prótesis valvular cardiaca, si está tomando anticoagulantes, si padece algún problema respiratorio o cardiaco, y si padece alguna enfermedad infecciosa.

3.2 Colonoscopia

La endoscopia digestiva baja o colonoscopia, es una exploración que permite la visualización directa de todo el intestino grueso y la parte final del intestino delgado (ileon terminal), utilizando un tubo flexible (colonoscopio) que se introduce a través del ano. Permite detectar lesiones inflamatorias, pólipos y otras lesiones tumorales, mediante la extracción de pequeñas muestras de mucosa. La preparación para este tipo de pruebas consiste en limpiar cuidadosamente el intestino, para lo cual, el paciente deberá llevar una dieta sin fibra, suprimiendo frutas, verduras y legumbres, dos días antes, y el día anterior a la prueba deberá tomar un preparado laxante (Fig 8) y dieta líquida.

SERVICIO DE APARATO DIGESTIVO

PREPARACIÓN PARA COLONOSCOPIA Y RECTOSCOPIA

Para un adecuado examen, evitar repeticiones y ahorrar molestias, siga rigurosamente estas instrucciones:

1.- **Desde 24 horas antes de la** exploración, no deberá tomar verduras ni frutas.

2.- **A partir de las 12'00 h. de la mañana del día anterior a la exploración,** comience a tomar el preparado ***SOLUCIÓN EVACUANTE*** a razón de un sobre unidosis cada 30-45 minutos aproximadamente, hasta tomar los 16 sobres del envase.

Para preparar la SOLUCIÓN EVACUANTE BOHM: *Verter el contenido de un sobre en el vaso dosificador que viene en el envase o en un vaso de agua normal, añadir 250 ml. (un cuarto de litro) y remover con una cuchara hasta que se disuelva el polvo.*

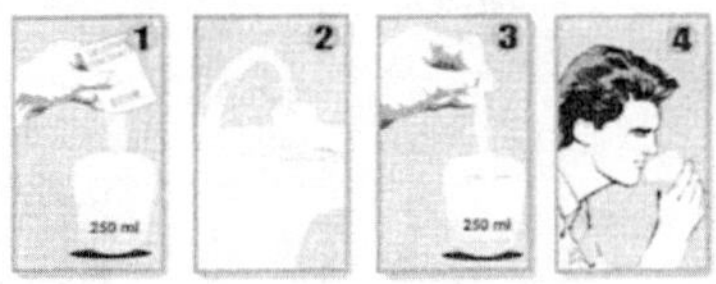

3.- **La noche anterior a la exploración** podrá tomar exclusivamente líquidos (zumos y caldos colados).

4.- **El día de la exploración** permanecerá EN AYUNAS hasta la hora de la prueba.

5.- Acudirá al Médico de cabecera para que le recete el producto ***SOLUCIÓN EVACUANTE***

☞ Esta preparación le provocará abundantes deposiciones que comenzarán a los 60 ó 90 minutos de haber iniciado la toma del primer vaso. Es necesario que lleguen a ser completamente líquidas y casi transparentes para asegurar una correcta limpieza intestinal. De lo contrario la exploración no será de utilidad.

Paciente ____________________

Hora ________ Día ________ de ____________ de 200 __

Fig. 8.

El paciente deberá desnudarse de cintura hacia abajo, se colocará en decúbito lateral (Fig 9), durante la prueba puede experimentar molestias abdominales y sensación de hiperpresión abdominal, con necesidad de evacuar su intestino; el tiempo de la exploración suele durar aproximadamente quince minutos. En caso de detectar pólipos, pueden ser extirpados usando un bisturí eléctrico. Es normal tras la exploración sentir el vientre distendido y expulsar abundantes gases por el ano. El resultado de la colonoscopia se conoce una vez finalizada la misma, aunque si se han tomado biopsias o citologías, se deberá esperar varios días para obtener el diagnóstico.

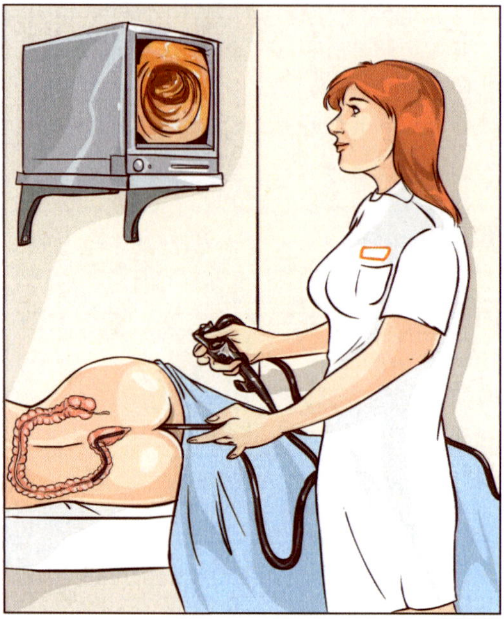

Fig. 9.

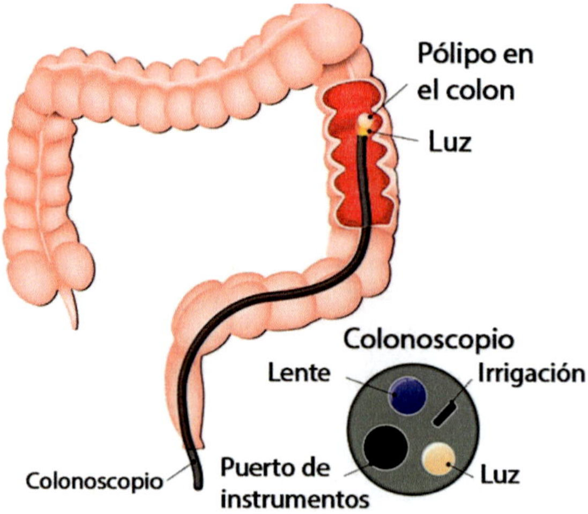

Fig. 10: Colonoscopia.

BIBLIOGRAFÍA.

1. CARROLL SÁNCHEZ L, ESCOBAR SACRISTÁN JA. *Resección endoscopia*. Ed Nova. Madrid. Sociedad Española de Neumología y Cirugía Torácica (SEPAR).1999: 4-9.
2. DÍAZ RUBIO, M. REY, E. *Trastornos motores del aparato digestivo*. 2ª Ed. Panamericana: 161-163. 2007.
3. El médico responde. Ed. Prensa Española, Madrid 1990: 512-1696.
4. NORTON GREENBERGER, J. *Year book of Pathologic Digestive*. Industria Farmacéutica Cantabria. Madrid 1997: 455.
5. MONÉS JIMÉNEZ, L.; MONÉS XIOL, J. *Biblioteca en enfermedades del aparato digestivo*. Permanyer Publicaciones. Barcelona 1999: 69-81.
6. TOQUERO DE LA TORRE, F; ZARCO RODRÍGUEZ, J. *Guía práctica clínica en patología venosa*. Organización Médica Colegial. FAES FARMA. Ed. IMC, Madrid 2004: 120.
7. El médico responde. Ed Prensa Española, Madrid 1990, Tomo III, Pág. 2380-2383. Madrid.
8. RIBERA JM; VEIGA F; TORRIJOS M, *Enfermería geriátrica*. Ed. IDEPSA, Madrid 1991: 435-444.
9. HERASO ARAGÓN, M.I. *Viajeros en tránsito*. Ed. FID. Madrid 2002: 158.
10. JONATHAN RHODES M, HSIN TSAI H. *Problemas clínicos en Gastroenterología*. Ed. Mosby, Madrid 1996: 111-234.
11. MISIEWICZ J, BARTRAN C, COTTON P. *Altas visual de gastroenterología*. Tomo VII Enfermedades del recto y del ano. Ed. Medís, Barcelona 1996: 132-135.
12. BERENGUER J. *Gastroenterologia y hepatologia*. Ed. Mosby. Barcelona 1995: 230-240.
13. MOREIRA V. *Manual de consejos prácticos para pacientes con enfermedades digestivas*. Ed. Ramos Zabala y Aller de la Fuente. Madrid 1999: 192.
14. ARENAS MIRAVE JI, BAUDET ARTEAGA JS, BLANCO ESTEBAN JM, BUFANDA L. *Aparato Digestivo*. Ed. Saned 1994: 272.
15. TIRIMIAS P. *Bases fisiológicas del envejecimiento y geriatría*. Ed. Masson. Barcelona 1997.
16. MISHARA BL, RIEDEL RG. *El proceso del envejecimiento*. Ed. Morata. Madrid 1996.
17. RODRIGO L. *Actualización terapéutica de las enfermedades digestivas*. Ed. Acción Médica. Madrid 2002: 356.
18. JUARRANZ SANZ, M.; CALVO ALCÁNTARA, MJ.; SORIANO LLORA, T.; *Tratamiento del estreñimiento en el anciano*. Revista de la SEMG. 2003; 58:603-606.

19. GILBERT DN, KALIL AC, KLOMPAS M, MASUR H, WINSLOW DL. IDSA POSITION STATEMENT: *Why IDSA Did Not Endorse the Surviving Sepsis Campaign Guidelines*. Clin Infect Dis. 2017.

20. SINGER M, SHANKAR-HARI M. qSOFA, *Cue Confusion*. *Ann Intern Med*. 2018; 168: 293–295.

21.ESTELLA A, GAMAZO-DEL RIO J, ÁLVAREZ-MANZANARES J, JULIÁN-JIMÉNEZ A, GONZÁLEZ DEL CASTILLO J. *Prognostic accuracy of qsofa according to the site of infection in older patient attended in Emergency Department*. Eur J Intern Med. 2018; 50: e13-e15.

22.PELTAN ID, MITCHELL KH, RUDD KE, MANN BA, CARLBOM DJ, HOUGH CL, et al. *Physician Variation in Time to Antimicrobial Treatment for Septic Patients Presenting to the Emergency Department*. Crit Care Med. 2017; 45: 1011-1018.

23 SERAFIM R, GOMES JA, SALLUH J, PÓVOA P. A *Comparison of the Quick-SOFA and Systemic Inflammatory Response Syndrome Criteria for the Diagnosis of Sepsis and Prediction of Mortality: A Systematic Review and Meta-Analysis*. Chest. 2018; 153: 646-655.

24.KALIL AC, SWEENEY DA. *Should We Manage All Septic Patients Based on a Single Definition? An Alternative Approach*. Crit Care Med. 2018; 46: 177-180.

25.FERRERAS AMEZ JM, ARRIBAS ENTRALA B, SARRAT TORRES MA, GARCÍA NOAÍN A, CAUDEVILLA MARTÍNEZ A, COLÁS OROS C, et al. *Evaluación de los resultados antes y después de la implantación del Código Sepsis en Aragón*. Emergencias. 2017; 29: 154-60.

26.LLORENS P, JAVALOYES P, MARTÍN-SÁNCHEZ FJ, JACOB J, HERRERO-PUENTE P, GIL V, et al. *Time trends in characteristics, clinical course, and outcomes of 13,791 patients with acute heart failure*. Clin Res Cardiol. 2018. En prensa.

27.HAMO CE, BUTLER J, GHEORGHIADE M, CHIONCEL O. *The bumpy road to drug development for acute heart failure*. Eur Heart J (Suppl.). 2016; 18: G19-G32.

28.MIRÓ Ò, GIL V, XIPELL C, SÁNCHEZ C, AGUILÓ S, MARTÍN-SÁNCHEZ FJ, et al. IMPROV-ED *study: outcomes after discharge for an episode of acute-decompensated heart failure and comparison between patients discharged from the emergency department and hospital wards*. Clin Res Cardiol. 2017; 106: 369-78.

29.O'CONNELL FRANCISCHETTO E, DAMERY S, DAVIES S, COMBES G. *Discharge interventions for older patients leaving hospital: protocol for a systematic meta-review*. Syst Rev. 2016; 5: 46.

VI
ALTERACIONES DEL SISTEMA GENITOURINARIO

Carmela de Pablo Hernández y Carlos Calzado Bravo

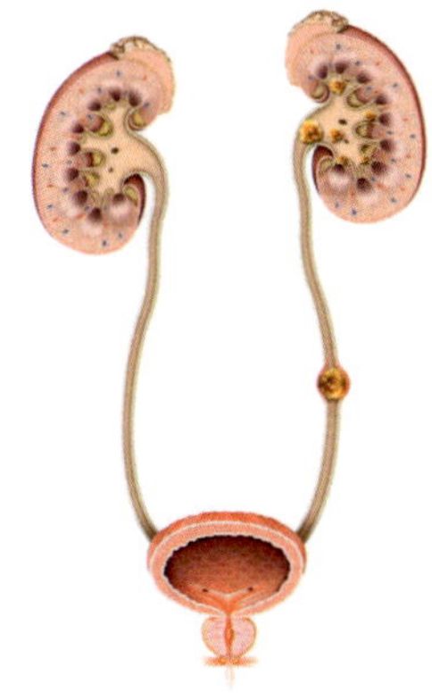

Fig. 1.

La patología nefrológica afecta a un gran número de pacientes ancianos, llegando a ser la cuarta causa de ingreso en unidades geriátricas de agudos, debido a su alta incidencia, prevalencia, morbimortalidad y por las incapacidades a las que pueden dar lugar.

Como hemos visto en los capítulos anteriores con el envejecimiento existe una atrofia de todos los tejidos y órganos del ser humano, los riñones disminuyen con la edad, el promedio de la masa renal en adultos jóvenes es de 250 gr. y disminuye a 200 gr., disminución asociada a los cambios estructurales.

1. MODIFICACIONES GENERALES

A medida que se envejece, los riñones y la vejiga cambian, de forma que pueden alterar el funcionamiento del sistema genitourinario. Los *cambios* en los riñones que se presentan a medida que se envejece son:

- La cantidad del tejido renal se reduce, como consecuencia se reduce también la cantidad de unidades filtradores (nefronas), encargadas de filtrar el material de desecho de la sangre.
- Los vasos sanguíneos que irrigan el riñón se pueden endurecer provocando que los riñones filtren la sangre más lentamente.
- Los cambios de la función renal abarcan menor índice refiltración y de la función de los túbulos renales, con reducción de la eficacia en la reabsorción y concentración de orina y restauración lenta del equilibrio acidobásico.

Por otra parte, la vejiga sufre los siguientes *cambios*:

- La pared de la vejiga experimenta un cambio, de tal forma que el tejido elástico se vuelve duro y la vejiga se torna menos elástica, como consecuencia la vejiga pierde la capacidad de contener tanta orina como antes.
- Los músculos de la vejiga se debilitan.
- La uretra puede resultar bloqueada. En las mujeres, puede provocar un debilitamiento de los músculos que hacen que la vejiga o la vagina se caigan de posición, sufriendo un prolapso, originando incontinencia por estrés, urgencia o por ambas. En los hombres, la uretra puede resultar bloqueada por un agrandamiento de la glándula prostática.

El envejecimiento aumento el *riesgo* de padecer problemas renales y vesicales, como:

- Problemas de control vesical, como fugas, incontinencia urinaria o retención urinaria.
- Infecciones de la vejiga y otras infecciones urinarias.
- La hipertrofia prostática benigna que produce un incremento gradualmente de retención de orina e incontinencia por rebosamiento.
- Enfermedad renal crónica.
- Cáncer prostático, el cual suele aparecer en varones mayores de 60 años.

Un consumo adecuado de líquidos es necesario para prevenir las infecciones vesicales e incontinencia urinaria, junto con una practica de ejercicios del suelo pélvico y orinar con regularidad. Los ejercicios del suelo pélvico, son muy útiles para reducir los síntomas de la incontinencia urinaria por esfuerzo y urgencia. La mejoría del control muscular se logra al cabo de varios meses, de modo que se debe alentar al paciente para que persista en la práctica regular de los ejercicios: primero se contraen los músculos pélvicos y luego se relajan; poniendo especial atención a mantener la contracción durante 5 segundos, con intervalos de reposo de 10 segundos. Este ejercicio se realizará de forma rutinaria 30 a 80 veces por día, no aconsejándose repeticiones adicionales porque existe el riesgo de fatigar al músculo, indicándole al paciente que tense el esfínter externo del ano hasta que retraiga el pene.

Con lo que respecta al aparato reproductor, la producción de estrógenos y progesterona cesa con la menopausia, adelgaza la pared vaginal, se produce un estrechamiento de la vagina y una disminución de su elasticidad, reducción de de las secreciones vaginales; involución (atrofia) uterina y ovárica, disminución del tono del músculo pubococcigeo, el cual produce relajamiento de la vagina y perineo. Estos cambios contribuyen a las hemorragias vaginales y al coito doloroso. En los varones se reduce el tamaño del pene, los testículos y de las concentraciones de andrógenos, pudiéndose desarrollar disfunción eréctil en asociación con enfermedades cardiovasculares, trastornos neurológicos, diabetes e incluso enfermedades respiratorias.

La lubricación vaginal disminuye, por lo que el deseo y la actividad sexual se ven alteradas ligeramente aunque no desaparece.

2. MODIFICACIONES DEL RIÑÓN.

Los principales *cambios* observados como consecuencia del envejecimiento fisiológico son:

-La disminución de tamaño y volumen renal.

-El aumento progresivo de la grasa peri e intrarrenal.

-La disminución en el número de glomérulos funcionantes debido a un proceso de glomeruloesclerosis.

-El aumento del tejido mesangial.

-Aumento del grosor de la membrana basal glomerular.

-Existencias de formaciones diverticulares a la altura de los túbulos colectores de génesis.

-Aparición de fibrosis a la altura del intersticio.

-A nivel del árbol vascular renal se observan cambios ateroscleróticos en región cortical.

En la persona anciana se produce una pérdida muy importante en la mayor parte de las funciones renales, debido a una acusada disminución del flujo renal, a una pérdida de población neuronal y a una menor actividad endocrina renal.

2.1. Modificaciones funcionales.

El flujo renal desciende un 10% por década pasando de 600 ml/minuto en el adulto joven a aproximadamente 300 ml/minuto a los 80 años de edad. La disminución de la masa total celular se asocia a una disminución del agua del organismo, siendo el reflejo de la disminución del contenido de agua, existiendo una disminución progresiva con la edad del potasio total corporal. El cuerpo se deseca al pasar los años, lo que hace que una persona anciana sea más propensa a la deshidratación y a sus graves consecuencias.

2.2. Modificación en la función glomerular

Existe una disminución en el filtrado glomerular como consecuencia de una disminución en la superficie de la filtración y del flujo renal. Los niveles de creatinina deben ser utilizados con precaución en este tipo de personas, ya que la pérdida de masa muscular reduce la producción de creatinina endógena.

2.3. Modificación en la función tubular.

La capacidad de concentración y de dilución se deteriora con el paso del tiempo, el sodio se altera a expensas de la dificultad para retener ese ión, existe una disminución en la capacidad excretora tubular tanto para la glucosa como para el fósforo.

Todo esto hace el que riñón sea más susceptible a la acción de noxas externas, siendo múltiples las situaciones que pueden provocar un deterioro severo de la función renal.

3. INSUFICIENCIA DEL TRACTO URINARIO

La infección urinaria puede presentarse en ocasiones con síntomas asociados a la cistitis; cuando se cronifica produce dolor severo y polaquiuria, pero no se asocia a infección bacteriana. La mucosa vesical sangra fácilmente a la descompresión y presenta aspecto histológico característico, se debe descartar patología intestinal, ya que en ocasiones cursa con sintomatología urinaria debido a la proximidad del colon sigmoide a la vejiga, especialmente en el hombre.

La coincidencia de la infección urinaria y la deshidratación es frecuente, suelen ser pacientes con incontinencia de orina y heces, muchos acuden a urgencias con sondas de Foley permanentes de larga evolución, las cuales predisponen a infecciones urinarias. La *urosepsis,* es una complicación muy frecuente, por bacteria gramnegativas resistentes cuando ingresan en el hospital. El tratamiento al comienzo será de animoglucósido en combinación con una penicilina o cefalosporina hasta que se disponga de los resultados del cultivo y antibiograma, que se le haya realizado al acudir al servicio de urgencias. En las mujeres ancianas la bacteriuria asintomática sin piuria es más frecuente que en los hombres y no precisa de antibióticos, la mayoría de los ancianos presentan tenesmo debido a la pérdida del control de vaciado vesical y son incontinentes. En los hombres ancianos, deberá tenerse en cuenta la infección renal, pudiendo no tener ningún tipo de sintomatología; aproximadamente el 50% de los ancianos con infección urinaria tiene infección del parénquima renal, debiéndose recoger orina para su posterior estudio.

Cuando los ancianos presentan infecciones urinarias, especialmente los hombres, deberá tenerse en consideración la posible infección renal, los síntomas pueden estar ausentes, debiéndose realizar pruebas clínicas de laboratorio. Las infecciones del tracto urinario superior *(pielonefritis aguda)* cursan con dolor lumbar, fiebre y frecuentemente acompañada de síntomas distales. Puede suceder que esta infección se repita en diversos episodios lo que se denomina, *infección urinaria recurrente*.

A continuación se expone un cuadro-resumen en el que se detallas los *factores* de riesgo que predisponen a adquirir infección en el tracto urinario.

FACTORES DE RIESGO A ADQUIRIR INFECCIÓN DEL TRACTO URINARIO		
MUJERES	**HOMBRES**	**AMBOS SEXOS**
ITU previa.	Enfermedad prostática.	Diabetes
Cambios anatomo-funcionales de la vejiga a causa del embarazo.	Disminución de la capacidad bactericida de la secreción prostática.	Edad avanzada y enfermedades que afectan los hábitos de cuidados personales (Alzheimer).
Colonización periuretral.	Estenosis uretral.	Problemas para vaciar completamente la vejiga.
Vaciado vesical incompleto.	Conservación del prepucio.	Colocación de una sonda vesical.
Relaciones sexuales.	Inmunosupresión.	Incontinencia intestinal.
Uso de espermicidas o diafragmas.	Instrumentación urológica.	Próstata agrandada, uretra estrecha o cualquier otro factor que bloque el flujo de orina.
Incontinencia urinaria, disminución del pH vaginal, hiperestrogenidad, enfermedad neurológica y diabetes.	Relaciones sexuales con mujeres colonizadas por uropatogenos.	Cálculos renales, permanecer inquieto o inmóvil por un período de tiempo largo, embarazo y cirugía u otro procedimiento de las vías urinarias.

4. INSUFICIENCIA RENAL AGUDA

La alteración de las funciones del riñón se produce de forma brusca. Las manifestaciones clínicas más habituales son las relacionadas con las 3 funciones principales, es decir, la función depurativa, la regulación del volumen de líquidos y la regulación de la composición de iones.

Por tanto, lo más habitual es orinar poco o incluso dejar de orinar y por tanto habrá retención de líquidos con aparición de edemas y en los análisis se objetivará un aumento de la urea y creatinina, así como una alteración en la composición de iones.

El dato más significativo es la presencia de *oliguria* definida como una diuresis inferior a 400 ml/día; la existencia de anuria, diuresis inferior a 100 ml/día; nos obliga a descartar la existencia de una obstrucción mecánica a nivel póstrenal.

Son los ancianos el grupo más vulnerable para el desarrollo de una situación de insuficiencia renal aguda, debido a la pérdida de funcionalismo renal asociada al proceso de envejecimiento; a la pérdida en la incapacidad de adaptación a cambios bruscos hemodinámicas y a las modificaciones en el balance hidroelectrolítico; a la existencia de múltiples enfermedades sistemáticas que pueden ser el sustrato para el desarrollo del fracaso renal agudo y a la mayor incidencia de agresiones farmacológicas y quirúrgicas, que son potencialmente desencadenantes del fallo renal. Hay varias formas de establecer el *fracaso renal*:

-*Hipoperfusión renal aguda:* es de suma importancia en el anciano, debido a la variada pluripatología que puede originarla, siendo las agresiones quirúrgicas, hemorragias agudas, diarreas, hipoproteinemias, las más importantes, la hormona antidiurética en el anciano presenta un umbral alterado para la sed, por el cual la deshidratación debida a una ingestión insuficiente de líquidos, y por una sudoración profusa, es muy frecuente.

-*Obstructiva:* la patología prostática tanto los adenomas como los carcinomas, las litiasis ureterales y las compresiones extrínsecas son las principales causas de las formas postrenales en el anciano.

-*Parenquimatosa:* destacando en este apartado, las glomerulonefritis agudas, vasculitis, pielonefritis y necrosis cortical, siendo algunos fármacos frecuentemente utilizados por los ancianos, como son los animoglucósidos o los antiinflamatorios no esteroideos los que pueden inducir una nefritis intersticial, patologías como el mieloma múltiple y la diabetes mellitus, favorecen el desarrollo de nefrotoxicidad medicamentosa.

La existencia de dolor y de masa suprapúbica asociada a una situación de oligoanuria o anuria suele indicar la existencia de un proceso obstructivo; en aquellos ancianos que presentan fiebre, malestar general, hipertensión y exantema cutáneo, podemos diagnosticar glomerulonefritis. Analíticamente destacará la creatinina plasmática (proteína de génesis muscular que se elimina por el riñón sin ser absorbida ni excretada) y el aclaramiento de creatinina. El anciano al sufrir una disminución en la producción de esta proteína, para conocer el funcionamiento y estado del riñón se deberá tener más en cuenta el aclaramiento de creatinina. En la insuficiencia renal encontraremos un aumento de la creatinina plasmática y una disminución de su aclaramiento.

Las técnicas utilizadas para el diagnóstico como la *ecografía renal (Fig. 2)*, es muy importante para valorar el tamaño real, la presencia de cálculos, masas o quistes y nos lleva al origen del fracaso renal. El tratamiento debe ser correcto dependiendo del diagnóstico ya que en la hipoperfusión renal, es necesario la reposición hídrica, el anciano es proclive al desarrollo de edema agudo de pulmón como consecuencia de una rápida y no controlada reposición; en las formas renales parenquimatosas, se realizará tratamiento sintomático, como es la diálisis, debiéndose realizar lo antes posible; siendo en ambos casos de suma importancia el mantener al enfermo con una dieta adecuada.

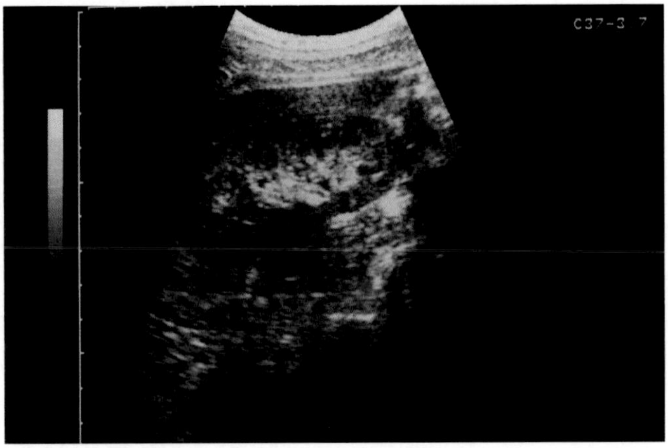

Fig. 2. Ecografía renal

5. ALTERACIONES DE LA VEJIGA

La vejiga es un órgano hueco en la parte inferior del abdomen donde se almacena la orina. Hay muchas *condiciones* que pueden afectar la función de la vejiga. Entre los más comunes se encuentran:

- *Cistitis:* una inflamación de la vejiga, en general, causada por una infección.
- *Incontinencia urinaria:* pérdida del control de la vejiga. Aparece la incontinencia urinaria en un 59% de las mujeres.
- *Vejiga hiperactiva:* una afección que causa que la vejiga expulse orina cuando no tiene que hacerlo.
- *Cistitis intersticial:* un problema crónico que causa dolor en la vejiga y urgencia de orinar, siendo la queja urinaria de presentación en un 75% de las mujeres y 50% en los hombres.
- La *trabeculación y seudodivertículos* se produce cuando los conductos glandulares se bloquean, se desarrollan criptas de moco, lo que produce un engrosamiento de la pared vesical y no está relacionado con los cambios hormonales.
- *Cáncer de vejiga.*

La trabeculación y seudodivertículos es común en mujeres ancianas, cuando los conductos glandulares se bloquean se desarrollan criptas de moco; lo que conlleva al engrosamiento de la pared vesical y no está relacionado con los cambios hormonales, la trabeculación es muy frecuente, como hemos mencionado anteriormente, en la vejiga anciana, en ocasiones debida al aumento de la cantidad de colágeno que da una falsa impresión de la extensión de la trabeculación, en la mujer el epitelio de trígono y de la uretra puede cambiar a epitelio escamoso estraficado, que es muy sensible a los estrógenos, además la vascularidad de la capa submucosa puede alterarse, esto se encuentra bajo control adrenérgico y puede intervenir en la disminución de la resistencia uretral que se produce con la edad en las mujeres.

Los médicos diagnostican las enfermedades de la vejiga mediante distintas pruebas. Estas incluyen análisis de orina, radiografías y exámenes de la pared de la vejiga con un instrumento llamado *cistoscopio* (Fig.3).

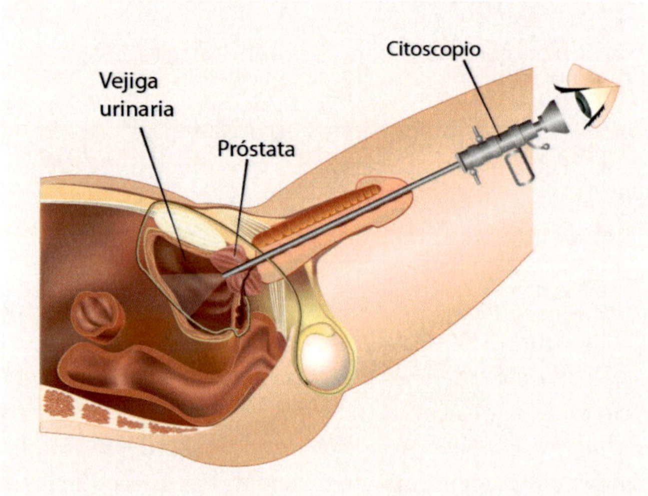

Fig. 3. Citoscopio

6. INCONTINENCIA URINARIA

Define la pérdida involuntaria de orina demostrable objetivamente, producida en un momento y lugar no adecuados, y que provoca en la persona que lo sufre un problema higiénico y psicosocial, lo que puede limitar su vida laboral, educacional, familiar e individual.

Es muy frecuente en los ancianos la presencia de este problema, la incontinencia de orina puede producir una infección urinaria, la cual, desencadenar en un cuadro séptico que provoca el ingreso del anciano, llevándole a un inmovilismo que puede posteriormente ocasionarle la pérdida de autonomía y a un definitivo ingreso en una residencia.

La incontinencia urinaria se produce por diversas *causas:*

-La uretra pierde su capacidad de cierre durante el llenado de la vejiga, produciéndose una alteración del esfínter externo y de los músculos del suelo pélvico.

-Mal funcionamiento combinado de la vejiga y la uretra.

Para comprender las causas de la incontinencia es necesario explicar cómo se desencadena la micción.

Durante la fase de almacenamiento de la orina, se produce la activación de los receptores alfaadrenérgicos contrae el cuello vesical y los receptores betaadrenérgicos relaja el cuerpo vesical y la inhibición de la liberación de acetilcolina impide la contracción del detrusor, habiendo un predominio del sistema nervioso simpático. En este periodo la presión en el interior de la vejiga permanece constante y por debajo de la presión de la uretra para mantener la incontinencia. El deseo miccional comienza cuando la vejiga alcanza la mitad de su capacidad fisiológica, entre 300-350 ml, pero la zona del córtex cerebral inhibe dicho deseo hasta que llega el momento apropiado.

Por último, en la fase de vaciado, se produce la inhibición de la actividad de los nervios pudendos originando relajación del esfínter interno y al aumentar la estimulación parasimpática que contrae el detrusor, la presión intravesical supera la presión de cierre uretral y se produce el inicio voluntario de la micción.

Con el paso de los años encontramos en los ancianos una serie de cambios como son: la presencia de contracciones desinhibidas de la vejiga, *mayor nicturia,* un incremento del residuo postmiccional, trastornos en la acomodación vesical, una menor capacidad en la vejiga, una disminución del flujo renal y de la presión máxima del cierre uretral.

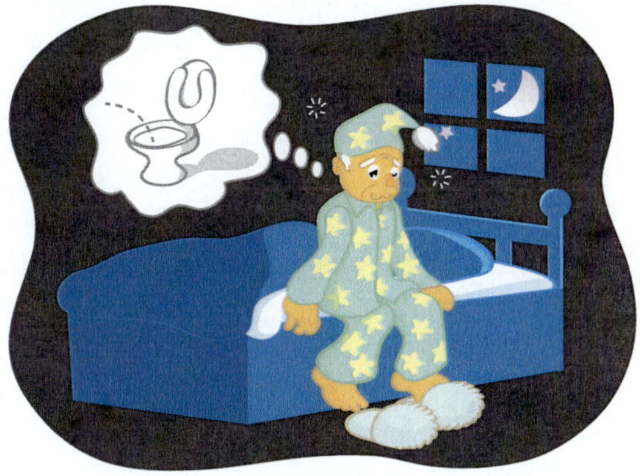

Fig. 4.

Existen diferentes *tipos de incontinencia urinaria* en el anciano:

6.1 Incontinencia urinaria de esfuerzo o de estrés

Se produce por un descenso de la posición normal del ángulo uretrovesical posterior y por incompetencia del esfínter uretral, provocando la fuga de orina en respuesta a cualquier actividad física que eleve la presión intraabdominal (tos, risa, estornudar o ponerse en pie).

Es más frecuente en mujeres y factores como la obesidad, los partos múltiples y la deficiencia de estrógenos provocan el debilitamiento del suelo pélvico, aumentando las posibilidades de adquirir dicha incontinencia.

En hombres, pueden verse afectados debido a una lesión del esfínter interno tras radiaciones o cirugía de próstata.

6.2 Incontinencia urinaria de urgencia

Se caracteriza por la producción de contracciones involuntarias del detrusor cuando el paciente trata de inhibir el proceso de micción. Esta incontinencia se manifiesta por un intenso y súbito deseo de orinar, acompañado de polaquiuria y nicturia.

Cuando las contracciones se producen debido a una enfermedad neurológica se denomina *hiperreflexia* y hay que distinguirlas de aquellas que, aparecen en aquellos pacientes que no presentan patología neurológica, que recibiría el nombre de *inestabilidad del detrusor.* Es muy importante la distinción entre ambos fenómenos ya que la hiperreflexia es característica de pacientes geriátricos con patología cerebral y el tratamiento farmacológico no es efectivo. En cambio, la inestabilidad del detrusor se asocia a procesos de obstrucción del tracto urinario, diabetes mellitus o traumatismos medulares.

Es más común que se de en mujeres y la edad es un factor que influye también, de forma que cuánto más edad tenga el paciente, mayor probabilidad hay de que la incontinencia aparezca.

6.3 Incontinencia urinaria por rebosamiento o por vaciado incompleto

En este tipo de incontinencia se produce por la presencia de retención y residuo permanentes por una menor actividad del detrusor. La vejiga está sobredistendida y se produce escapes inadvertidos de escasa cantidad pero casi constantes.

La clínica va acompañada de polaquiuria, disminución del calibre del chorro de la orina y sensación de micción incompleta. Es más frecuente en varones a causa de un aumento del tamaño de la próstata por hipertrofía, cáncer o un proceso de inflamación. En las mujeres se da cuando presentan casos de neuropatía diabética.

6.4 Incontinencia mixta

En este caso se incluye la combinación de diferentes tipos de incontinencia, de forma que en las mujeres, es frecuente observar incontinencia urinaria de urgencia asociada a una incontinencia urinaria de estrés. En hombres, puede aparecer incontinencia urinaria por rebosamiento y de urgencia.

La formas más útil de identificar cuál es la causa subyacente de la incontinencia urinaria, es el estudio urodinámico, que consiste en el estudio del funcionamiento de la vejiga.

6.5 Incontinencia urinaria asociada a fármacos

A continuación, se expone una tabla en la que se encuentran los principales grupos de *fármacos* que producen causar incontinencia urinaria:

Fármacos que pueden causar incontinencia urinaria y su mecanismo de acción.	
Mecanismo.	***Fármacos.***
Disminuyen la presión uretral.	**Antihipertensivos.**
	Prazosín
	Terazosina
	Metildopa
	Reserpina
Aumentan la presión intravesical.	**Neurolépticos.**
	Tioridazina
	Clorpromazina
	Haloperidol
	Clozapina
Relajación del músculo estriado.	**Benzodiacepinas.**
	Diacepam
Aumentan la producción de orina.	**Diuréticos.**
	Furosemida
	Hidroclorotiacida
Inestabilidad del detrusor.	**Betanecol.**
	Cisaprida

Vaciado incompleto de la vejiga.	**Anticolinérgicos.**
	Hiosciamina
	Oxibutinina
	Antiparkinsonianos.
	Trihexiphenidil
	Benzotropina
	Bloqueadores beta.
	Pindolol
	Diospiramida
Efectos adversos: tos.	**Inhibidores de la enzima conversiva de la angiotensina.**
	Enalapril.
Estreñimiento.	*Hierro, narcóticos.*
Sedación.	*Alcohol, ansiolíticos.*

6.6 Evaluación

Se deben valorar ciertos aspectos que orienten hacia la causa de la incontinencia, los *pasos* a seguir serán los siguientes:

- Se realizará una historia clínica.
- Una exploración física dirigida.
- Se medirá el residuo postmiccional.
- Se pautarán pruebas de laboratorio (analítica) y urodinámicas.

La historia clínica constará con una valoración de los antecedentes personales: patologías neurológicas (enfermedad de Parkinson, demencias, hidrocefalia...), las enfermedades sistemáticas como son las carencias vitamínicas, el alcoholismo y la diabetes mellitus; se tendrá en cuenta las alteraciones hidroelectrolíticas, y por último se hará un estudio de los antecedentes quirúrgicos (resección transuretral de próstata, esfinterotomías, histerectomía, cirugía en columna vertebral...).

En segundo lugar se procederá a la anamnesis dirigida, preguntando por los aspectos específicos de la incontinencia como son el momento de aparición, el tiempo de evolución, forma de aparición, frecuencia y cantidad de pérdida, forma de presentación (gota, intermitente, continua); el momento que se produce (noche y día), factores precipitantes (risa, tos, frío), y presencia de urgencia miccional. Para seguidamente realizar una exploración física, dirigida hacia los exámenes de los *sistemas* que pudieran estar afectados:

-En primer lugar el examen abdominal, para buscar masas, vejigas distendidas...
-Examen rectal: averiguamos el tono del esfínter, la presencia de heces en ampollas y la próstata.
-Examen neurológico: focalidad neurológica, sensibilidad perianal y reflejo bulbocavernoso.
-Examen vaginal: presencia de cistocele, cambios atróficos y prolapso uterino.

Se realizará una valoración funcional y la valoración mental ante la sospecha de un deterioro se preguntará por sus datos personales (nombre, dirección...), en casos de deterioro se aplicará test cognitivo de screening abreviado (Hodkinson, Pfeiffer).

La medición de volumen postmiccional residual consiste en el volumen de orina que queda retenido en la vejiga inmediatamente después de completar la micción, siendo valorado mediante sondaje transuretral (el cual se realizará una vez el paciente haya realizado la micción, mediante medidas asépticas, se realizará un sondaje vesical transuretral (Fig. 5), obteniéndose de esa manera el volumen de orina que queda en la vejiga; se utilizará una sonda de Foley preferiblemente del número 14) y ecografía. Y por último se realizará una bioquímica de sangre (glucemia, iones, calcio y función renal); sedimento y bioquímica urinaria y cultivo de orina.

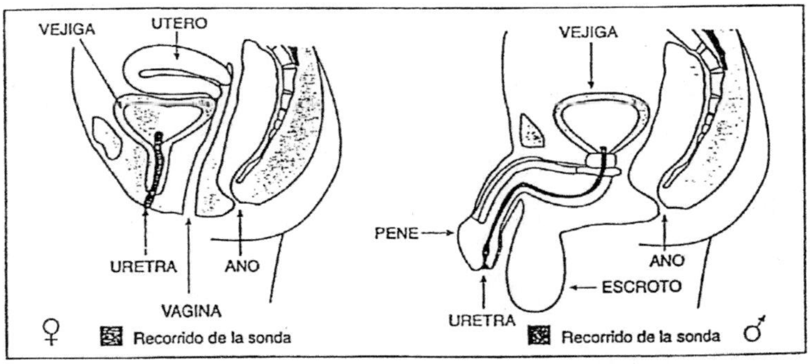

Fig. 5: Sondaje vesical.

Las estrategias terapéuticas varían en función del tipo de incontinencia, de forma que, en caso de incontinencias transitorias, el tratamiento debe ir encaminado a los factores precipitantes y a la patología subyacente.

Los tratamientos se dividen en conservador, farmacológico y quirúrgico.

6.7 Tratamiento conservador

Está opción terapéutica para la incontinencia urinaria incluye las siguientes *opciones*:

- *Medidas generales:* recomendar a las personas incontinentes que beban una ingesta moderada de líquidos (1-1,5 litros al día), evitar las bebidas alcohólicas y con cafeína, reducir la obesidad, el estreñimiento y la tos crónica. También incluye la eliminación de barreras físicas para llegar a tiempo al inodoro y llevar prendas que no aprieten.
- *Fortalecimiento de la musculatura pélvica* a través de ejercicios de Kegel, los cuáles fortalecen la musculatura del suelo pélvico, contrayendo los músculos pubococcígeos sin utilizar los músculos del abdomen o glúteos. Otro ejercicio muy útil es trabajar con conos vaginales de distintos pesos (de 20 a 100g), ya que provocan la contracción sostenida de los músculos de la pelvis para mantener el cono en el interior de la vagina favoreciendo así la musculatura del suelo pélvico.
- *Terapia conductual,* que persigue el objetivo de entrenar vesicalmente al paciente para que recupere el control de su vejiga, utilizado fundamentalmente en la incontinencia urinaria de urgencia. Consiste en enseñarle al paciente a orinar en períodos fijos.
- *Otras técnicas:* su utiliza únicamente como medida temporal o complementaria a otros tratamientos, ya que su uso ayuda a manejar el problema pero no lo modifica y por tanto, la calidad de vida no mejora. Se utiliza en este caso dispositivos conductivos, como las sondas vesicales o con dispositivos absorbentes, como los absorbentes de incontinencia.

6.8 Tratamiento farmacológico

El empleo de fármacos en el tratamiento de la incontinencia urinaria se basa en la existencia de neurorreceptores colinérgicos, betaadrenérgicos y alfaadrenérgicos, que producen contracción o relajación vesicouretral en función del fármaco administrado.

6.9 Tratamiento quirúrgico

Es el tratamiento de elección para la incontinencia urinaria de esfuerzo grave o para aquellas que no hayan respondido al tratamiento conservador ni farmacológico. El objetivo de las técnicas quirúrgicas es colocar el cuello vesical y la uretral proximal a una presión intraabdominal y lograr una compresión adecuada de la unidad esfinteriana.

La cirugía es la mejor forma de tratar las dificultades del vaciado debidas a obstrucción uretral intrínseca causadas por la compresión de un útero miomatoso o una hiperplasia benigna de próstata.

7. SONDAJE VESICAL

El proceso normal de la micción requiere que se haya acumulado una cantidad suficiente de orina en la vejiga, que en la persona adulta suele se entre 250 y 450 ml. La expulsión de esta orina dependerá de los diversos procesos patológicos, los medicamentos, la actividad física... por lo que en ocasiones debemos acudir a ayudas como las son las sondas vesicales.

El sondaje vesical es un modo de recolección interno de la orina mediante una sonda o catéter, que introducido en la uretra llega hasta la vejiga, realizándose no sólo como ayuda a la expulsión de la orina, sino para obtener orina estéril para un posterior análisis en el laboratorio, para los lavados vesicales, cálculo de balance de líquidos, para impedir una lesión inadvertida de la vejiga, prevenir la distensión vesical posquirúrgica o para proporcionar una descompresión gradual de una vejiga sobredistendida cuando el resto de medidas para facilitar la evacuación han fallado; prevenir el contacto de una incisión con la orina después de una cirugía perineal y por último como medio de administración de medicación.

Hay tres *tipos principales de sondas:*

- *Sondas uretrales permanentes,* utilizadas para recolectar la orina y esta se encuentra fijada a una bolsa de drenaje, que tiene una válvula que puede abrirse para dejar que la orina salga. Este tipo de sonda tiene un globo pequeño inflado en el extremo para impedir que dicha sonda se deslice fuera del cuerpo y cuando se tiene que quitar dicha sonda, se desinfla el globo. Es introducida a través de la uretra o través de un agujero pequeño en el abdomen.
- *Sondas de tipo preservativo,* utilizadas en hombres con incontinencia. Este tipo de sonda no se coloca dicho dispositivo dentro del peno sino que se coloca un dispositivo similar al de un preservativo el cuál va conectado a una bolsa de drenaje, debiéndose cambiar todos los días.
- *Sondas intermitentes,* empleadas cuando solo es necesario utilizarla algunas veces o si no se usa una bolsa. Este dispositivo se introduce con el objetivo de drenar la vejiga y luego retirarla, pudiendo repetir dicho proceso una o varias veces al día, dependiendo de la razón por la que se necesite utilizar dicho método o de la cantidad de orina que se necesite drenar.

Las sondas vesicales se usan para drenar la vejiga. Estas vienen en muchos tamaños, materiales (látex, silicona, teflón) y tipos (de Foley, recta de punta acodada). Este dispositivo está formado por el colector urinario que es una bolsa o reservorio (fig.6) conectada a la sonda que recoge la orina drenada por dicha sonda.

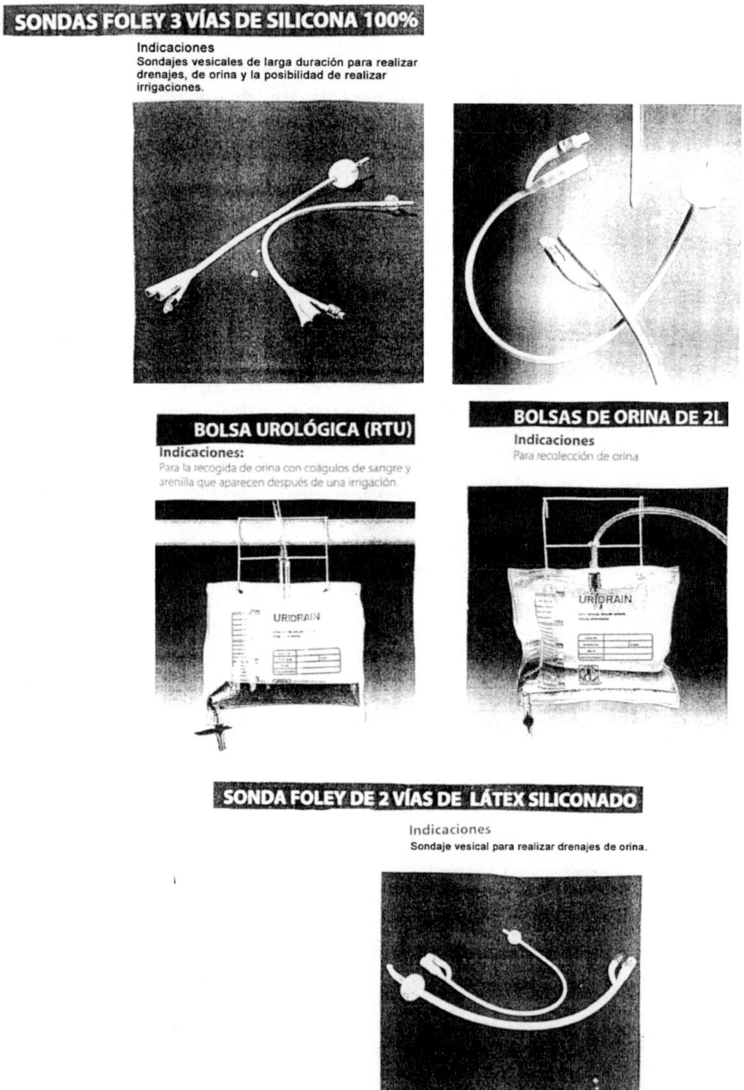

Fig. 6: Sondas Foley 3 vías de silicona 100%.

Según el número de vías de entrada, las sondas pueden ser:

-De una vía, las cuales son semirrígidas.

-De dos vías: Sonda de Foley, son de silicona, una vía se conecta a la bolsa de diuresis y la otra al cono de una jeringa.

-De tres vías: denominadas sondas de lavado continuo, utilizándose cuando hay una gran hematuria, una vía se conecta a la bolsa de diuresis, otra a una jeringa y la tercera a un sistema de suero (el suero entra en la vejiga, lava ésta y luego sale por la primera vía).

Otra clasificación depende del *calibre,* las sondas varían eligiéndose según el paciente:

-Para las mujeres: 14-16.

-Para hombres: 16-18-20.

-Para niños. 8-12.

Los catéteres de las sondas vesicales se nombran de acuerdo con las características de la punta proximal, de forma que se encuentran las siguientes *sondas*:

- *Punta Couvelaire – Pico Flauta,* la cual facilita del drenaje en hematuria y/o para mantener un circuito de lavado.

- *Punta Tiemann – Pico de Pato,* utilizada en pacientes prostáticos o con dificultad de vaciado uretral.

- *Punta Dufour,* para lavados de hematuria macroscópica.

- *Punta Melaton,* que es el catéter estándar con punta redondeada.

- Punta Mercier, cuya punta es redondeada y angular, unos 30-45° y se utiliza para uretras membranosas o prostáticas.

Las sondas según la *textura* pueden ser:

-Blandas: son de silicona o látex, con catéter flexible, que se coloca de forma temporal o permanente, pudiendo tener dos o tres orificios o luces, el tamaño (se mide por el diámetro de la luz, que se gradúa de acuerdo con la escala de números de French, cuanto mayor sea el número mayor será la luz) depende según sea para hombre o mujer.

-Rígidas: su uso es más esporádico debido a la rigidez, lo que impide el uso continuado.

Las sondas requieren una serie de medidas o normas en cuanto a su cuidado; como es el cambio de la bolsa tan pronto como se haya llenado; ya que la orina puede retroceder, por rebosamiento, hacia la vejiga y provocar infecciones, manteniendo siempre la bolsa de drenaje más baja que la sonda, puesto que así la orina no ascenderá en contra de la gravedad de la vejiga; fijar la sonda para evitar tirones, con posibles lesiones de la uretra; y el contacto con el suelo o superficies contaminadas que pueden ser foco de infección.

7.1 Complicaciones

La principal complicación que se tiene con los enfermos sondados es la posibilidad de infección, al haber un cuerpo extraño en la vía urinaria, lo que supone una puerta abierta al exterior. La bacteriuria asociada al sondaje es benigna, en ocasiones asintomático la cual tiende a resolverse espontáneamente al retirar la sonda, aunque en pacientes sondados durante largo tiempo, pueden ocasionar complicaciones; la bacteriemia secundaria por gram-negativos es la complicación más grave, apareciendo en el 1% de los pacientes con sonda permanente. La *sintomatología* que nos hará sospechar dicha patología es:

-Orina con olor fuerte o espesa.
- Cálculos o sedimento en la sonda vesical o la bolsa de drenaje.
- Orina con sangre o turbia.
- Material arenoso o sedimentado en la orina.
- Falta de apetito o de energía.
- Escalofríos o fiebre.
- Dolor en la parte baja de la espalda o en la región pélvica.
- Necesidad frecuente e imperiosa de orinar.

Los microorganismos que producen la infección urinaria proceden en la mayoría de los casos de la flora gastrointestinal normal del paciente, siendo en ocasiones contadas las provocadas por focos exógenos, como puede ser el empleo de equipo o material contaminado y a través de las manos del personal sanitario. El tratamiento recomendado es antimicrobiano en aquellos pacientes con sonda y bacteriuria asintomática, excepto en aquellos de alto riesgo (trasplantes renales, obstrucción de las vías urinarias…) siendo de gran importancia el control y vigilancia del paciente una vez se le haya retirado la sonda por el riesgo de la bacteriemia.

Otra de las complicaciones son las lesiones en la piel o las ulceraciones, que son descamaciones y pérdida de tejido cutáneo, por lo que el personal de enfermería deberá observar detenidamente los siguientes *síntomas*:

-Espasmos vesicales que no desaparecan.
-Sangrado dentro o alrededor de la sonda.
-Inflamación de la uretra alrededor de la sonda.
-Ligero dolor en la zona.
-Enrojecimiento local.
-Picor.
-Heridas.

7.2 Prevención

La *prevención* de infecciones urinarias asociadas al sondaje, para ello deberemos:

- Tener una importante higiene, esto conlleva a no tocar la sonda con las manos sucias. Lavarse las manos antes y después de manipular el dispositivo de drenaje.
- En las mujeres no arrastrar materia fecal hacia el meato urinario al lavarse, haciéndolo de delante atrás.
- Ducharse a diario.
- Tomar bastante líquido para ayudar a prevenir las infecciones.
- Fijar la sonda correctamente para evitar tracciones de la uretra.
- Mantener el sistema correctamente cerrado.
- El sistema de drenaje deberá reemplazarse si existe fallos en la técnica aséptica, como desconexiones o escapes.
- La unión de la sonda con el meato urinario deberá limpiarse diariamente con agua y jabón, y siempre que se manche con material fecal.

En caso que aparezcan señales de posibles lesiones dérmicas deberemos:

-Mantener una correcta higiene de la zona afectada después de cada micción.
-Hidratar la zona enrojecida.
-Aplicar un leve masaje circular en la zona.
-Evitar la presión local continuada.
-Exponer al aire en la medida de lo posible.

BIBLIOGRAFÍA.

1. HARRISON. *Principios de Medicina Interna* (19ª Ed.). Madrid: McGraw-Hill. Interamericana, 2016.
2. CARPENITO L.J. *Planes de cuidado y documentación de enfermería: aplicación a la práctica clínica*. 4ª Ed. España: McGraw-Hill-Interamericana; 2003.
3. SMITH PP, KUCHE GA. *Aging of the urinary tract. In: Fillit HM, Rockword K, Young J, eds. Brocklehurst"s Textbook of Geriatric Medicine*. 8th ed. Philadelphia, PA: Elsevier; 2017:chap 22.
4. M. JUARRANZ SANZ, R. TERRÓN BARBOSA, M. ROCA GUARDIOLA, T. SORIANO LLORA, M. VILLAMOR BORREGO, MJ. CALVO ALCÁNTARA. *Tratamiento de la incontinencia urinaria*. Elsevier. 2012; Vol.30. Núm.5:265-338.
5. GALLARDO MS, ANTÓN A, PULIDO HERRERO E, LARRUSCAIN MI, GUINEA SUÁREZ R, GARCÍA GUTIÉRREZ S, et al. *Efectividad de las unidades de hospitalización a domicilio para el tratamiento de las infecciones del tracto urinario atendidas en urgencias*. Emergencias. 2017; 29: 313-9.
6. GARCÍA-LAMBERECHTS EJ, MARTÍN-SÁNCHEZ FJ, JULIÁN JIMÉNEZ A, LLOPIS F, MARTÍNEZ ORTIZ DE ZÁRATE M, ARRANZ NIETO MJ, et al. *Modelo de riesgo a 30 días en los pacientes ancianos con infección y síndrome de respuesta inflamatoria sistémica atendidos en los servicios de urgencias*. Emergencias. 2018; 30: 241-6.
7. ZATORSKI C, ZOCCHI M, CROSGROVE SE, RAND C, BROOKS G, MAY L. *A single center observational study on emergency department clinician non-adherence to clinical practice guidelines for treatment of uncomplicated urinary tract infections*. BMC Infect Dis. 2016; 16: 638.
8. ANTÓN SANZ, M. DEL D. (2018). *Comorbilidades emergentes en asma*. Programa AAP Live-Me.
9. CHUNG, W.S., LIN, C.L., CHEN, Y.F., HO, F.M., HSU, W.H., & KAO, C.H. (2014). *Increased stroke risk among adult asthmatic patients*. Eur J Clin Invest., 10.
10. Comité Ejecutivo de la GEMA. (2018). GEMA4.3 *Guía Española para el Manejo del Asma*. Recuperado de http: //www.gemasma.com

VII
ALTERACIONES DEL SISTEMA NERVIOSO

Carmela de Pablo Hernández, Rafael Ceballos Atienza, Nuria Martínez Martín y Carlos Calzado Bravo

El cerebro al igual que el resto de los órganos con el paso de los años presenta una serie de alteraciones y cambio, el sistema nervioso especialmente el cerebro constituye el soporte de las actividades biológicas más específicas del ser humano. Estos cambios o alteraciones van a condicionar la vida del anciano, tanto nerviosas, psíquicas, anatomopatológicas y bioquímicas.

La alteración del conocimiento en los ancianos es un problema importante para la salud pública, ya que más del 15% de las personas mayores de 65 años presenta afectación intelectual significativa. Siendo las enfermedades degenerativas crónicas del sistema central, más importantes en el anciano: la enfermedad de Alzheimer y la enfermedad de Parkinson; existiendo alguna otra como las atrofias musculares neuronales, los síndromes de ataxia progresiva, enfermedad de la neurona motora, demencias...

1. CAMBIOS MORFOLÓGICOS

Debemos destacar la pérdida de peso aproximadamente un 10%, la pérdida de volumen cerebral, lo que se conoce como atrofia cerebral (Fig. 1), surcos hemisféricos cerebrales y cerebelosos grandes y profundos, las granulaciones de Pacchioni más prominentes, un aumento del tamaño de los ventrículos, coloración cremosa en la superficie cerebral y en las meninges, fibrosis, calcificaciones y osificaciones. Una acusada pérdida irreversibles de neuronas, alrededor de 50.000 al día, de irregular distribución, menor número de dendritas, cambios en la membrana plasmática (proteínas, colesterol y enzimas), variaciones intracelulares y en astrocitos. Los impulsos nerviosos se conducen de manera más lenta, por lo que los ancianos tardan más en responder reaccionar, el sistema nervioso autónomo se desempeña con menor eficiencia, pudiendo ocurrir hipotensión postural, la cual ocasiona que la persona se sienta mareada si se pone de pie con rapidez, la isquemia cerebral con aturdimientos relacionados puede interferir con la movilidad y seguridad, el aumento del tiempo de reacción hace que los ancianos estén en riesgo de sufrir lesiones y accidentes, la función mental es amenazada por el estrés físico o emocional, muy frecuente este último en los ancianos.

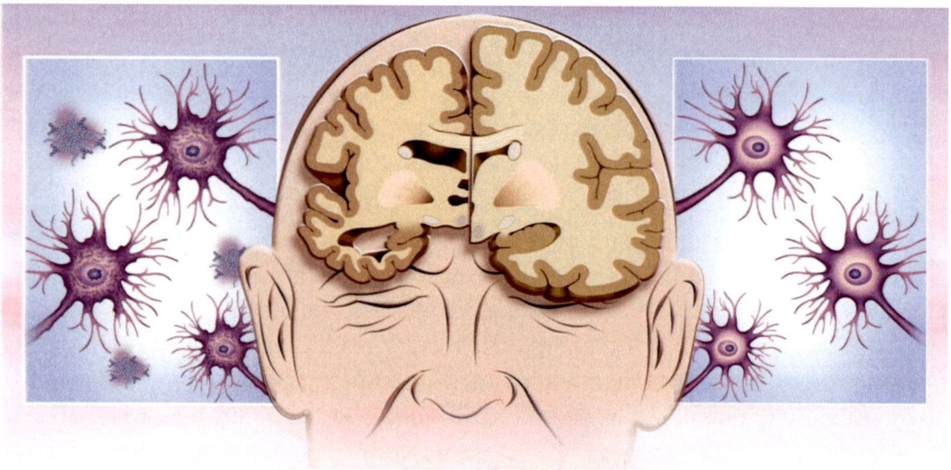

Fig. 1: Atrofia cerebral en el anciano.

Otros cambios moleculares como las modificaciones en las proteínas cromosómicas, pérdida de actitud cromática, disminución de capacidad de síntesis de transporte axonal y dendrítico y alteraciones en los sistemas antioxidantes.

Es importante conocer los cambios que son normales con la edad, lo que nos va a facilitar la diferenciación entre el deterioro neuropsicológico senil normal y la demencia senil o el delirio; ya que un diagnóstico erróneo conlleva a considerables implicaciones tanto en el mundo personal del anciano, como social y clínico. Por lo que deberemos tener claro la definición de cambios psicológicos normales en el anciano, que incluyen las variaciones o transformaciones que ocurren en la conducta de la persona adulta relativamente sana.

El envejecimiento cerebral no implica por sí mismo demencia, las funciones del anciano se vuelven lentas, sufre cambios fluctuantes, lo que conlleva a un acusado enlentecimiento e incluso en ocasiones el tener que realizárselas. La pérdida de memoria es uno de los problemas más importantes para los ancianos, no ocurre con la memoria inmediata, ni tampoco con la memoria retró-

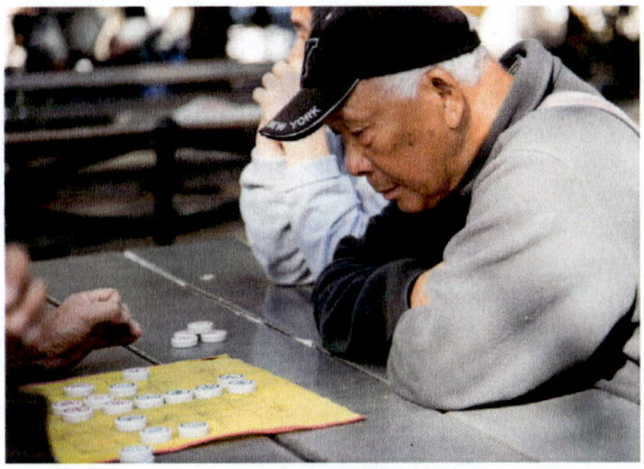

grada; sino la necesaria para realizar un aprendizaje. Esto le lleva a un cambio de actitud y conducta en su vida, evitando situaciones nueva o poco habituales por la falta de adaptación, ya que le supone un esfuerzo mayor; tiende hacia la rutina por suponerle menor o ningún esfuerzo, se muestra desmotivado, con falta de estímulos, fijando su atención en el pasado; el estado de ánimo empeora debido a la pérdida de funciones (somáticas, personales, sociales...) todo ello unido a la sensación de soledad, cierta en muchos casos. Estudios realizados han demostrado que las funciones del hemisferio derecho del cerebro como son visuo-espaciales-perceptivas-constructivas, se deterioran más rápidamente que las correspondientes al hemisferio izquierdo, como son la lingüística.

El deterioro de todas las funciones de los distintos órganos de los sentidos, unido a la abolición de reflejos y a la alteración de la percepción, hace que la persona anciana se encuentre disminuida llegando a encerrarse en sí mismo, al saber que su calidad de percepción de estímulos del mundo exterior se ve alterado.

El *Mini-Examen Cognoscitivo de Lobo* es la versión adaptada y validada en España del MMSE *(Mini-Mental State Examination)* de Folstein. Consiste en un test de cribaje de demencias, útil en el seguimiento evolutivo de las mismas. Se utiliza para detectar y evaluar la progresión del Trastorno Cognitivo asociado a Enfermerdades Neurodegenerativas como la de tipo Alzheimer. Las distintas áreas que explora dicho test son: orientación, fijación, concentración, cálculo, memoria, lenguaje y construcción.

2. PRINCIPALES ALTERACIONES

Los cambios de personalidad y conducta producidos en los ancianos dificultan la relación tanto personal como con los que le rodean, unida en la mayoría de las ocasiones a las alteraciones orgánicas o sensitivas, nos lleva a unas personas que se sienten como una carga o estorbo para los demás, provocando aislamiento, estado de ansiedad e incluso a manifestaciones agresivas y hostiles. Por lo que este tipo de personas requieren ser tratados con paciencia, debiendo ser escuchados, y no actuando con ellos de manera déspota o rígida, ya que ocasionaría una respuesta de exacerbación de su actitud.

2.1 Delirio

Es una alteración seria en las capacidades mentales que genera pensamientos confusos y una disminución de su conciencia sobre el entorno, denominándose *estado confusional agudo y* se inicia con confusión y progresiva desorientación, el pensamiento está desorganizado y es característico que el periodo de atención sea notablemente corto, en ocasiones con alucinaciones, miedos, ansiedad y paranoia. Cuando acude a urgencias un anciano con este tipo de cuadro clínico, se le hospitalizará, consultando previamente a los familiares, o seres más cercanos sobre su estado intelectual previo, las valoraciones subsecuentes y continuas del estado mental, comparados con los datos de base, son muy útiles para valorar la respuesta al tratamiento.

Los ancianos mayores son los más propensos a padecer esta patología, como consecuencia de las enfermedades físicas que padecen o de intoxicación por los fármacos utilizados; aunque existen una serie de factores que predisponen al anciano, como son los procesos evolutivos cerebrales, las enfermedades estructurales, la reducida capacidad de la regulación homeostática, una acusada disminución de la visión y audición, disminución de las defensas, disminución del sueño, sobrecarga de sensaciones…

Su duración puede variar desde horas a días, e incluso meses, la aparición es brusca.

Las *causas más frecuentes* del delirio en el anciano son:

-Enfermedades cardiovasculares (insuficiencia cardiaca, infartos, arritmias...).

-Enfermedades vasculocerebrales.

-Trastornos endocrino-metabólicos, como la insuficiencia hepática, renal, respiratoria...

-Procesos neoplásicos.

-Infecciones urinarias o respiratorias.

-Traumatismos craneales, de cadera...

-Traslados de domicilios (alternancia por los domicilios de los distintos hijos, ingreso en residencias…).

-Iatrogenia por el uso de ciertos medicamentos (hipnóticos, sedantes, anestésicos, psicotropos…).

El paciente suele presentar los siguientes *signos:*

-Pensamiento desorganizado con habla incoherente.

-Dificultad para dirigir y mantener de forma apropiada la atención hacia los estímulos externos.

-Percepciones erróneas que conlleva a la presencia de ilusiones o alucinaciones.
- Alteración de la memoria.
- Desorientación témporo-espacial, incluso en lugares conocidos.
- Fluctuación del ciclo sueño-vigilia.
- Cambios de conducta como depresión, ansiedad...

Estos pacientes son difíciles de cuidar, ya que supone un alto riesgo al aumentar las posibilidades de caídas, fracturas resultantes de la tentativa de escapar del medio hospitalario o de los peligros de su alucinación. Presentan alteraciones en el habla y en los movimientos, sufriendo alteraciones en el ciclo sueño-vigilia. Se le deberá controlar el balance electrolítico, con suplementos vitamínicos y una correcta nutrición rica en aporte calórico; evitando los extremos en las percepciones sensoriales: habitación tranquila, bien iluminada evitando las sombras que le puedan producir interpretaciones erróneas e ilusiones, reloj visible, y objetos familiares que puedan ayudarle a la calma y a la orientación. El tratamiento farmacológico se realizará mediante haloperidol en dosis que oscilen entre 0,5 y 3 mg por vía oral, no siendo recomendable las benzodiacepinas, por agravar el cuadro confusional, debiendo estar en estrecha vigilancia día y noche.

2.2 Enfermedad de Wernicke-Korsakoff

Es un trastorno cerebral debido a la deficiencia de tiamina, siendo un síndrome difuso, producido tras un delirium tremens. La encefalopatía de Wernicke y el síndrome de Korsakoff son dos etapas de la misma afección. En primer lugar, en la encefalopatía de Wernicke es causada por cambios dañinos en el cerebro, debido a la falta de vitamina B1 (tiamina). El síndrome o psicosis de Korsakoff, implica un daño a áreas del cerebro implicadas en la memoria, tiende a desarrollarse a medida que desaparecen los síntomas del síndrome de Wernicke.

Los síntomas comunes de esta patología son la incapacidad para formar nuevos recuerdos, pérdida de memoria que puede ser severa, pérdida de coordinación muscular y movimientos descoordinados al caminar, marcha inestable, alucinaciones y numerosos cambios en la visión incluyendo doble visión y caída de los párpados. El examen del sistema nervioso y musculares como: reflejos anormales o disminuidos, problemas con la marcha y la coordinación, debilidad y atrofia muscular, movimientos oculares anormales, presión arterial bajo, taquicardia, temperatura corporal baja y desnutrición.

El tratamiento de esta patología irá encaminado a controlar los síntomas para evitar el empeoramiento de la enfermedad. Algunos pacientes son ingresados a comienzos de la afección para controlar los síntomas. Se administrará tiamina, vitamina B-1, a través del uso de la vía intravenosa, intramuscular o por vía oral, mejorando así los síntomas de confusión o delirio, dificultades en la visión y el movimiento ocular como la falta de coordinación muscular.

2.3 Psicosis

El término psicosis se refiere a los trastornos mentales de causa orgánica en los que se presenta desorganización profunda de la personalidad, alteraciones del juicio crítico y la relación con la realidad, trastornos del contenido del pensamiento como las ideas delirantes y perturbaciones de la sensopercepción, como son las alucinaciones.

Los ancianos que presentan esta patología, tienen un gran sentimiento de angustia, abandono y desvalimiento. En la manía el enfermo está eufórico, con aceleración del pensamiento, desinhibición, respuesta intensa ante cualquier estímulo encontrándose en un estado de excitación desenfrenada; por el contrario en el acceso depresivo, están tristes, lloran, pierden todo tipo de interés por sí mismos, enlenteciendo sus funciones. Se deberá mantener su seguridad, no oponiéndonos al delirio, sino aceptándolo con calma, mostrándonos abiertos a escucharles.

Se procurará que duerma lo suficiente, se le ayudará en su higiene personal, aislándoles de los demás enfermos para evitar de esa manera posibles enfrentamientos, proporcionándole un ambiente tranquilo.

2.4 Ansiedad

Es un estado de activación del sistema nervioso central, por el que el organismo se prepara para dar una respuesta normal a estímulos externos peligrosos en potencia. Cuando la respuesta es desproporcionada en intensidad o duración, de manera que se alteran las funciones mentales nos encontramos ante un cuadro de ansiedad patológica. Es frecuente encontrarnos a ancianos con este cuadro, bien que aparece como respuesta a estímulos externos estresantes, o bien por factores endógenos. *Etiológicamente* podemos identificar:

- Causas orgánicas: endocrino-metabólicas, neoplasias e infecciones.
- Presencia de situaciones estresantes.
- Estímulos fóbicos.
- Inducción por alguna sustancia: fármacos, tóxicos...

El anciano presentará, nerviosismo con acusada sensación de incertidumbre, temor, perplejidad y sobresalto, miedo a sufrir pérdidas, sensación de peligro inminente, alteración del sueño; angustia, fobias, y ciertas alteraciones somáticas como son: palpitaciones, polaquiuria, sudoración, dilatación pupilar, escalofríos, disnea, taquicardia, sensación de ahogo, vasoconstricción superficial...

2.5 Depresión

Es probablemente el ejemplo de presentación inespecífica y atípica de enfermedad en la población geriátrica. Se asocia a una alteración funcional debido a una alteración emocional y a un declive en la función cognitiva y física, afectando a la incapacidad y dependencia. Los síntomas, como la tristeza o inutilidad, pueden ser somatizados de manera especial por el anciano.

Se pueden resaltar algunas *características* especiales de la depresión en el anciano:

- Acentuación patológica de los rasgos premórbidos.
- Escasa expresividad de la tristeza.
- Tendencia al retraimiento y aislamiento.
- Dificultad para reconocer los síntomas depresivos.
- Deterioro cognitivo frecuentemente asociado.
- Expresión en formas de quejas somáticas.
- Mayor frecuencia de síntomas psicóticos y delirios.
- Posibles trastornos de conducta e irritabilidad.

3. PROBLEMAS NEUROLÓGICOS

Los ancianos con problemas neurológicos sobrellevan las limitaciones por el proceso de envejecimiento y por otro lado las impuestas por la enfermedad neurológica, debiendo prestar detenida atención a los cambios de personalidad que acompañan a las estas enfermedades. Seguidamente haremos un estudio de las principales enfermedades neurológicas, siendo la que más incapacidad produce en el anciano el accidente cerebral agudo (ACVA).

3.1 Accidente cerebral agudo (ACVA)

Es la deficiencia de funcionalismo cerebral de causa vascular aguda, más fácilmente, la pérdida repentina de la función cerebral por la interrupción repentina del aporte sanguíneo al encéfalo, pudiéndose diferenciar varios *tipos:*

-*Accidentes cerebrales agudos isquémicos:* conocidos como infarto cerebrales, como son la trombosis cerebral y embolia cerebral.

-*Accidentes cerebrales agudos o hemorrágicos:* hemorragia intraparenquimatosa y hemorragia subaracnoidea.

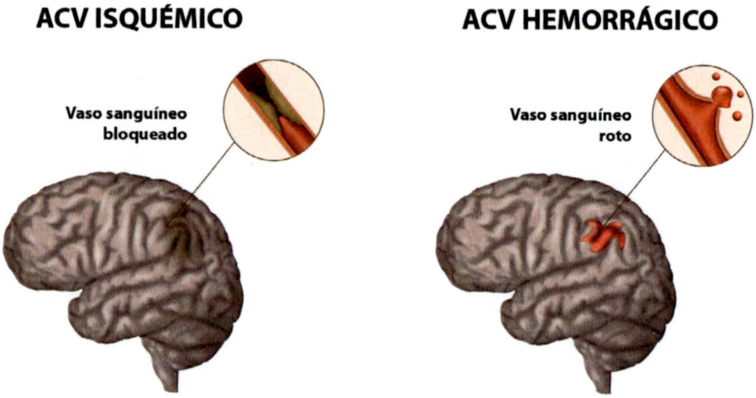

Fig. 2: Tipos de accidentes cerebrovasculares (ACV).

Los factores de riesgo del accidente cerebrovascular agudo son, entre otros, la edad, hipertensión arterial, accidente isquémico, cardiopatía, obesidad, tabaquismo y dislipidemias; correspondiendo el 80% a infartos cerebrales. La hipertensión arterial acelera el desarrollo de la enfermedad aterosclerótica, dando como resultado la oclusión arterial; igualmente puede ocasionar el adelgazamiento de las pequeñas arterias y arteriolas, lo que predispondrá a hemorragias cerebrales. Seguida de la edad, y en tercer lugar, las cardiopatías, entre las que debemos destacar la cardiopatía isquémica, hipertrofia ventricular izquierda, insuficiencia cardiaca congestiva y arritmias.

Otro factor importante de riesgo es la diabetes, obesidad, en caso que el paciente supere el 30% del peso teórico para edad, sexo y estatura, será considerado como factor de relevancia. El tabaquismo facilita la ateromatosis, causa vasoconstricción, aumenta la viscosidad de la sangre y la agregación plaquetaria.

La *fisiopatología del ACV* es la siguiente: comienza formándose líneas grasas, formándose posteriormente placas fibrosas firmes, según van creciendo estas placas, se va introduciendo en la luz del vaso, llegando a comprometer el flujo sanguíneo. Esta placa se puede mover mediante la pulsación arterial, figurarse y embolizarse. Siendo la más frecuente la originada en el corazón. El primer paso para realizar un diagnóstico (Fig 3.) identificar el origen vascular, realizando una tomografía axial computerizada (TAC).

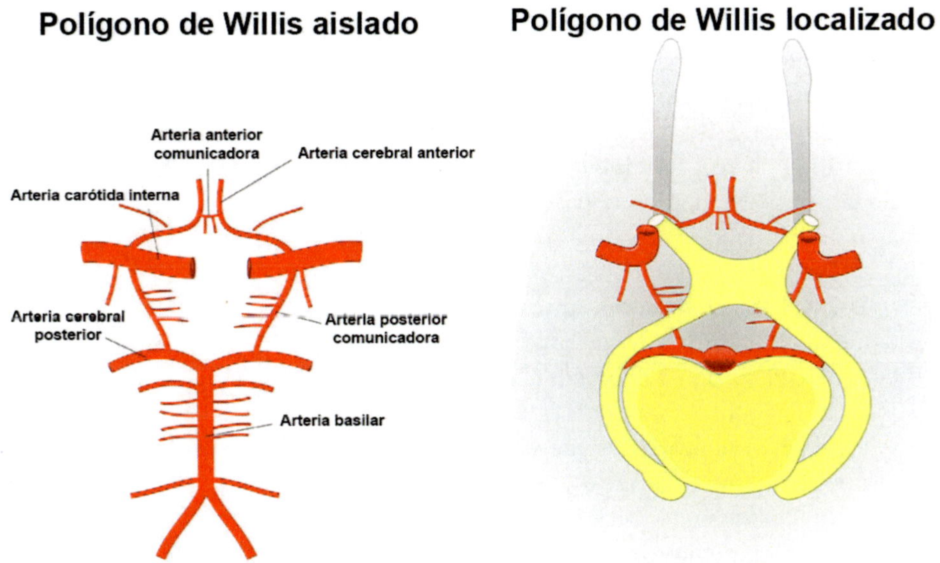

Fig. 3: Diagnóstico diferencial de los diversos tipos de ACVA.

Algunos de estos accidentes cerebrovasculares son las *lagunas,* que se definen como pequeños infartos profundos en las arterias perforantes, asociándose a personas diabéticas, hipertensas y ancianas, ocasionando hemiplejia motora pura, hemiparesia atáxica y el síndrome disartria, más conocido como mano torpe. La encefalopatía subcortical es una combinación de infartos lacunares (lagunas múltiples y bilaterales que originan síndromes clínicos por parálisis pseudobulbar y parkisoniano secundario) junto con una lesión de la sustancia blanca hemisférica, combinando demencia con alteración de la marcha.

La hemorragia subaracnoidea es muy frecuente en el anciano, causada por la rotura de un aneurisma localizado en el *polígono de Willis,* comenzando con cefalea muy intensa y generalizada, cayendo seguidamente inconsciente, aunque hay casos en los que el anciano permanece relativamente lúcido mientras que en otras ocasiones la pérdida de conciencia es súbita sin sintomatología precedente.

3.2 Accidente isquémico transitorio

Se denomina accidente isquémico transitorio (AIT) al proceso neurológico producido por haberse detenido parte del flujo de sangre de una parte del cerebro por un breve período de tiempo. Los síntomas que experimentará el paciente serán similares a los del ACV hasta por 24, aunque la mayoría de casos, los síntomas duren entre 1 y 2 horas. En los casos de accidentes vasculares las secuelas suelen ser demasiado importantes, ya que puede quedar la persona absolutamente dependiente de los demás con la correspondiente pérdida de la dignidad humana, por lo que prevenir siempre es mejor que tratar, y más aún en los casos de ictus.

El accidente isquémico transitorio (AIT) es una alteración focal de la función neurológica con una duración menor de 24 horas, siendo atribuible a enfermedad cerebrovascular, en el caso que la duración fuese mayor, pasaría a denominarse deficiencia neurológica isquémica reversible (DNIR), siendo el proceso de hasta tres semanas, cuyo paso siguiente sería el ictus.

Un AIT es diferente de un ACV. Después de un AIT, el bloqueo rompe rápidamente y se disuelve y no provoca la muerte del tejido cerebral. La *pérdida del flujo de sangre* en una zona del cerebro puede ser causada:

- Un coágulo de sangre formado en una arteria del cerebro.
- Un coágulo de sangre que viaja hacia el cerebro desde otra parte del cuerpo, por ejemplo, desde el corazón.
- Una lesión en los vasos sanguíneos.
- Estrechamiento de un vaso sanguíneo en el cerebro o que lleva al cerebro.

La presión arterial alta es el principal factor de riesgo para la formación de AIT y los ACV. *Otros factores de riesgo* a tener en cuenta son:

- Fibrilación auricular.
- Diabetes.
- Edad superior a 55 años.
- Antecedentes familiares de ACV.
- Colesterol alto.
- Tabaquismo.
- Consumo de alcohol y drogas recreativas.
- Ser hombre.

Sólo es afectado el territorio vascular, tendiendo a recidivar con frecuencia; caracterizándose por la hemiparesia transitoria, alteraciones hemisensoriales o disfasias, el anciano pierde súbitamente la visión de un ojo durante unos minutos, habitualmente no más de cinco, cuadro de amnesia global transitoria. Produciéndose la alteración en la parte medial del lóbulo temporal, irrigado por el territorio vertebrobasilar a través de las ramas de la arteria cerebral posterior, cuya sintomatología inicial es la alteración motora y el entumecimiento.

3.2.1 Ictus

Es de gran incidencia en la vejez, constituyendo la tercera causa más común de muerte, sobrepasada por la enfermedad cardiovascular y el cáncer. Se presenta con hemiplejia, desorientación, ataxia, alteraciones de la función cerebral superior, las causas más importantes son la hemorragia y el infarto. Sí se ha producido una lesión del lóbulo temporal dominante puede producir dificultad del lenguaje sin hemiplejia; la lesión del lóbulo occipital puede producir hemianopsia susceptible; en el caso de las lesiones del tronco cerebral pueden plantear problemas, más aún cuando queda indemne la parte anterior del tronco a través de la cual pasan los haces piramidales.

Los síntomas comienzan repentinamente, duran poco tiempo (desde unos pocos minutos hasta 1 a 2 horas) y desaparecen. Los *síntomas de un ictus* son iguales a los síntomas de un ACV e incluyen:

- Cambios en la lucidez mental, incluso somnolencia o inconsciencia.
- Cambios en los sentidos, como en la audición, visión, gusto y tacto.
- Cambios mentales, como confusión, pérdida de memoria, dificultad para escribir o para leer, dificultad para hablar o entender a los demás.
- Problemas musculares, como la debilidad, dificultad para deglutir o para caminar.
- Mareo o pérdida del equilibrio y de la coordinación.
- Falta de control de esfínteres.
- Problemas nerviosos, como entumecimiento u hormigueo de un lado del cuerpo.

Para realizar un diagnóstico correcto en primer lugar se deberá estudiar la lesión craneana lesionada, las neoplasias y las alteraciones bioquímicas de la hipoglucemia, cetosis, uremia e insuficiencia hepática, junto con las alteraciones endocrinas (insuficiencia hipofisaria y la hipotermia). Mediante el TAC se podrá confirmar la presencia de lesión cerebral vascular.

Es de gran importancia mantener el aporte de oxígeno al cerebro, que se puede encontrar obstaculizado por la obstrucción de las vías aéreas en aquellos pacientes obnubilados e inconscientes que son incapaces de limpiar las secreciones, debiéndose aspirar las secreciones mecánicamente y mantener una vía aérea abierta mediante un tubo endotraqueal temporal. Recordemos que la anoxia cerebral también puede ser ocasionada por infecciones respiratorias o bien a insuficiencia cardiaca. El infarto cerebral va a producir edema en el anciano, aumentando la viscosidad de la sangre, reduciendo el flujo sanguíneo cerebral del área afectada; por lo que se deberá considerar el equilibrio hidroelectrolítico, otro punto a observar es la hiperpirexia, la cual puede estar ocasionada por la lesión propiamente dicha.

El tratamiento del trombo se realizará mediante agentes anticoagulantes o fibrinolíticos, reductores del edema mediante esteroides. El anciano deberá tener una atención especial, para mejorarle el bienestar e intentar abolir las complicaciones, se le monitorizará y mantendrá las constantes vitales, administrándole oxígeno, sondaje vesical, llevando un balance estricto del ingreso y pérdida de líquidos, asimismo se valorará el estado nutricional. El indicativo de deterioro o mejoría cerebral es el *nivel de consciencia,* valorándose el grado de respuesta a los estímulos y manipulaciones; siendo los más frecuentes:

-*Alerta:* nivel de conciencia de una persona normal despierta, respondiendo adecuadamente a estímulos táctiles, auditivos y visuales. Pudiendo estar alerta y no responder a los estímulos visuales ni auditivos por padecer sordera o ceguera.

-*Confusión:* la capacidad de respuesta al medio ambiente está alterada en ligero grado, es decir, desorientado en espacio y tiempo, siéndole difícil obedecer órdenes, pudiendo estar hiperactivo o apático.

-*Somnolencia:* el enfermo puede ser despertado con diversos estímulos, pudiendo llevar a cabo en ese momento respuestas motoras y verbales, encontrándose mentalmente lúcido, pero confuso, quedándose dormido al cesar el estímulo.

-*Estupor:* responde al dolor, al estímulo táctil, auditivo e incluso a luces brillantes, pudiendo hacerlo mediante agresión. El control de recto y vejiga en ocasiones es nulo.

-*Semicoma:* responde al dolor mediante movimientos de defensa o de adaptación, en caso que existe respuesta verbal será mediante balbuceos o gruñidos, permaneciendo inconsciente.

-*Coma:* el paciente no responde a ningún estímulo, los reflejos de estiramiento muscular, los cutaneoplantares, los cornéales y pupilares desaparecen, no existiendo movimientos espontáneos.

3.3 Otras patologías

Las lesiones intracraneales con ocupación de espacio aumentan de frecuencia con la edad, como mínimo hasta los 80 años, los síntomas de las lesiones son vagos e indefinidos, siendo relativamente frecuente la cefalea, apatía, letárgia, confusión, lentitud de respuesta y somnolencia.

3.3.1 Hemorragia intracerebral

Es el sangrado focal desde un vaso sanguíneo hacia el parénquima cerebral. La mayoría de las hemorragias intracerebrales se producen en los ganglios basales, los lóbulos cerebrales, el cerebelo o la protuberancia, aunque también puede ocurrir en otras partes del tronco encefálico o del mesencéfalo.

La hemorragia intracerebral suele ser el resultado de la rotura de una pequeña arteria arteriosclerótica que se ha debilitado, primariamente por la hipertensión arterial crónica. Estas suelen ser grandes, únicas y catastróficas.

En el anciano se manifiesta con dolor de cabeza y cae rápidamente en coma, con hemiplejia, desviación de la cabeza y ojos hacia el lado opuesto paralizado y con frecuente rigidez de nuca, el líquido cefalorraquídeo estará teñido de sangre. El hematoma subcortical espontáneo es una complicación de la hipertensión, el anciano permanecerá obnubilado durante varios días, en caso que mejore la conciencia, será indicador de mejoría natural, aunque existe destrucción del tejido cerebral, en cambio, si no se recupera la conciencia existe la evidencia de una lesión mayor que ocupa espacio, debiéndose preparar la evacuación quirúrgica.

3.3.2 Hemorragia intraparenquimatosa

Es la ruptura de vasos sanguíneos intracerebrales con extravasación de sangre hacia el parénquima cerebral que forma una masa circular u oval que interrumpe al tejido que reciba oxígeno y crece en volumen, mientras el sangrado continúa comprimiendo y desplazando al tejido cerebral adyacente.

Normalmente es de origen hipertensivo localizándose en áreas cerebrales; aproximadamente un 60% ocurren en relación con microaneurismas desarrollados en las arterias lenticuloestriadas, en el tálamo, núcleo dentado del cerebelo, protuberancia y hemisferios cerebrales; siendo muy frecuente en ancianos normotensos y en aquellos con demencia tipo Alzheimer y en ancianos con hematomas lobares o hematomas múltiples.

4. EL TEMBLOR EN EL ANCIANO

Los temblores son sacudidas no intencionadas en una o más partes del cuerpo. La mayoría de los temblores ocurren en las manos aunque también puede presentarse en el brazo, la cabeza, la cara, las cuerdas vocales, el tronco y las piernas. La causa de los temblores es un problema en las partes del cerebro que controlan los músculos en el cuerpo o en partes específicas del cuerpo, como las manos.

Los temblores pueden ser *ocasionados por enfermedades como*:
- Enfermedad de Parkinson.
- Distonía.
- Esclerosis múltiple.
- Ataque cerebral.
- Lesión traumática de cabeza.
- Abuso de alcohol y abstinencia.
- Inducido por fármacos.

Dependiendo de la situación en que aparece podemos hablar de temblor de reposo que aparece cuando no hay actividad muscular voluntaria; temblor de acción que aparece cuando se inicia movimiento voluntario, temblor postural cuando se mantiene una postura de forma continua contra la gravedad.

En el anciano se presenta como temblor monosintomático de postura o movimiento, cuyo diagnóstico dependerá de la ausencia de otros signos neurológicos significativos, alteraciones metabólicas o ingesta de algún tipo de fármacos que puedan ocasionar temblor. Suele afectar a brazos y en ocasiones a la cabeza, al tener un componente de acción puede interferir en la escritura y en la forma de comer; teniendo una progresión lenta a lo largo de los años. Este temblor empeorará en situaciones de estrés y en tareas delicadas.

5. SÍNDROME CONFUSIONAL AGUDO EN GERIATRÍA

INTRODUCCIÓN

El síndrome confusional agudo (SCA), llamado también *delirio* corresponde a una alteración en el estado mental que se caracteriza por ser aguda y reversible.

El delirio es uno de los desórdenes cognitivos más importantes en el adulto mayor, tanto por su prevalencia como por su implicancia pronóstica.

El desarrollo de un SCA no rara vez es el primer signo de compromiso de la función cerebral, además puede ser la forma clínica de presentación de una enfermedad física grave o aparecer como complicación seria de una enfermedad o de su tratamiento. La falta de diagnóstico y tratamiento oportuno pudiera resultar en daño cerebral permanente o muerte.

El delirio tiene también consecuencias importantes en los aspectos económico y social. Los enfermos con confusión requieren mayor atención del personal de salud, mayor y más cuidadoso manejo de enfermería, y generalmente tienen una estadía intrahospitalaria más prolongada. El enfermo agitado es de difícil manejo y está en riesgo de caídas y fracturas.

Por otro lado, aquellos pacientes que al momento del alta no han recuperado su estado mental previo, requieren mayor cuidado en su domicilio o incluso institucionalización, todo lo cual implica un mayor costo.

La prevalencia de delirio en los adultos mayores hospitalizados se ha estimado en 10-60%.

Al momento del ingreso se diagnóstica SCA con una frecuencia de 11-24%; otro 5-35% de los adultos mayores desarrollará el problema durante su estancia en el hospital.

Un estudio reciente reportó que el 40% de los pacientes con demencia presentaba delirio a su ingreso al hospital, mientras que del total de enfermos con delirio, solo el 25% tenía demencia. El delirio, no rara vez es el primer indicador de una demencia subyacente, y a la inversa, la demencia es un factor de riesgo para el desarrollo de delirio.

En los enfermos de cirugía general se señala una incidencia de delirio de 10-15%; en los operados de corazón de 30%, y en aquellos con cirugía por fractura de cadera, mayor a 50%.

Esta frecuencia es mucho menor en los adultos mayores en la comunidad.

En el anciano el umbral de confusión es mucho menor que en el joven, y en los enfermos con demencia este umbral es aún más bajo. Con frecuencia las personas mayores, especialmente aquellos con cierto grado de demencia, desarrollan delirio en relación a una patología aguda, muchas veces infecciosa (BNM, ITU, etc). A veces, un estado confusional es la única manifestación de un infarto en el anciano. El subdiagnóstico es frecuente lo que conlleva un gran riesgo, ya que se afectan principalmente los más viejos y más enfermos.

El delirio en el anciano es un síntoma, y por lo tanto, obliga a buscar la enfermedad de base desencadenante.

Se debe tener especial cuidado en el diagnóstico en aquellos ancianos con deterioro, pues es fácil caer en la simpleza de atribuir un mayor deterioro mental a sólo progresión de la enfermedad de base. Hay que sospechar delirio ante todo paciente que presenta un rápido deterioro en su estado mental. El retraso en el diagnóstico puede traer consecuencias incluso fatales.

CUADRO CLÍNICO.

Por definición, se trata de un proceso agudo, de comienzo en horas, días o hasta 3 meses. Característicamente presenta fluctuaciones a lo largo del día (muchas veces están tranquilos durante el día, pero cuando anochece se agitan, fenómeno conocido como *sundowning*).

Es frecuente que se presente con un pródromo caracterizado por intranquilidad, hipersensibilidad a los estímulos visuales y auditivos, e inversión del ritmo sueño-vigilia (también insomnio y pesadillas).

Es muy importante hacer un diagnóstico precoz, porque con un tratamiento adecuado la mayoría de los pacientes logran recuperarse satisfactoriamente.

La edad avanzada y una mayor duración de la enfermedad ensombrecen el pronóstico, llegando a una mortalidad hasta de 30%.

Factores predisponentes a delirio: Multifactorial.

- Envejecimiento (disminuye el umbral). Los más viejos tienen más riesgo.
- Disminución de visión y/o audición.
- Enfermedad mental o física crónica preexistente (Parkinson, demencia, depresión, enfermedades psiquiátricas, otros). La demencia aumenta el riesgo en 2-3 veces.
- Reacciones adversas a drogas, relacionado a cambios orgánicos propios del envejecimiento. Uso de alcohol y benzodiacepinas. Susceptibilidad variable entre los diferentes individuos.
- Factores ambientales (cambio de ambiente, exceso de estímulos, falta de sueño, fatiga, otros).
- Trauma o cirugía reciente, especialmente de cadera.
- Insuficiencia renal o hepática. Alteraciones electrolíticas. Infecciones.

Estos factores parecen tener un efecto multiplicativo más que sinérgico.

Una característica importante del SCA es su gran variabilidad, de hecho dos enfermos con los mismos factores predisponentes pueden presentar cuadros clínicos muy diferentes.

Características clínicas.

Se trata de un síndrome orgánico mental transitorio, con una alteración global de la función cognitiva, la cual característicamente presenta un deterioro significativo desde el nivel de funcionamiento previo.

Las *características principales* son (Lipowsky):

1. Comienzo agudo, con fluctuaciones a lo largo del día y frecuente empeoramiento durante la noche (por lo que es importante interrogar a familiares y cuidadora).
2. Inversión del ritmo sueño-vigilia.
3. Desorientación en tiempo y espacio.
4. Oscurecimiento de la conciencia. Alteración de la atención: incapacidad de mantener la atención a un estímulo externo. Se distraen fácilmente, no siguen órdenes.

5. Deterioro de la memoria de corto plazo (fallan en test de repetir 3 palabras).
6. Alucinaciones principalmente visuales o malinterpretaciones, que con frecuencia no recuerdan posteriormente. Se exacerban de noche y son vividas con miedo y angustia. Ideas delirantes de persecución (creen que les envenenan la comida, o que el personal de enfermería les quiere hacer daño).
7. Alteración del nivel de actividad: agitación, vagabundeo o intranquilidad que alterna con somnolencia y letargo; repiten actividades ocupacionales previas.
8. Alteraciones del lenguaje: vago, incoherente.
9. Pensamiento desorganizado, fragmentado, y distorsionado. Mezclan experiencias del pasado con el presente y distorsionan la realidad. Alternan periodos de lucidez.
10. Humor variable, con frecuencia hay miedo y ansiedad.

Frecuentemente, además se suman aquellas manifestaciones físicas propias de la enfermedad desencadenante (taquicardia, sudoración, etc).

No son raros los síndromes parciales, de hecho muchas veces no se dan todas estas características en un mismo enfermo, lo que hace más difícil el diagnóstico.

El subdiagnóstico de delirio es frecuente, aún 30-50%, esto mejora cuando el médico recolecta información de enfermeras, cuidadoras y familiares.

Subtipos clínicos de delirio.

1. Hiperalerta, hiperactivo. Agitado (fácil diagnóstico).
2. Hipoalerta, hipoactivo. Inhibido. Se puede confundir con demencia.
3. Mixto. Alterna 1 y 2 en el tiempo.

Una revisión reciente de los subtipos de delirio reveló que en un 19% de los casos este era hipoactivo, en el 15% era hiperactivo y en un 52% era mixto, el 14% no se clasificó por carecer de factores predominantes. No existe una relación directa entre la causa y el tipo clínico de delirio, pero la privación de alcohol y benzodiacepinas da más frecuentemente un delirio hiperactivo, y la encefalopatía hepática o renal se asocia más a delirio hipoactivo.

El examen físico debe incluir un examen mental (mini mental test, inversión de series) y la búsqueda de factores causales (globo vesical, abdomen agudo, fecaloma, etc).

Laboratorio: es útil realizar un chequeo metabólico básico (glucemia, Na*, hemograma, sedimento de orina, BUN) y agregar otros exámenes dependiendo del cuadro clínico (Rx tórax, Ca**, Mg**, hemocultivos). GSA y punción lumbar rara vez aportan nueva información. Las neuroimágenes generalmente no aportan al diagnóstico, ya que menos del 10% de las causas radican en el SNC. Solo se solicita TAC cerebral cuando se sospecha que la causa del delirio esta en el SNC, no como screening inicial.

En los enfermos con confusión de inicio insidioso en días a semanas es útil descartar hipo e hipertiroidismo, déficit de B12, intoxicación por metales pesados, e ingesta desconocida de medicamentos.

DIAGNÓSTICO.

Tabla 1. *Criterios diagnósticos de síndrome confusional.*
(Basado en *clasificación DSM V*).

- Una alteración de la atención (p. ej., capacidad reducida para dirigir, centrar, mantener o desviar la atención) y la conciencia (orientación reducida al entorno).
- La alteración aparece en poco tiempo (habitualmente unas horas o pocos días), constituye un cambio respecto a la atención y conciencia iniciales, y su gravedad tiende a fluctuar a lo largo del día.
- Una alteración cognitiva adicional (p. ej., déficit de memoria, de orientación, de lenguaje, de la capacidad visoespacial o de la percepción).
- Las alteraciones de los criterios A y C no se explican mejor por otra alteración neurocognitiva preexistente, establecida o en curso, ni suceden en el contexto de un nivel de estimulación extremadamente reducido, como sería el coma.
- En la anamnesis, la exploración física o los análisis clínicos se obtienen evidencias de que la alteración es una consecuencia fisiológica directa de otra afección médica, una intoxicación o una abstinencia por una sustancia (p. ej., debida a un consumo de drogas o a un medicamento), una exposición a una toxina o se debe a múltiples etiologías. Por lo tanto, los cambios con respecto a la edición previa son:

1. El ítem A se centra en la atención (attention, awareness), que según datos empíricos es la más importante de las características nucleares del trastorno (Franco et al., 2013). Con este fin se deja atrás el complejo término consciousness (conciencia) en la versión inglesa, pero no así en la traducción española (Sepulveda y Franco, 2015).
   El término conciencia persiste en la versión española del DSM-V, que viene a traducir awareness, que en versiones anteriores se traducía como atención al entorno. Se ha sugerido que este uso erróneo, complejo y poco operativo del término conciencia por awareness podría reducir la concordancia entre evaluadores y entorpecer las decisiones terapéuticas. Además, es posible que disminuya la validez internacional de los estudios llevados a cabo con la versión castellana del DSM-V (Sepulveda & Franco, 2015).
2. Se incluye un ítem específico (ítem D) sobre el diagnóstico diferencial con otros trastornos neurocognitivos preexistentes, como podría ser la enfermedad de Alzheimer, o con un nivel de estimulación extremadamente reducido (por ejemplo, coma). El resto de los criterios no han sufrido cambios significativos.

Recomendaciones prácticas para reconocer delirio.

1. Realizar test cognitivo en la primera entrevista.
2. Interrogar informantes: familia, cuidadora.
3. Revisar ficha de enfermería buscando datos sobre: desorientación, comunicación inadecuada, comportamiento alterado, alucinaciones, etc.

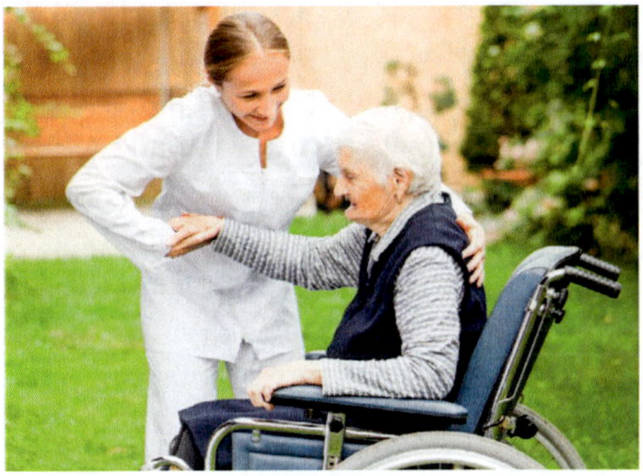

4. Realizar tests de atención:
   - Serie 7.
   - Invertir días de la semana.
   - Escribir una frase.
5. Criterios de CAM *(Confusion Assesment Method, de Inouye):*

a. Inatención.

b. Comienzo agudo y curso fluctuante.

c. Pensamiento desorganizado.

d. Alteración del nivel de conciencia.

Deben estar a y b presentes más c ó d.

FISIOPATOLOGÍA.

No se conoce con certeza el mecanismo por el cual se produce un SCA en respuesta a ciertas *noxas* que sufre nuestro organismo.

Característicamente no hay daño cerebral estructural, a pesar de los evidentes trastornos conductuales y cognitivos. La lesión cerebral sería funcional.

En el EEG se observa enlentecimiento difuso de la actividad cortical (alfa), y aparición de actividad delta y theta proporcional al grado de deterioro cognitivo. Estos hallazgos no son específicos.

El delirio se considera una manifestación neuropsiquiátrica no específica de un desorden generalizado del metabolismo cerebral y los neurotransmisores.

La vía final común sería un desequilibrio entre éstos, principalmente entre GABA, acetilcolina y dopamina.

La sobreestimulación de receptores GABA estaría implicada en el delirio asociado a encefalopatía hepática, y la subestimulación de éstos al delirio relacionado a privación de benzodiacepinas, alcohol y barbitúricos.

También hay evidencia que apoya la hipótesis que el delirio es mediado por un trastorno en el sistema colinérgico. La intoxicación por anticolinérgicos determina un cuadro clínico y EEG típico de delirio agudo, que es reversible con el uso de anticolinesterásicos. Además, los niveles plasmáticos de anticolinérgicos se correlacionan bien con la presencia de delirio en el postoperatorio.

Se sabe que mediadores de la inflamación como interleuquinas y linfoquinas pueden provocar los cambios electroencefalográficos relacionados al delirio, y producir un cuadro clínico similar. Las endorfinas también están implicadas, y podrían explicar el delirio asociado al uso de narcóticos.

CAUSAS PRINCIPALES.

En un estudio realizado por Levkoff, detectó que el 80% de los pacientes con delirio de su estudio, presentaban alguno de los siguientes 4 *factores* asociados:

1. Infección urinaria (al ingreso o durante la hospitalización).
2. Hipoalbuminemia al ingreso.
3. Leucocitosis.
4. Proteinuria.

Otro estudio, realizado por especialistas del Hospital John Hopkins, Baltimore, logró correlacionar en forma significativa los niveles plasmáticos de actividad anticolinérgica (muscarínica) con la aparición de delirio postoperatorio. Observaron un 34% de delirio en los enfermos postoperados de cirugía cardiaca.

Principales causas de SCA.

Neurológicas:	Traumatismo cerebral, AVE, epilepsia. Hematoma subdural. Absceso. Tumor. Hidrocéfalo normotensivo. HSA.
Enf. sistémicas:	Infecciones (ITU, BNM, bacteremia, meningitis, otros), alteraciones metabólicas: hipoxia/hipercarpnia, uremia, hipo/hipertermia, hipo/hiperglicemia, ICC, IAM, TEP, alteración ácido-base, síndrome postcaída. Déficit de vitaminas B. PAN. Alteraciones tiroideas.
Drogas:	Efecto colateral de anticolinérgicos, hipnóticos, sedantes, tranquilizantes, antidepresivos, analgésicos, L dopa. Sobredosis o privación de alcohol o benzodiacepinas. Antihipertensivos, antiarrítmicos.
Alteraciones ambientales.	Cambio de ambiente (de casa, casa-hospital, etc).

DROGAS ASOCIADAS A DELIRIO (JAGS, Vol. 40, Nº8: 833)

Narcóticos	morfina meperidina
Sedantes	triazolam alprazolam
Bloqueadores H2	ranitidina famotidina nizatidina
Antiparkinsonianos	amantadina levodopa/carbidopa bromocriptina
Anticolinérgicos	benztropina (anticolinérgico) amitriptilina difenhidramina tioridazina atropina escopolamina quinidina
Otros	digoxina, corticoides, propanolol, clonidina, metildopa, lidocaína, HIN, rifampicina, AINE, etc.

De estos, 7 de 8 deliriosos tenían niveles plasmáticos de drogas anticolinérgicas >1,5 veces lo normal. Hubo personas con niveles altos de drogas y sin delirio también. Además de los anticolinérgicos típicos, se encontró relación con las fenotiacinas (CPZ), antihistamínicos (difenhidramina), hipnóticos (flurazepam y otros), y narcóticos (demerol), que bloquean receptores muscarínicos.

Otro estudio reciente sobre las causa médicas más frecuentes de delirio, destaca que las infecciones (ITU y BNM) y la insuficiencia cardiaca son responsables de la mayor parte de los casos. En la mayoría el delirio duró menos de 24 horas, en un caso duró 7 días.

	DELIRIO	DEMENCIA	PSICOSIS AGUDA FUNCIONAL
Comienzo	súbito	insidioso	súbito
Curso en 24 hs	fluctuante	estable	estable
Conciencia	disminuida	normal	normal
Atención	alterada global	normal	a veces alterada
Cognitivo	alterado global	alterado	alterado (selectivo)
Alucinaciones	visual (auditivo)	no	auditivas
Delusiones **Orientación**	mal sistematizada alterada frec.	no alterada frec.	bien sistematizadas +/- alterada
Act psicomot.	++/--	normal	a veces alterada
Lenguaje	incoherente	perseveraciones	normal
Mov. involuntario	asterixis, temblor	no	no
Enf física	presente	ausente	ausente

Tabla de diagnóstico diferencial.

DIAGNÓSTICO DIFERENCIAL.

Es muy importante poder *distinguir delirio de*:

- Demencia.
- Psicosis funcional aguda.

Psicosis funcional aguda (pseudodelirio): resultados inconsistentes en tests cognitivos, antecedente de enfermedad psiquiátrica previa, comportamiento maniaco o depresivo, ideas delirantes sistematizadas, sin fluctuación durante el día. EEG normal.

PRONÓSTICO.

El delirio ocurre en personas con enfermedades graves, por lo que no debe extrañar que se asocie a una alta mortalidad. Estudios reportan una mortalidad 2 a 20 veces mayor que el grupo control.

Además, la morbilidad a corto plazo es también mayor, hay mayor estancia intrahospitalaria, mayor frecuencia de complicaciones médicas y mayor riesgo de institucionalización.

En un estudio se observó que solo el 4% de los enfermos había recuperado su estado cognitivo basal al momento del alta, y a los 3 y 6 meses solo un 21% y un 18% había vuelto a su basal. Esto podría reflejar la progresión de una demencia antes subclínica.

El estudio de Francis sobre pronóstico postalta, encontró una mortalidad de 39% a dos años plazo en el grupo de enfermos que tuvo delirio vs 23% en el grupo control. Además, los enfermos deliriosos tuvieron una mayor pérdida de la independencia y mayor riesgo de disminución futura en el aspecto cognitivo.

TRATAMIENTO.

Debe dividirse en tres *aspectos* principales: prevención, tratamiento de la enfermedad de base, y manejo sintomático del SCA (general y farmacológico).

Prevención

En todo enfermo geriátrico, especialmente en aquellos con factores de riesgo para el desarrollo de delirio, se debe minimizar o evitar el uso de drogas anticolinérgicas, sedantes y narcóticos, mantener una buena hidratación y oxigenación y tratar precozmente cualquier complicación médica. Es útil también contar con un manejo de enfermería cuidadoso y continuo, y con un ambiente físico tranquilo y con elementos de orientación (reloj, calendario, etc). La compañía de familiares es muy importante.

Tratamiento específico

Es el pilar del manejo del SCA. Se recomienda tratar enérgicamente la enfermedad de base. Muchas veces el delirio no evoluciona en forma paralela a la patología desencadenante, sino demora más en resolverse.

En lo posible se debe eliminar las drogas que pudieran producir delirio.

Descartar privación de benzodiacepinas o alcohol.

Tratamiento de soporte

En relación al manejo sintomático, la mayoría de las veces las medidas no farmacológicas son suficientes.

El tratamiento de soporte incluye asegurar una adecuada alimentación e hidratación y aporte de vitaminas.

Se debe optimizar el cuidado intensivo de enfermería. Ayuda mucho para la orientación contar con un ambiente adecuado, lo más tranquilo posible, amigable, sin estímulos excesivos, ojalá con música suave e iluminación adecuada. Es bueno que tengan objetos conocidos en su pieza (fotos de familiares, adornos, etc).

No es favorable juntar en la misma sala a dos enfermos con delirio, pues se van a potenciar uno y otro. Se recomienda también corregir problemas de visión y audición, con lentes y audífonos adecuados.

Evitar la contención física, pues solo se logra aumentar la agresividad. Es preferible el uso de cuidadoras o *sitters,* que acompañen, tranquilicen y reorienten al paciente.

Además, se debe complementar el manejo con apoyo psicosocial y de terapia ocupacional, y orientación por la trabajadora social.

Se debe preparar el ambiente para el alta, y decidir con cautela si se requerirá institucionalización.

Si el enfermo está severamente agitado se puede utilizar medidas farmacológicas como haloperidol en la menor dosis posible.

La idea es usar esta droga por el menor tiempo posible, y suspenderla una vez tratada la enfermedad orgánica descompensante.

Se recomienda comenzar con dosis de 0,5 mg im y repetir cada 1/2hora doblando la dosis anterior, hasta lograr controlar la agitación (el comienzo de acción de la droga es 10-30 min post administración im). Al día siguiente se dará v. oral la mitad del total de la dosis de impregnación, y se mantendrá hasta que pase el delirio. Se debe recordar siempre el riesgo de efectos colaterales de los neurolépticos, principalmente parkinsonismo, temblor, acatisia y síndrome neuroléptico maligno.

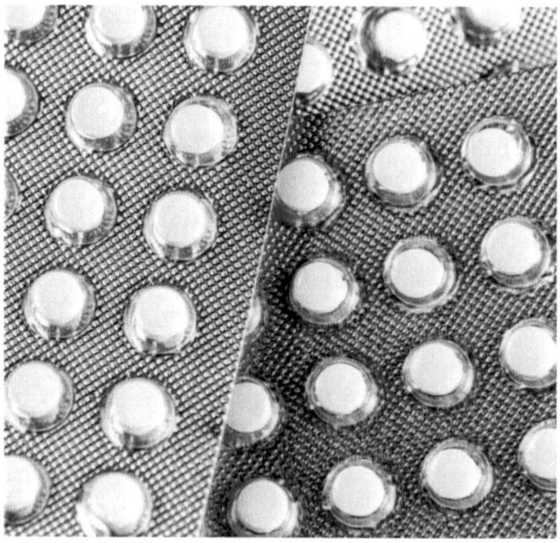

Otra alternativa de tratamiento es el uso de benzodiacepinas, que tienen mayor rapidez en el comienzo de acción (5 min), pero producen más sedación. Son el tratamiento de elección en caso de privación de sedantes y alcohol. Se recomienda el uso de BZD de vida media corta. El lorazepam se usa en dosis de 0,5-1mg iv. Los narcóticos son útiles para el tratamiento del delirio secundario a dolor.

En caso de sospecha de delirio por toxicidad por anticolinérgicos, se usa fisostigmina 1-2 mg iv, su efecto terapéutico es limitado pero sirve para hacer el diagnóstico.

Para evaluar la progresión del enfermo es útil hacer una evaluación mental seriada (mini mental test u otro, diariamente).

CONCLUSIÓN.

El delirio corresponde a un complejo síndrome con manifestaciones pleomórficas determinadas por enfermedades médicas agudas, drogas, y enfermedades cerebrales crónicas subyacentes.

Los pacientes mayores que desarrollan un SCA generalmente tienen una alteración funcional de base, y están en riesgo de sufrir un mayor deterioro en su independencia después de salir del hospital.

Las alteraciones conductuales propias del delirio pueden ser manejadas farmacológicamente lográndose un buen control a corto plazo, pero no sabemos si ello va a mejorar el pronóstico a largo plazo. Este va a depender primariamente de la presencia o ausencia de una patología cerebral de base.

6. TRASTORNOS AFECTIVOS EN URGENCIAS.

6.1. INTRODUCCIÓN.

Los trastornos del humor se componen de estados maníacos y depresivos que pueden ser conceptualizados como afecciones unipolares o bipolares y/o formar parte de un espectro afectivo. Las variaciones del estado del humor pueden ser concebidas a lo largo del amplio espectro de la enfermedad afectiva, con el trastorno bipolar tipo I y un episodio depresivo mayor único en los extremos.

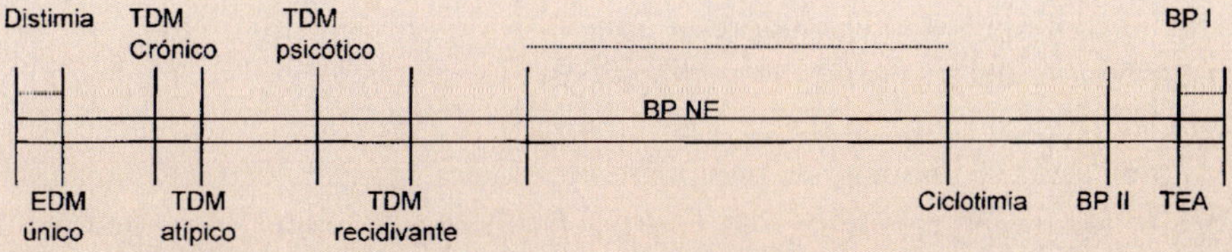

El espectro afectivo: TDM, Trastorno depresivo mayor; EDM, episodio depresivo mayor; BP NE, Trastorno bipolar no especificado (incluye manía, hipomanía secundaria a antidepresivos, el TDM recurrente relacionado con hipertimia, o TDM recurrente con un familiar de primer grado con trastorno bipolar); EA, trastorno esquizoafectivo, tipo bipolar, que puede ser contemplado como una forma grave de la enfermedad maniaco depresiva.

En el trastorno bipolar II y la ciclotimia se muestran síntomas maníacos menos graves. La depresión unipolar recidivante, psicótica y atípica también puede ser considerada al final del espectro bipolar, con similitudes en la fisiología subyacente y la respuesta al tratamiento. En el extremo final del espectro bipolar, el trastorno esquizoafectivo de tipo bipolar puede ser considerado como la forma psicótica más grave de la enfermedad bipolar.

6.2. URGENCIAS EN CUADROS DEPRESIVOS.

6.2.1. CONCEPTO Y FORMAS CLÍNICAS.

Los síntomas depresivos y los trastornos depresivos por su elevada prevalencia (5-7% de la población general) constituyen uno de los motivos de consulta más frecuentes en psiquiatría.

Desde el punto de vista clínico la depresión supone una claudicación psicofísica que se manifiesta en el plano psíquico (tristeza desmoralización, pérdida de la autoestima, desinterés, disminución del rendimiento, etc.) y somático (astenia, anorexia, pérdida de peso, algias otros trastornos del sueño, etc.). Ocasionalmente al cuadro clínico se tiñe de ansiedad (depresiones ansiosas), ideas delirantes (depresiones psicóticas), trastornos psicomotores (depresiones agitadas o inhibidas) síntomas somáticos (depresiones enmascaradas o equivalentes depresivos).

Como punto general de orientación podemos establecer tres *tipos de depresión:*

2.1.1. *Endógena* (melancolía) de causa fundamentalmente biológica, enraizadas en al terreno constitucional-hereditario.

2.1.2. *Psicosociales*, ligadas a causas ambientales desencadenantes del cuadro (depresiones reactivas) o trastornos de la personalidad (depresiones neuróticas o caracteropáticas).

2.1.3. *Somatógenas*, secundarias a causas físicas específicas y objetivables.

2.1.1 DEPRESIÓN ENDÓGENA O MELANCÓLICA.

Puede aparecer únicamente en forma de episodios depresivos (depresión endógena unipolar) o alternando con episodios de euforia (hipomanía o manía) formando parte del trastorno bipolar o psicosis maniaco-depresiva. De hecho, las diferencia clínicas entre las depresiones unipolares y bipolares son más bien escasas, si bien éstas se inician más precozmente, existen más antecedentes familiares de trastorno bipolar, episodios más cortos y frecuentes y una mejor respuesta a las sales de litio que en las unipolares.

En general la depresión endógena se caracteriza por personalidad premórbida adaptada, inhibición o agitación psicomotora, anorexia y pérdida de peso significativa, anhedonia total (incapacidad de buscar, obtener y experimentar placer), historia previa de fases depresivas anteriores, trastornos de cronobiología (inicio primavera-otoño, mejoría vespertina, despertar precoz), riesgo de suicidio (entre el 10 y el 15% de los melancólicos se suicidan), historia familiar de trastorno afectivo, anomalías en los marcadores biológicos (acortamiento de la fase REM, no supresión del cortisol en el test de supresión por dexametasona (TSD), disminución de la respuesta de hormona tiroestimulante a la estimulación con hormona liberadora de tirotropina, disminución de los receptores plaquetarios de imipramina y serotonina, etc.) y buena respuesta a los tratamientos biológicos. Aunque el primer episodio puede ser desencadenado por causas externas generalmente pérdidas afectivas (fallecimientos, separaciones, cambios de vivienda, etc.), el cuadro clínico, con las características citadas, una vez iniciado cursa independientemente el estímulo desencadenante y los episodios siguientes suelen aparecer de forma espontánea y autónoma.

2.1.2. DEPRESIÓN PSICOSOCIAL (REACTIVA, NEURÓTICA).

Se caracteriza por mayor ansiedad, autocompasión, rasgos histéricos o hipocondríacos y en conjunto personalidades neuróticas, insomnio inicial, sin variaciones diurnas ni estaciones del humor, curso fluctuante, ausencia de anomalías biológicas y reactividad de los síntomas a las contingencias ambientales, de forma que existe una anhedonia parcial, ya que se pierde la capacidad d anticipar y buscar placer pero a diferencia del melancólico, se conserva la capacidad de experimentarlo si la situación es favorable. No suelen detectarse trastornos psicomotores marcados, ni ideas delirantes, el riesgo de suicidio es menor que en otras depresiones endógenas y la respuesta a los psicofármacos es menor. De cualquier forma el paciente vive el trastorno como una continuidad de su historia y biografía, a diferencia del melancólico que vivencia su enfermedad como una ruptura biológica, como un suceso extraño y desconectado de su existencia.

2.1.3. DEPRESIÓN SOMATÓGENA.

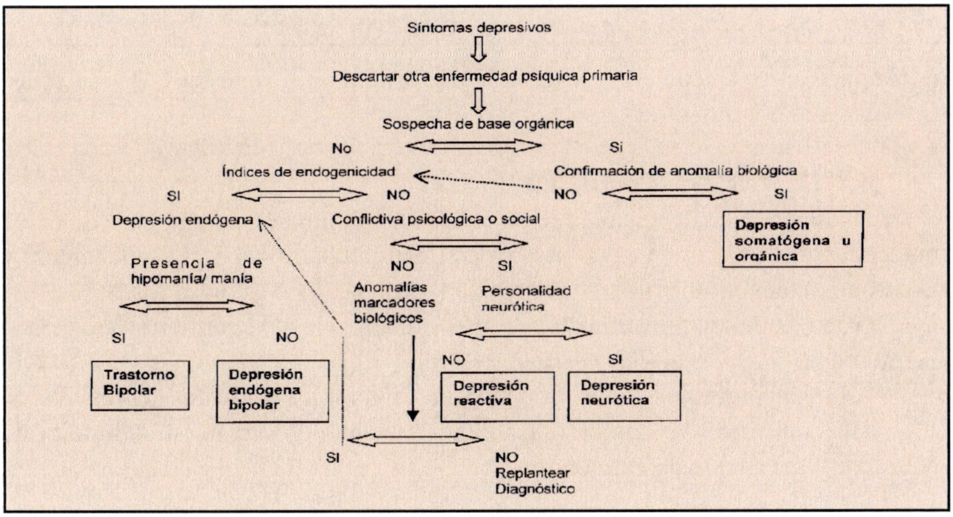

Son de causa orgánica conocida y, por tanto, muy importantes para el médico no-psiquiatra, ya que se relacionan con trastornos médicos o iatrogenia medicamentosa. En general, estas depresiones se manifiestan por estados de adinamia, astenia, somnolencia, laxitud, anorexia y en ocasiones por síntomas claros

AFECTIVIDAD. Tristeza. Anhedonia. Apatía. Indiferencia. Ansiedad. Irritabilidad (depresiones tardías y neuróticas). Anhedonia total (melancolías) o parcial (distimias). Anestesia afectiva (15%)	**CONDUCTA.** Abandono personal. Hipotonía general. Inhibición agitación (melancolías) Aislamiento. Llanto. Intentos de suicidio.
PENSAMIENTO/COGNICIÓN. Enlentecimiento (melancolía). Monotemático. Negativo. Pérdida de autoestima. Desesperanza Ideas de suicidio. Ideas (¿delirantes?) de culpa, ruina e hipocondría (melancolía). Déficit de concentración-atención.	**RITMOS BIOLÓGICOS.** Inicio en primavera / otoño. Mejoría vespertina. Despertar precoz. **TRASTORNOS SOMÁTICOS.** Anorexia. Pérdida de peso. Insomnio/hipersomnia. Trastornos digestivos. Estreñimiento. Algias. Astenia. Disfunciones sexuales.

de afectación orgánica cerebral (confusión, dificultades mnésicas, discalculias, etc.) más que por auténticas depresiones.

6.2. DIAGNÓSTICO DIFERENCIAL.

El diagnóstico de una depresión se efectúa en función de una serie de datos (antecedentes familiares y personales, personalidad, factores desencadenantes) y sobretodo de la sintomatología, que se configura en cinco grandes áreas:

Además del diagnóstico clínico, otros datos permiten configurar un marco de referencia respecto al *diagnóstico*:

- *Antecedentes familiares*. Son frecuentes entre los pacientes depresivos. Si tales antecedentes son de tipo bipolar pueden predecir el curso bipolar de ciertas depresiones unipolares.

- *Antecedentes personales*. Es importante constatar la presencia de episodios anteriores, así como la naturaleza endógena o psicógena de los mismos. Son orientativos la edad del primer episodio, la duración y la resolución, así como el tratamiento empleado y su grado de respuesta. Es necesario aclarar si el trastorno actual es una prolongación de un proceso crónico, lo cual indicaría más bien trastornos de personalidad o conflictos ambientales, o si por el contrario, existen largos periodos asintomáticos, lo que orienta hacia las depresiones endógenas esporádicas.
- *Personalidad*. No se ha podido definir una personalidad específica de los depresivos no bipolares, al margen de la introversión y de algunos rasgos que se han delimitado para la personalidad depresiva (pesimismo, tendencia a la culpa, perfeccionismo, etc.). Por el contrario, los pacientes bipolares presentan, en general, una personalidad más definida (extroversión, hiperactividad, fluctuaciones del humor, etc.).
- *Desencadenantes*. Es muy frecuente la presencia de desencadenantes en las depresiones psicosociales, si bien estos están presentes en el 50% de los primeros episodios de depresiones endógenas. Por el contrario, la ausencia de desencadenantes, así como una personalidad estable, orienta el diagnóstico hacia la melancolía.

El *diagnóstico diferencial* más conflictivo se establece con los siguientes trastornos: tristeza normal, angustia, histeria, trastornos obsesivos, esquizofrenia y demencias.

6.2.1. Tristeza normal.

La *consideración patológica* de un proceso afectivo viene determinado por:
- Ausencia de estímulo desencadenante o desproporción entre la intensidad y la calidad del mismo y la reacción emocional desencadenante.
- Duración excesiva del estado afectivo, aunque el suceso desencadenante y la reacción emocional inicial sean congruentes. En este sentido los síntomas afectivos que aparecen en situaciones de duelo (tristeza, desinterés, autorreproches, trastorno del sueño, anorexia, dificultad de concentración, etc.) suelen aparecer durante los meses siguientes al suceso, y solo una pequeña proporción de personas desarrollan un auténtico síndrome depresivo, a veces de tipo endógeno sobre todo si son de edad avanzada.
- Repercusión de la actividad laboral y el rendimiento, ya que la aflicción normal no es incompatible con el rendimiento aceptable.
- Síntomas físicos acusados, pues los sentimientos y afectos normales no suelen provocar trastornos físicos graves (pérdida de peso, trastornos del sueño notables, algias, desregulación vegetativa, etc.).

6.2.2. Angustia.

Las depresiones neuróticas tienen muchos puntos de coincidencia con el síndrome ansioso, ya que ambos participan de la etiopatogenia psicosocial.

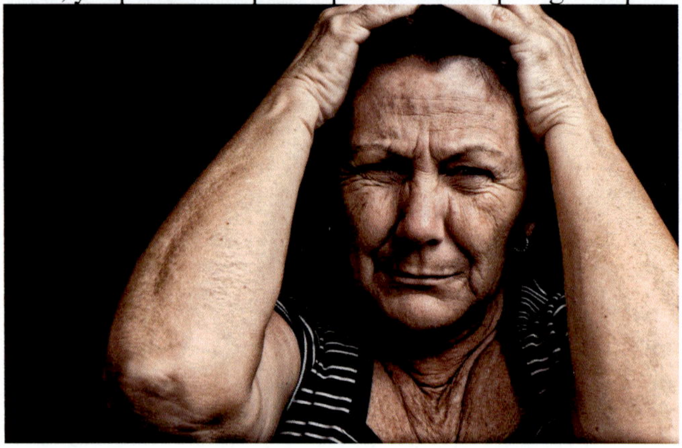

6.2.3. Histeria.

En general no es difícil distinguir la neurosis histérica (disociativa o conversiva) de la depresión, ya que tanto la personalidad como los antecedentes y las manifestaciones clínicas son lo suficientemente claros como para establecer un diagnóstico. Sin embargo, en ocasiones la histeria se encubre bajo la apariencia depresiva. En estos casos pueden servir de *orientación clínica* los siguientes puntos:

- La personalidad premórbida tiene en la histeria unas características muy precisas (egocentrismo, teatralidad, labilidad emocional, sugestionabilidad, dependencia, erotización de las relaciones sociales, temor a la sexualidad) y distintas a las del depresivo, cuya personalidad es normal, melancólica o cíclica.
- La sintomatología es precisa y estable en el caso de las depresiones y fluctuante en el caso de la histeria, con frecuencia relacionada con las circunstancias ambientales.
- En el trasfondo de la pseudodepresión histérica se aprecia un finalismo y un deseo de manipular el ambiente que no existe en el depresivo.
- La respuesta a los antidepresivos es en general positiva y estable en las depresiones auténticas, mientras que en la pseudodepresión histérica es inconsistente, ya que el paciente no mejora o si lo hace en un primer momento es para recaer sin motivo o bajo supuestos efectos adversos al poco tiempo.

6.2.4. Trastornos obsesivos.

La naturaleza del TOC es todavía incierta, pero clínicamente se encuentra muy bien delimitada por las obsesiones y los rituales. Por el contrario la depresión es un trastorno de la afectividad, cuyo contexto clínico se centra en la tristeza, hipotonía del humor, desesperanza, pérdida de peso, deseo de muerte, el descenso o falta de rendimiento y en definitiva una claudicación psicofísica.

En términos generales existen algunos *elementos* que son comunes entre los TOC y las depresiones, concretamente en tres ámbitos:

- Clínicamente hay un solapamiento entre ambas alteraciones. Alrededor del 25% de melancólicos presentan ideas obsesivas en el curso de su trastorno y entre el 30 y el 40% de los pacientes obsesivos cumplen criterios de depresión a lo largo de su enfermedad.
- Se ha constatado en el TOC anomalías biológicas superponibles a las que se observan en las depresiones endógenas o melancólicas (disminución de la latencia del sueño REM, TSD anormales, disminución de la Bmax plaquetaria de imipramina).
- Desde la perspectiva terapéutica los TOC responden a la clorimipramina y a los inhibidores selectivos de la recaptación de serotonina (ISRS), que también son acreditados antidepresivos.

Sin embargo, existen muchos elementos que los distancian y permiten establecer un *diagnóstico diferencial* adecuado:

- Genética: No hay evidencias que señalen una clara relación genética entre ambos trastornos.
- Manifestaciones clínicas: Ya se han expuesto las diferencias clínicas entre ambos trastornos.
- Biología: Se ha sugerido que las anomalías biológicas constatadas en el TOC pueden corresponder a un disfuncionalismo de SNC que se produce en el 30% de los obsesivos que presentan paralelamente una depresión, de forma que tales alteraciones serían la expresión no del TOC sino de depresión concomitante.
- Edad de inicio y curso: El inicio del TOC está claramente situado en el periodo Infantojuvenil, de forma que son raros los casos que aparecen después de los 35 años (hay que descartar etiología orgánica o depresión anancástica). Por el contrario, la depresión unipolar tiene una media de aparición por encima de los 40 años. Con relación al curso el TOC es un trastorno que evoluciona con fluctuaciones pero sin periodos asintomáticos, la depresión típica melancólica es episódica, de forma que el paciente

puede pasar largos periodos libre de síntomas y totalmente compensado.

- Tratamiento: en el ámbito farmacológico y a diferencia de los antidepresivos señalados, el resto de fármacos de acción serotoninérgica específica son eficaces en la depresión pero no en el TOC. Asimismo, la terapia de conducta y la psicocirugía, de notable eficacia en el TOC se muestran inoperantes en las depresiones y por el contrario, la terapia electroconvulsiva, sumamente eficaz en las melancolías, no es resolutiva en el TOC.

6.2.5. Esquizofrenia.

En la vejez, al contrario de lo que ocurre en las personas jóvenes, los síntomas negativos son mucho menos comunes y también es menos común la desorganización del pensamiento a la que hicimos alusión en los párrafos anteriores.

Sí priman los delirios de persecución y daño; la persona puede creer que alguien ha atravesado las paredes de su casa para hacerle mal o que el vecino lo está velando. Las alucinaciones también son muy comunes y parece que más diversas que en las personas jóvenes. Estas pueden ser táctiles, olfativas o auditivas. El mayor que padezca alucinaciones auditivas, es posible que se queje de que alguien lo está amenazando o haciendo comentarios abusivos.

Hay que tener en cuenta que los síntomas psicóticos, delirios y alucinaciones son comunes en muchas enfermedades neurodegenerativas como el alzhéimer y el párkinson, que tienen una incidencia elevada en las personas mayores. Tener síntomas psicóticos no implica tener esquizofrenia. Diagnosticar la esquizofrenia en la vejez lleva por parte del profesional un cuidadoso proceso de exclusión de otras causas.

6.2.6. Demencia.

El inicio súbito del cuadro, las fluctuaciones clínicas, el predominio de quejas amnésicas subjetivas, la combinación de síntomas depresivos y déficit cognitivos, la respuesta favorable a los antidepresivos en un episodio anterior y los antecedentes familiares de depresión, entre otros aspectos, apuntan a una pseudodemencia depresiva.

6.3 ENTREVISTA Y ORIENTACIÓN PSICOTERAPÉUTICA.

Es imprescindible establecer con el paciente una relación empática y de apoyo. Muchos deprimidos se sientes desesperanzados y aislados. Es preciso tranquilizarlos e informarles de que la depresión tiene tratamiento. Evítese el optimismo vacío y superficial (*alégrese, eso no tiene importancia, no se preocupe*), que será experimentada como una falta de empatía. Informar que la depresión es algo frecuente. Ayude a identificar los factores que hacen a los pacientes sentirse culpables y merecedores de desprecio. Ayude a reducir la culpa utilizando un modelo médico y subrayando que la depresión es una enfermedad como la hipertensión o la diabetes, que requiere un tratamiento médico. Es muy valiosa la información que se recoge de los amigos y familiares.

6.4. EVALUACIÓN Y MANEJO.

A la hora de evaluar a un paciente con un trastorno afectivo se deben realizar las siguientes *actividades*:

- Tratar cualquier problema médico que haya surgido como consecuencia de un intento de suicidio. Si el paciente ha tomado una sobredosis de fármacos o de otra sustancia debe hacerse inmediatamente las valoraciones médicas y toxicológicas de urgencias.
- Evaluar y tratar la peligrosidad potencial y la posible ideación autolítica.
- Descartar las causas de depresión médicas, farmacológicas y neurológicas.
- Realizar un diagnóstico y determinar el grado de afectación para establecer un plan de tratamiento. La depresión entraña un riesgo vital, y por tanto puede requerir un ingreso involuntario. Si el paciente tiene ideas de suicidio o ha hecho un intento reciente, está indicada la hospitalización y la observación constante si todavía existe peligro dentro del centro. Aunque la mayoría de los pacientes son ambivalentes ante la idea del suicidio, los que han determinado hacerlo pueden no hablar de ello por miedo a que el médico intervenga y lo evite. La decisión de hospitalizar a pacientes moderadamente deprimidos resulta difícil de tomar y ha de tener en cuenta los antecedentes de la persona: intentos previos de suicidio, respuesta al tratamiento, factores estresantes identificables, sistemas de apoyo (familiares, amigos) y probabilidades de colaborar con el tratamiento ambulatorio.
- Comprometer al paciente en el proceso terapéutico y tranquilizarle informándole que el episodio es tratable y que se resolverá. La mayoría de los deprimidos nunca buscan un tratamiento profesional.

6.5. FARMACOTERAPIA.

Un tratamiento definitivo antidepresivo, con medicación o con terapia electroconvulsiva (TEC), tarda unas semanas o más en ofrecer resultados, y no se hace de urgencias. Sin embargo la ansiedad, la agitación y el insomnio si pueden ser tratados en este ámbito.

La *información a determinar* es si:

1) El paciente es psicótico, 2) toma alcohol o drogas, 3) hay algún trastor-

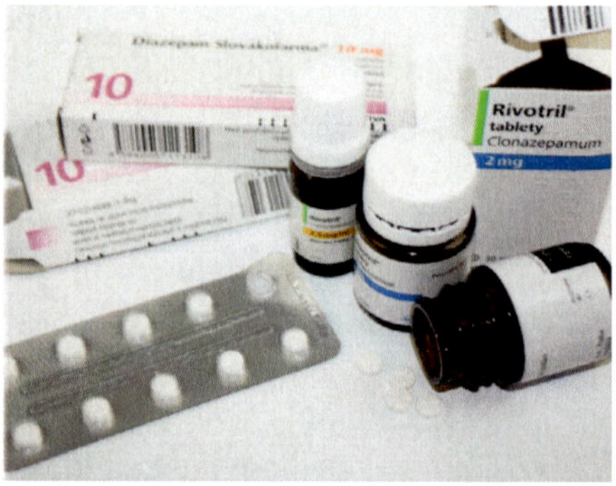

no médico. A menos que el paciente sufra un problema orgánico, la agitación, la ansiedad y el insomnio se tratan con benzodiazepinas: lorazepam 1-2 mg orales (VO), alprazolam 0,5-1 mg VO, u oxacepam 10-30 mg VO, todas ellas administradas cada hora si es preciso.

Si hay síntomas psicóticos, también puede emplearse una benzodiazepina, pero es preferible considerar los antipsicóticos como haloperidol 2-5 mg VO ó IM, flufenazina 2-5 mg VO ó IM o tiotixeno 2-5 VO ó IM todos ellos empleados cada cuatro horas si es necesario.

Si hay trastorno orgánico, la elección depende del mismo. Los antipsicóticos descienden el umbral convulsivante y habría que utilizarlos con precaución en los epilépticos. Las benzodiacepinas elevan dicho nivel pero pueden causar amnesia, otros problemas cognitivos o agitación en pacientes que están confusos, con delirium o demencia. Hay que remitir a los deprimidos desde urgencias a los dispositivos apropiados para realizar un tratamiento psiquiátrico consistente en farmacoterapia, psicoterapia o ambos.

6.6. URGENCIAS EN CUADROS MANÍACOS.

CONCEPTO Y FORMAS CLÍNICAS.

En el polo opuesto de la depresión se encuentra la manía, trastorno del ánimo caracterizado por una exaltación del estado afectivo y una hiperactividad de todas las funciones psíquicas (taquipsiquia). Se considera una enfermedad endógena que generalmente aparece sin desencadenantes y en cualquier caso estos pierden importancia después del primer episodio.

La incidencia de manía unipolar es excepcional y su existencia es polémica, ya que en general la manía se presenta en el contexto del trastorno bipolar, de forma intercalada con episodios depresivos. La edad media de presentación son los 30 años y sólo el 10% de los casos aparece después de los 50. La duración de los episodios es variable (alrededor de 4 meses sin tratamiento), pero constante en cada paciente. En general existen intervalos asintomáticos en cada paciente(con un promedio de 2 años), pero un subgrupo denominado cicladores rápidos, con frecuencia resistentes al tratamiento con litio, presentan mas de 4 episodios por año con el consiguiente deterioro sociofamiliar y laboral.

Se han diferenciado dos formas de trastorno bipolar: I y II.

En el *trastorno bipolar I* corresponde al patrón clásico de psicosis maniaco depresiva, de forma que los episodios maníacos especialmente aparatosos se combinan con episodios depresivos igualmente graves.

En el *trastorno bipolar II* se combinan episodios depresivos con hipomanías. En el momento actual la diferenciación de ambos tipos de formas bipolares está perfectamente validada, aunque el 10-15% de pacientes con trastorno bipolar tipo II acaban convirtiéndose en bipolares tipo I.

El *trastorno bipolar II* no es una forma más leve de trastorno bipolar I, sino un diagnóstico diferente. Mientras que los episodios maníacos del trastorno bipolar I pueden ser graves y peligrosos, las personas que tienen trastorno bipolar II pueden estar deprimidas durante períodos más largos, lo cual puede causar un deterioro importante.

Se han descrito varias *formas clínicas:*

6.1.1. *Manía:* forma caracterizada por humor expansivo, hiperactividad, verborrea, distraibilidad y fuga de ideas, insomnio, vivencias de grandeza, y magnificación de la autoestima, conducta desordenada y desinhibida.

6.1.2. *Hipomanía:* forma atenuada o prodrómica del estado maníaco que en ocasiones es espontánea y otras veces inducida por fármacos.

6.1.3. *Manía delirante:* Es un tipo de manía con delirios, por lo general congruente con el estado afectivo (megalomaníacos, grandeza, religiosos, etc.).

6.1.4. *Manía confusa:* no es frecuente y requiere el diagnóstico diferencial con los trastornos exógenos de base orgánica, ya que la desorientación espacial, el onirismo, la poca estructuración de las ideas delirantes, las variaciones del humor, que transita del pánico a la agitación, pueden plantear dudas diagnósticas.

6.1.5. *Manía secundaria:* son cuadros maníacos secundarios a causas orgánicas (médicas tóxicas o fármacos). No se recogen antecedentes de bipolaridad y el inicio es más tardío que en las manías puras, aunque el perfil clínico es superponible al de estas.

6.1.6. *Cicladores rápidos:* ya comentados en el apartado anterior, por cuanto responden escasamente al tratamiento con litio y precisan otros tratamientos (carbamazepina, Valproato sódico, etc.), no siempre exitosos.

6.1.7. *Trastorno afectivo estacional:* se ha descrito recientemente, y se caracteriza por la alternancia de depresiones en invierno y periodos hipomaníacos en verano y primavera, ligados probablemente a los ciclos fotoperiódicos.

DIAGNÓSTICO DIFERENCIAL.

Debe establecerse con los *diagnósticos* que se establecen a continuación:

6.2.1. *Trastornos de personalidad.*

Las dudas diagnósticas aparecen con más frecuencia en las personas jóvenes que manifiesten con frecuencia estados afectivos atípicos. El diagnóstico diferencial suele plantarse con el trastorno de personalidad del criterio B del DSM IV que incluye la personalidad antisocial. En estos casos las situaciones de euforia exaltación, alegría y tristeza pueden conducir a error.

6.2.2. *Esquizofrenia.*

La presencia de ideas delirantes y humor disfórico induce con frecuencia a diagnosticar como esquizofrenia un trastorno maníaco o por el contrario considerar maníaco un cuadro esquizofrénico por el humor expansivo. En concreto, pacientes bipolares con conductas desorganizadas y síntomas psicóticos, pueden

	MANÍA	**ESQUIZOFRENIA**
Antecedentes familiares	Afectivos	Esquizofrenia
Edad de inicio	30-35 años	20-25 AÑOS
Personalidad	Ciclotímica	Esquizoide
Inicio	Primavera otoño	Variable
Temple	Hiperactivo-eufórico	Delirante
Seudoalucinaciones	Excepcionales	Frecuentes
Pensamiento (curso)	Fuga de ideas	Disgregación
Pensamiento (contenido)	Megalomanía Delirios congruentes	Autista Delirios paranoides
Contacto interpersonal	Fluido	Distante. Frío
Humor	Eufórico-expansivo	Vacuo-discordante
Conducta	Desinhibida	Extraña
Deterioro	Excepcional	Frecuente
Respuesta a litio	Positiva	Negativa

ser diagnosticados erróneamente como esquizofrénicos. Sin embargo hay datos que permiten diferenciarlos correctamente.

En términos generales, por lo tanto el diagnóstico diferencial debe establecerse en torno a los antecedentes familiares, el cuadro clínico global, la situación del paciente interepisodio, el curso de la enfermedad y la respuesta terapéutica, tanto durante el episodio como el tratamiento de mantenimiento.

6.2.3. *Trastornos exógenos.*

Se ha mencionado la posibilidad de cuadros maniformes secundarios a causas orgánicas, casi superponibles a manías genuinas. La edad tardía de aparición, la presencia de trastornos del nivel de conciencia, desorientación y síntomas que expresen lesión cerebral (mnésicos, cognitivos, etc.), así como la ausencia de antecedentes personales y familiares de trastornos afectivos, pueden ayudar a centrar el diagnóstico. Desde el punto de vista fenomenológico la manía secundaria se acompaña mas frecuentemente de violencia agresividad, irritabilidad y deterioro cognitivo, así como menor frecuencia de síntomas psicóticos de primer rango que la manía primaria.

ENTREVISTA Y ORIENTACIÓN PSICOTERAPÉUTICA.

Los maníacos en un principio pueden resultar divertidos y encantadores, pero suelen convertirse en molestos e irritantes con gran facilidad. Su conducta puede ser impredecible y presentar episodios de violencia. Es necesario establecer pronto los límites con estos pacientes y no permitirles ventajas. Los maníacos se distraen fácilmente y por eso la entrevista debe realizarse en un ambiente tranquilo.

EVALUACIÓN Y MANEJO.

1. Mantener el control de la situación, lo que evitará incidentes y contar con el personal necesario si precisara sujeción mecánica.
2. Tomar las constantes vitales del paciente. La agitación proveniente de otras causas puede ser confundida con una manía. Estos pacientes pueden tener además patología médica como resultado de su alteración de juicio. Pueden coexistir intoxicaciones y cuadros de abstinencia a drogas.
3. Pedir pruebas de laboratorio: análisis sistemático de sangre, tóxicos en orina, bioquímica de rutina y pruebas de función tiroidea, hepática y renal (BUN y creatinina), solicitar un ECG.
4. Realizar exploración Psicopatológica y recoger una historia psiquiátrica. Centrarse en la aparición de episodios previos de manía depresión para determinar la presencia de un trastorno bipolar. Si durante dos semanas o más hay síntomas psicóticos sin alteración del humor, considérese el diagnóstico de trastorno esquizoafectivo.
5. Corregir los problemas tiroideos, así como la patología médica que se encuentre. Debe realizarse un completo y detallado examen físico tan pronto como el paciente pueda colaborar al respecto.

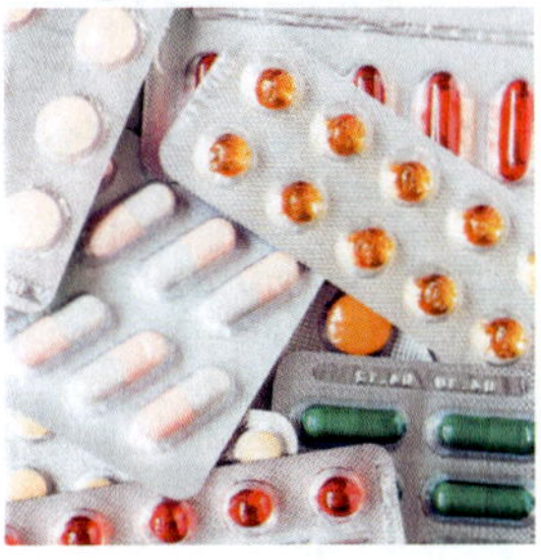

FARMACOTERAPIA.

El cuadro maníaco requiere prácticamente siempre ingreso hospitalario, muchas veces involuntario por la ausencia de conciencia de enfermedad y los riesgos que conlleva.

En el caso de la hipomanía el ingreso no suele ser necesario, a no ser que existan factores que nos hagan sospechar una mala evolución, como la falta de apoyo familiar y de cumplimiento terapéutico, o el consumo de tóxicos.

El tratamiento psicofarmacológico tiene como objetivo acortar la duración de la hipertimia, controlar la conducta del paciente mientras tanto y evitar las repercusiones que pueda tener.

TRATAMIENTO DE LA HIPOMANÍA	TRATAMIENTO DE LA MANÍA
- Valorar ingreso hospitalario. - Concienciar al paciente y la familia del control externo de las conductas (manejo del dinero, no conducir, toma del tratamiento, acudir a las revisiones, no consumo de alcohol ni otros tóxicos, etc.). - Revisar el tratamiento que tomaba: Suspender antidepresivos. Valorar el cumplimiento y posibles interacciones. Buscar litemias más altas (1-1,4 mEq/l). - Añadir medicación neuroléptica: Haloperidol 6-10 mg/d ó Risperidona 3-6 mg/d u Olanzapina 15-20 mg/d mg/d ó Quetiapina200-600 mg/d ó Amisulpiride 400-600 mg/d. - Ocasionalmente añadir inductores del sueño: 2-3 mg de clonacepam ó 50-100 mg de levomepromazina.	- Ingreso hospitalario involuntario si es preciso. - Valorar riesgo de agitación psicomotriz, conductas perjudiciales y necesidad de sujeción mecánica. Valorar el cumplimiento del tratamiento normotímico si lo llevaba intentando alcanzar niveles de litemia mas altos (1-1,5 mEq/l). - Añadir medicación neuroléptica por vía oral si colabora: Haloperidol 8-20 mg/d ó Risperidona 6-9 mg/d u Olanzapina 20-30 mg/d ó Quetiapina 400-800 mg/d ó Amisulpiride 600-800 mg/d. - O si no colabora por vía parenteral: Haloperidol 1 ampolla+ diazepam 10mg+ Biperideno 1 ampolla intramuscular cada 6-8 horas ó Zuclopentixol acufase 1-2 ampollas intramuscular cada 2-3 días. - Añadir inductores del sueño si es preciso: 2-4 mg de clonacepam ó 100 mg de levomepromazina u otras benzodiacepinas o antipsicóticos.

Habitualmente se discute si tratar con normotímicos o con neurolépticos, pero el pragmatismo nos lleva a asociar la mayoría de las veces ambos.

7. AGITACIÓN PSICOMOTRIZ

1. INTRODUCCIÓN.

El episodio de agitación psicomotriz es probablemente el más clásico de la urgencia psiquiátrica, ya que, a diferencia del resto que se pueden tratar como urgencias diferidas en la mayoría de los casos, éste requiere inmediata asistencia, es decir, es el único que hace correr al psiquiatra de guardia camino de la sala de urgencias.

Es de gran importancia la orientación diagnóstica de la etiología del cuadro, y debe descartarse la posible organicidad que aparece con frecuencia como causa de los cuadros de agitación.

Como pauta general debe considerarse que una agitación psicomotriz tiene origen psiquiátrico cuando presente psicopatología propia de una agitación psiquiátrica, y no cuando en un cuadro de agitación las determinaciones analíticas básicas y la tomografía axial computerizada (TAC) de urgencias sean normales, es decir, deben realizarse diagnósticos positivos no por exclusión de organicidad.

2. DEFINICIÓN.

Debemos *diferenciar entre* el paciente violento y el síndrome de agitación psicomotriz:

- *Paciente violento o agresivo:* Se trata de un cuadro consistente en agresividad hostilidad, brusquedad y tendencia más o menos manifiesta a la destrucción pudiendo manifestar tanto autoagresividad como heteroagresividad.
- *Síndrome de agitación psicomotriz*. Se manifiesta por un aumento inadecuado de la actividad motora. Puede ser de escasa intensidad y se denominaría inquietud psicomotora o de gran intensidad llegando a una agitación extrema con tempestad de movimientos.

Por tanto el primero es una alteración del impulso agresivo, mientras que el segundo es una alteración de la psicomotricidad. Ambos cuadros no son excluyentes, ya que un paciente violento puede presentar agitación psicomotriz y viceversa, un paciente agitado puede mostrarse violento o agresivo.

3. ETIOLOGÍA.

En general se distingue entre agitaciones orgánicas y psiquiátricas, con rasgos semiológicos diferentes que nos pueden ayudar para hacer un diagnóstico diferencial.

3.1. AGITACIÓN ORGÁNICA.

Estos cuadros se caracterizan por presentar cierta obnubilación de conciencia, desorientación temporoespacial, dificultades de atención, confusión mental, discurso incoherente, dificultad para la marcha, hiperexcitabilidad muscular. Son de aparición relativamente brusca y fluctuantes alternándose periodos de calma con otros de agitación en pacientes sin antecedentes psiquiátricos. El paciente puede estar en una actitud adecuada, consciente, orientado y colaborador plenamente y pasar a un estado de agitación y obnubilación de conciencia sobre todo nocturno. Pueden existir alucinaciones visuales (signo bastante específico de organicidad), delirio y actividad ocupacional e ideación delirante de perjuicio y con menos frecuencia megalomaníaca. Puede presentar alteraciones en la analítica básica y en las pruebas de neuroimagen en el caso de procesos intracraneales, en líquido cefalorraquídeo (LCR) en caso de infecciones del sistema nervioso central...

Las *causas* más frecuentes son:

- *Tóxicas:* alcohol y otras drogas, fármacos con actividad anticolinérgica (atropina, antiparkinsonianos, antidepresivos, antihistamínicos, etc.), digitálicos, corticoides, lidocaína, ansiolíticos en general, los cambios relativamente bruscos de niveles plasmáticos de fármacos con alguna actividad en el SNC (p.e. al iniciar o abandonar un tratamiento o cuando hay una absorción irregular) conllevan un riesgo de delirium, especialmente en grupos predispuestos como los ancianos o consumidores de drogas ilegales.
- *Metabólicas:* encefalopatía hepática, uremia, hipoglucemia, hiponatremia, hipo e hipermagnesemia, hipo e hipercalcemia, acidosis, hipoxia e hipercapnia, fiebre, deshidratación, enfermedades endocrinas (hiper e hipotiroidismo, síndrome de Cushing, síndrome de Addison…), etc.
- *Neurológicas:* estados postictales, estado epiléptico parcial y complejo, traumatismo craneal (hematoma subdural), anoxia cerebral, infecciones trascraneales (meningismo), neoplasias intracraneales, ACV y encefalopatía hipertensiva.

3.2 AGITACIÓN PSIQUIÁTRICA.

Se caracteriza por presentar psicopatología propia de alguna entidad psiquiátrica. La conciencia está clara y limpia aunque pueden existir alucinaciones auditivas, mas raramente visuales, ideación delirante de perjuicio (esquizofrenia o trastornos delirantes) o megalomaníaca (manía), alteraciones de la afectividad (disforia o euforia), hostilidad o agresividad. El discurso suele ser en tono elevado, vociferante, verborreico, disgregado, y en casos extremos con fuga de ideas. No suele haber desorientación temporoespacial y la fluctuación es escasa. Se presenta con mayor frecuencia en pacientes con antecedentes psiquiátricos, incluidos ingresos previos.

Distinguimos dos *tipos de agitación psiquiátrica*:

a) Psicóticas: en las que existe una desconexión de la realidad. Las más importantes son:

- La esquizofrenia (ideas delirantes, alucinaciones auditivas, despersonalización, lenguaje disgregado...).
- La manía (hiperactividad, verborrea, aumento de la autoestima, ideas delirantes de grandeza o de otros tipos, conductas temerarias...).

b) No psicóticas:

- Ataques de pánico.
- Trastornos de personalidad: límite y antisocial.
- Trastornos del humor.
- Hipercinesia.
- Agitación asociada al consumo de tóxicos.
- Trastornos de origen psicógeno (trastorno por conversión).

3.3. AGITACIÓN MIXTA

Se trata de pacientes psiquiátricos que presentan un componente de organicidad, generalmente intoxicaciones etílicas y/o otros tóxicos.

Nos podemos también encontrar con cuadros que pueden confundirse con estados de agitación, pero que en realidad se deben atribuir a conductas delictivas. En el caso en que un paciente sea trasladado por las fuerzas de orden público o un servicio de urgencias y presenta estas características debe ser evaluado psicopatológicamente, tras descartar la organicidad del cuadro y debe continuar el proceso judicial en el caso en que haya cometido algún delito. Si hay intoxicación por alcohol o drogas, aunque se sospeche que es un delincuente sin otra patología, es conveniente mantenerlo en observación hasta que se resuelva la intoxicación, reevaluar y si se confirma la impresión inicial de que no es un enfermo mental, pasará a disposición judicial.

En los pacientes afectados de demencia o de retraso mental es frecuente que presenten episodios de agitación psicomotriz por los que acuden a urgencias. En la mayoría de los casos la agitación en estos pacientes es su manera de expre-

Tabla 1. Trastornos orgánicos-cerebrales comparados con trastornos funcionales en pacientes agitados

	EXAMEN FÍSICO	**CAUSA PROBABLE**	**TRATAMIENTO**
Agitación con la mirada fija, ansiedad, agresión, pánico, conducta extravagante.	Tensión arterial elevada, taquicardia, nistagmus vertical y horizontal, analgesia a los pinchazos, rigidez muscular, salivación, vómitos.	Fenciclidina (PCP)	Intervención mínima (no hablar bajo) Privación sensorial con observación a distancia. Diazepam para la intoxicación y convulsiones Haloperidol para la psicosis. alfa bloqueantes o diazóxido en hiper-

			tensión severa.
Agitación con ideas delirantes de persecución o euforia con irritabilidad.	Signos simpáticos: tensión arterial elevada, taquicardia, taquipnea, midriasis, diaforesis, inquietud temblor.	Anfetaminas, cocaína u otros simpaticomiméticos	Ambiente controlado, Acidificar la orina Controlar la hiperpirexia, convulsiones (diazepam), conducta (haloperidol) No dar sedantes.
	Sin signos simpáticos	Pensar en esquizofrenia, trastornos esquizofreniformes, paranoide, bipolar, psicosis reactiva breve, psicosis atípica	
Distorsión sensorial, hipersensibilidad de todos los sentidos, euforia, alucinaciones, pseudoalucinaciones.	*Hiperactividad simpática*	Alucinógenos del tipo de la adrenalina: STP, mescalina, nuez moscada.	Ambiente controlado, apoyo y tranquilización (hablar bajo), haloperidol para el control de la conducta.
	Cambios mínimos	Alucinógenos del tipo indol, LSD, psilocibina.	
Delirium agudo indistinguible	*Bloqueo muscarínico:* pupila dilatada e hiporreactiva, visión borrosa, rubefacción, íleo paralítico, estreñimiento, fiebre, hiperreflexia. *Sin bloqueo muscarínico*	Pilocarpina o metacolina Reevaluar al paciente, considerar la ingesta de varias drogas	Fisostigmina. Conservador con observación y protección.

Cuadro tomado de El Bassuk, AE Skodol: The fist few minutes: identifying and managing life-threatening emergencies. En: Emergency Psichiatry sar un malestar subjetivo como dolor, fiebre, estreñimiento o cualquier otro síntoma que le genera molestias, por lo cual deben investigarse y tratarse las causas de dichos síntomas.

4. ABORDAJE Y MEDIDAS DE SEGURIDAD.

Aunque la entrevista en sí es la parte más importante de cualquier valoración psiquiátrica, no debe olvidarse que esta se va afectada por el marco en que se lleva a cabo. La preparación de la entrevista consiste en deponer el marco adecuado para la misma y en obtener la información previa del caso. La valoración realizada en urgencias suele centrarse en el problema o el síntoma actual.

4.1. INFORMACIÓN PREVIA Y DERIVACIÓN.

Conseguir información previa sobre el caso hace que la valoración sea más eficaz, a la vez que incrementa la seguridad. Sin embargo, también fomenta los sesgos en el clínico. En la mayoría de los casos disponemos de una información limitada y en forma de un informe de derivación. Esta información es especialmente importante en la urgencia psiquiátrica.

El marco hospitalario es el más frecuente para realizar una valoración psiquiátrica de urgencias. En ocasiones, recibimos información telefónica de la derivación desde otro dispositivo de urgencias. En este caso, debemos anotar los siguientes puntos en la historia, teniendo en cuenta que esta puede ser la única oportunidad para conseguir *información sobre el paciente*:

- Nombre y filiación del profesional que deriva al paciente y la forma de localizarlo en caso de necesidad.
- Nombre y dirección del paciente, junto con los principales datos sobre el motivo de derivación.

Antes de aceptar la derivación, si hay alguna duda de que el paciente le corresponde se le explicara así al médico consultor y mantendremos contacto con él después de habernos cerciorado. Hemos de preguntar a la persona que deriva al paciente, sobre las razones que han motivado su traslado tanto en lo que respecta al problema psiquiátrico como en lo concerniente al tipo de ayuda que espera obtener de la derivación. Cuando el motivo de traslado es la crisis de agitación hemos de preguntar quién ha visto qué. Esto es particularmente importante en los pacientes que son traídos por la policía, circunstancia en la que se ha de contrastar la información con cuantas fuentes sea posible, por las posibles implicaciones legales del caso.

4.2. LUGAR DE LA ENTREVISTA.

Se deben considerar los aspectos prácticos de la recogida de información. El lugar debe de ser tranquilo y privado, debe estar bien iluminado y contar con una superficie para escribir. La mejor manera de sentarse es formando un ángulo de 45-90° con el asiento del paciente. Antes de ver al paciente se ha de tener siempre en cuenta la cuestión de *seguridad*:

- Nunca siente al paciente entre usted y la salida de la estancia, ni deje que exista ninguna barrera entre usted y la salida.
- Retire de la vista cualquier objeto que pueda ser usado como arma (abrecartas, pisapapeles, grapadoras...). En las situaciones de agitación el hecho de tener una potencial arma a la vista puede catalizar una descompensación hacia la violencia.
- En caso de no existir botón de alarma en la estancia entérese de cómo conseguir ayuda en caso necesario.
- Evite entrevistar al paciente en áreas aisladas.
- Informe al personal de enfermería de lo que está haciendo y el tiempo que espera emplear en la valoración.
- Si cree que existe más riesgo de lo habitual, arregle con la enfermería el que haya un mayor número de personas cerca de la estancia donde se lleva a cabo la entrevista. Antes de ésta comente con ellos sus posibles preocupaciones y cuál es la mejor forma de manejar una situación no deseada.
- En caso de que durante la intervención el paciente muestre un arma, debe interrumpirse la entrevista, no discutir con el paciente y avisar al personal de seguridad o policía.

5. CONTENCIÓN VERBAL

La entrevista debe realizarse en tono cortés y si acaso ligeramente formal, no sólo creará esto una cierta distancia entre el paciente y usted, lo que hará más difícil la violencia, sino que al tratarlo como si fuera alguien importante, también aumentará usted su autoestima. No invada su espacio personal, no lo toque, no se ponga encima de él ni se siente detrás de un gran escritorio, concéntrese mas bien en crear una atmósfera de buen entendimiento. Dígale al paciente quién es usted, y que va a hacer todo lo que pueda para ayudarlo. No ahorre tiempo en escuchar sus preocupaciones, y si estas son delirantes dígale que comprende sus temores, su sufrimiento o su ira, en lugar de discutir la veracidad de las mismas. A menudo resulta útil decirle que está asustando a todo el mundo, pues puede que realmente no se dé cuenta de ello. Pedirla a algún familiar, o a algún miembro femenino del personal, que les acompañe en la entrevista, puede también contribuir a modificar su comportamiento.

Estas técnicas no funcionan con algunos pacientes como los que han bebido, los que tienen creencias muy fijas o los que están muy exaltados. Si su intuición le dice que esté alerta hágale caso. Si es evidente que la entrevista no esta sirviendo de nada no aumente la tensión del paciente aumentándola innecesariamente. Por lo general, la única forma de resolver la situación es diciéndole al paciente lo que usted quiere que haga, por ejemplo, quedarse en el hospital, tomar una medicación o ir a la sala de aislamiento. Para entonces ya usted sabe que esto será una provocación para el paciente, por lo que si está a solas con él lo mejor es que salga de la habitación y vaya a buscar ayuda, en caso necesario dígale al paciente que va a consultar con algún compañero de, más experiencia. Enfrentar al paciente con la medicación es algo que solo debemos hacer si hay un grupo de control y contención presente en la habitación, y con la medicación ya preparada y lista para ser administrada.

6. CONTENCIÓN MECÁNICA (SUJECIÓN).

Es un procedimiento consistente en restringir los movimientos del paciente y que va encaminado a disminuir los riesgos de autoagresividad o heteroagresividad, impedir la manipulación de otras medidas terapéuticas como sondas o vías o evitar la fuga de los pacientes que estén ingresados involuntariamente. Esta medida puede realizarla cualquier médico. El personal de enfermería puede indicar en situación de urgencia una sujeción mecánica, debiendo avisar inmediatamente al médico que ratificará o no, por escrito, la decisión de enfermería.

Puede aplicarse tanto en pacientes orgánicos como psiquiátricos. Es habitual que se utilicen barras laterales en caso de agitación orgánica, sin embargo la seguridad que genera la sujeción mecánica es mucho mayor.

En los casos de agitación psiquiátrica en general suele ser durante cortos períodos de tiempo hasta que sea eficaz la contención farmacológica. En los pacientes con cuadros de agitación intensa suelen precisar contención mecánica al inicio del ingreso al mismo tiempo que se pauta el tratamiento, y en la mayoría de los casos se retira a las pocas horas. En el caso de pacientes ya ingresados que presentan una situación de agitación hostilidad a pesar del tratamiento requieren una sujeción de forma más prolongada en la unidad de internamiento.

La sujeción mecánica es una técnica más de enfermería. Enfermería recibirá ayuda de celadores y auxiliares y en caso de pacientes agresivos-violentos del personal de seguridad. Suelen ser necesarias entre cuatro o cinco personas para llevar a cabo el proceso de contención. En este *proceso* hay que tener en cuenta:

1. Se realizará con correas comercializadas para ello, evitando utilizar vendas, sábanas o similares remedios caseros.
2. Se llevará a cabo en una habitación o box aislados del resto de pacientes y por supuesto de familiares.
3. Se deben sujetar entre dos puntos (brazo y piernas contralaterales) y cinco puntos (cuatro extremidades y cintura) dependiendo de la intensidad del cuadro.

4. El cuerpo debe quedar de forma que ningún punto del mismo pueda golpearse contra nada que no sea el colchón (cuidado con la estructura de la cama, cabecero, paredes, mesillas, etc.).
5. Se comprobará que el paciente no tenga ningún objeto peligroso y que ningún paciente pueda hacérselo llegar.
6. Debe situarse en una sala bien ventilada y con una temperatura adecuada sobre todo si se administran neurolépticos, ya que estos alteran la termorregulación.
7. Se debe asegurar la correcta hidratación del paciente recurriendo a la perfusión de algún suero salino en caso de que se acompañe de sedación prolongada (riesgo de rabdomiolisis).
8. En caso de que se prolongue la contención debe administrarse heparina por vía subcutánea para prevenir una trombosis venosa profunda.
9. Un paciente contenido debe implicar siempre vigilancia estricta, en general, la presencia permanente de una persona no suele ser posible, pero en su defecto debe controlarse al paciente cada quince minutos, sobre todo si ha recibido medicación o se trata de una agitación orgánica.
10. Control riguroso de constantes vitales (presión arterial, temperatura, pulso, frecuencia respiratoria), analítica (hemograma, bioquímica con glucosa, urea, creatinina, electrolitos, etc.), electrocardiograma y exploración física.

7. CONTENCIÓN FARMACOLÓGICA (SEDACIÓN)

Cualquier paciente que requiera contención mecánica por el grado de agitación que presenta es susceptible de tratamiento farmacológico, primero para conseguir la descontención lo antes posible y en segundo para disminuir la percepción subjetiva negativa que genera la contención.

Existen particularidades importantes en casos de cuadros tóxicos (abstinencia e intoxicación), demencia, delirium y otros.

7.1. AGITACIÓN ORGÁNICA.

Lo más recomendable es la utilización de neurolépticos por vía oral o intramuscular. Los de primera elección son los de alta potencia y entre ellos el haloperidol, por su seguridad y eficacia, es el mas adecuado. Entre sus inconvenientes está la posibilidad de aparición de crisis comiciales porque disminuye el umbral convulsivo (se contraindica en delirium tremens o abstinencia a benzodiacepinas, así como en la agitación de origen comicial) y los síntomas extrapiramidales. En agitaciones moderadas que no aceptan medicación oral se debe administrar una ampolla de 5 mg y repetir cada 30-45 minutos (dosis máxima 100 mg/día) hasta conseguir la sedación. Es un neuroléptico potente pero escasamente sedante por lo que puede ser mas lento que si se utilizan benzodiacepinas o neurolépticos sedantes pero mucho mas seguro.

BENZODIAZEPINAS:

Deben evitarse en la mayoría de las agitaciones de origen orgánico.

Únicamente son *de elección* en:

- Delirium tremens.
- Síndrome de abstinencia a opiáceos.
- Cuadros de origen comicial.
- Intoxicaciones por algunos estimulantes: cocaína, anfetaminas.. en las que aumenta el riesgo de crisis y no hay riesgos de sumación de efecto depresor.

La demencia por cuerpos de Lewy se caracteriza por las alteraciones de conducta que presenta que empeoran con neurolépticos y mejoran con benzodiacepinas. En el resto de casos deben ser de uso restringido. En caso de ser imprescindible su uso debe utilizarse las de vida media intermedia como el lorazepam y evitar las de vida media corta por ser muy potentes y las de vida media larga por riesgo de acumulación y mayor confusión.

NEUROLÉPTICOS:

Los de baja potencia fundamentalmente levomepromazina, Clorpromazina y tioridacina son muy sedantes, pero presentan riesgo de hipotensión, aspiración, delirium anticolinérgico, alteraciones cardíacas, etc. Además por su efecto sedante y anticolinérgico pueden aumentar la confusión y tras unas horas de sedación reaparece la agitación en mayor intensidad, por lo que su uso esa desaconsejado en estos casos.

Los neurolépticos atípicos están incorporándose al arsenal terapéutico en agitación orgánica. La olanzapina (2.5-15 mg/día) induce menos extrapiramidalismo (muy útil en la enfermedad de Parkinson) que el haloperidol o la risperidona y tiene perfil sedante (pero menos que los clásicos de baja potencia), por lo que

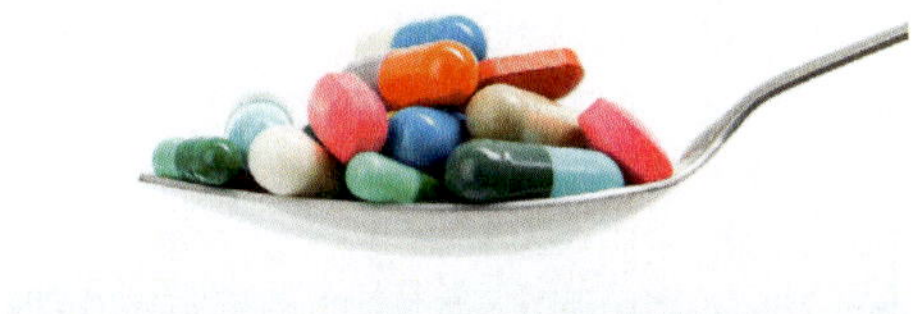

EPISODIO AGUDO: _PAUTA 1: _PAUTA 2: _PAUTA 3: _PAUTA 4: _PAUTA 5:	_ 1 ampolla de haloperidol IM repitiendo cada 30-40 min. hasta 3-4 ampollas. _ 30 gotas de haloperidol VO repitiendo cada 30 min. hasta 100-120 gotas. _ 1 comprimido de olanzapina 10 mg _ 3-4 ml de risperidona solución. _ Añadir a cualquiera de las pautas anteriores 1 ó 2 comprimidos de lorazepam de 1 mg (si hay síntomas de ansiedad asociados y escasa o nula desorientación o confusión)
ESTADO SUBAGUDO O CRÓNICO _ PAUTA 1: _ PAUTA 2: _ PAUTA 3: _ PAUTA 4:	_ Haloperidol de 5 a 20 gotas cada 8 horas, añadiendo de 15 a 25 adicionales por la noche. _ Risperidona, 1-2 mg/12 horas, pudiendo añadir entre 1 y 3 por la noche. _ Olanzapina de 2,5-5 /12 horas, pudiendo añadir unos 5 a 7,5 mg por la noche. _ Cualquiera de los anteriores en caso de ansiedad se puede añadir hasta 1/4-1/2-1 de Lorazepam de 1 mg

es muy eficaz en estos casos. La risperidona (2-6 mg/día) también es eficaz en la agitación orgánica, sobre todo en el delirium leve a moderado y en los cuadros psicóticos superpuestos a demencia.

7.2. AGITACIÓN PSIQUIÁTRICA

Son pacientes que en un principio no presentan enfermedad médica que interfiera o complique el tratamiento. En caso de agitación leve o moderada en que el paciente acepte medicación oral, puede ser suficiente la administración de benzodiacepinas (2-5 mg de lorazepam) sobre todo cuando la agitación no es psicótica y no se sospecha consumo de alcohol. Las benzodiacepinas por vía intramuscular tienen una absorción errática y deben ser evitadas. Las benzodiacepinas por vía intravenosa deben reservarse a la medicina intensiva o anestesia.

En caso de agitación más importante sobre todo de origen psicótico o maníaco deben emplearse neurolépticos incisivos a dosis altas (haloperidol 2 ampollas) acompañado de benzodiacepinas 10 mg de diazepam o 50 mg de cloracepato dipotásico) y en función de la intensidad añadir 25 mg de levomepromazina o de clorpromazina. El efecto máximo de estos últimos se alcanza a las 4 ó 5 horas por lo que no debemos repetir las dosis. Puede repetirse la dosis de haloperidol a los 45 minutos si no se ha alcanzado sedación ya que el efecto máximo de éste se alcanza a los 30-40 minutos aproximadamente.

En caso de pacientes que presenten agresividad y hostilidad persistente puede recurrirse a la presentación de zuclopentixol acufase a dosis de 50-100 mg por vía intramuscular. Al igual que en el caso anterior puede optarse por antipsicóticos atípicos administrando 20 mg de olanzapina, 6-8 mg de risperidona o 200 mg de quetiapina en dosis inicial para conseguir una sedación rápida. De la primera podemos disponer de la presentación bucodispersable y de la segunda

AGITACIÓN PSICÓTICA: **_EPISODIO AGUDO:** ***CUADRO INTENSO O NO ACEPA LA VIA ORAL:*** _PAUTA 1: 2 amp. de haloperidol IM. _PAUTA 2: 2 amp. de haloperidol + 2 amp. de diazepam IM, puede repetirse a los 45 min. _PAUTA 3: 2 amp de haloperidol + 1 amp. de diazepam, (repetir a los 45 min.) _PAUTA 4: 1 amp de haloperidol + 1 amp. de diazepam 10 + 1 amp de sinogán® 25mg IM, (repetir a los 45 min. excepto el sinogán®). _PAUTA 5: 1 amp de haloperidol + 1 amp. de diazepam 10 + 1 amp de largacti® 25 IM (repetir a los 45 min. excepto el largactil®). ***CUADRO MODERADO O ACEPTA VÍA ORAL:*** _PAUTA 1: 50-70 gotas de haloperidol (repetir a los 30 min.) _PAUTA 2: 50-70 gotas de haloperidol + 5 mg de lorazepam, pude repetirse a los 45 min. la mitad de la pauta. _PAUTA 3: 50-70 gotas de haloperidol + _ ó 1 comp. de lorazepam 5 mg + 1/2 ó 1 comp. de sinogán® 25 o largactil® 25.	**_EPISODIO SUBAGUDO:** _PAUTA 1:1 amp de haloperidol + 1 amp de diazepam 10 mg cada 8 horas. _PAUTA 2:2 amp de haloperidol + 1 amp de diazepam 10mg cada 8 horas. _PAUTA 3:1 amp de haloperidol + 1 amp d diazepam 10 + 1 amp de sinogán® 25 cada 8 horas (vigilar la presión arterial) _PAUTA 4: 2 ampollas de clopixol acufase® cada 2-3 días, además de medicación oral (25-25-25 de haloperidol y diazepam 10 (1-1-1) ó idalprem® 5 mg (1-1-1)). _PAUTA 5: haloperidol gotas (40-40-40) + diazepam 10 mg (1-1-1) ó idalprem® 5 mg (1/2 ó 1-1/2 ó 1-1).

AGITACIÓN NO PSICÓTICA:

_PAUTA 1: 1 ó 2 ó 1 comp. de idalprem® 5mg pudiendo repetir cada 30 min.

_PAUTA 2:1 comp. ó 1 amp. IM si no acepta la vía oral de diazepam 10 mg. Se puede repetir a los 30 min.

_PAUTA 3: 1 comp. De idalprem® 5 mg ó 1 comp. de diazepam 10 mg + 50 gotas de haloperidol.

_PAUTA 4: Si las anteriores no han sido eficaces, puede administrarse 1 amp de largactil® 25 ó sinogán® 25 IM

BIBLIOGRAFÍA.

1. Texto de Geriatría. Pathy. Capítulo 21.
2. Texto: Principles of Family Practice. Capítulo.7.
3. LEVKOFF SE, SAFRAN C, CLEARY PD ET AL. Identification of factors associated with the diagnosis of delirium in elderly hospitalized patients. J. Am Geriatr Soc 1988; 36: 1099- 1104.
4. TUNE LE, HOLLAND A, FOLSTEIN MF ET AL. Association of postoperative delirium with raised serum levels of anticholinergic drugs. Lancet 1988; 2: 651- 653.
5. PATHY, MS JOHN, ALAN J. SINCLAIR, AND JOHN E. MORLEY, eds. *Principles and practice of geriatric medicine*. John Wiley & Sons, 2006.
6. FRANCIS J. DELIRIUM IN OLDER PATIENT. J Am Geriatr Soc. 1992; 40:829- 838.
7. INOUYE SK, VAN DICK CH, ALESSI CA ET AL. Clarifying Confusion: The Confusion Assesment Method. Ann Intern Med. 1990; 113: 941- 948.
8. LIPOWSKY ZJ. Delirium in Elderly Patient. N Engl J Med.1989; 120 (9): 578-582.
9. ROCKWOOD K. Acute Confusion in Elderly Medical Patients. J Am Geriatr Soc. 1989; 37:150-154.
10. FRANCIS J, KAPOOR WN. Prognosis after hospital discharge of older medical patients with delirium. J Am Geriatr Soc. 1992; 40: 601-606.
11. VON MÛHLENBROCK. Contención física y Medicamentosa en el anciano agitado.Revista Geriatrika. Abril 1996.
12. Castillo, R. J., et al. Diagnostic and statistical manual of mental disorders. Washington, DC: American Psychiatric Association Press, 2007.
13. RUMMANS T, EVANS J, KRAHN LE ET AL. Delirium in elderly patients: Evaluation and management. Mayo Clin Proc. 1995; 70: 989-998.
14. Textbook: Dementia and Delirium in Old Age. Farvik: 326-348.
15. Asociación Americana de Psiquiatría. DSM-IV-TR. Barcelona: Masson 2002.
16. JIMÉNEZ, A. VILORIA. *Enfermedades neurológicas y psiquiátricas en el anciano*. Medicine-Programa de Formación Médica Continuada Acreditado 11.62 (2014): 3659-3676.
17. *Global Initiative for Asthma* (GINA). (2016). Global Strategy Report for Asthma Management and Prevention. Recuperado de www.ginasthma.com
18. *Organización Mundial de la Salud*. (2017). Asma. En Temas de Salud (Sitio web mundial).

19. TATTERSALL, M.C., BARNET, J.H., KORCARZ, C.E., HAGEN, E.W., PEPPARD, P.E., & STEIN, J.H. (2016). *Late-Onset Asthma Predicts Cardiovascular Disease Events: The Wisconsin Sleep Cohort*. Journal of the American Heart Association.
20. VENERO- FERNÁNDEZ, S.J. (2016). *Estadísticas de Asma*. Cuba, 2016. Instituto Nacional de Higiene, Epidemiología y Microbiología.
21. TORDABLE RAMÍREZ AM. *Evaluación del grado de información de los pacientes al ser incluidos en el programa de cuidados paliativos domiciliarios*. Cuad Bioet. 2017; 28(1):41-53.
22. ZAMORA MUR A, NABAL VICUÑA M, ZAMORA CATEVILLA A, GARCÍA FONCILLAS R, CALDERERO ARAGÓN V, AUBÍ CATEVILLA O, et al. *Declive funcional y presencia de síntomas en cuidados paliativos: ¿causa o consecuencia?* Rev Esp Geriatr Gerontol. 2017; 52(3):142-5.
23. ANDRADE CG, COSTA SFG, COSTA ICP, SANTOS KFO, MEDEROS BF. *Palliative care and communication: study with health proffesionals of the home care service*. Rev Fund Care. 2017; 9(21):215-21.
24. BASART HERNÁNDEZ S, GALÁN FERNÁNDEZ J. *El paciente en situación de enfermedad avanzada y/o final de la vida*. En: De la Fuente Ramos M, ed. Enfermería médico-quirúrgica. Vol. 1. Colección Enfermería S21. 3.ª ed. Madrid: Difusión Avances de Enfermería (DAE); 2015. p. 235-68.
25. *Instituto Nacional de Estadística*. Defunciones según la causa de muerte. Año 2014 [sede Web]. INEBASE: lnstituto Nacional de Estadística; 30 de marzo de 2016.
26. SPILSBURY K, ROSENWAS L. *Community-based specialist palliative care is associated with reduced hospital cost for people with non-cancer conditions during the last year of life*. BMC Palliat Care. 2017; 16: 68-80. [Links]
27. HIGGINSON IJ, DAVESON BA, MORRISON RS, YI D, MEIER D, SMITH M, et al. *Social and clinical determinants of preferences and their achievement at the end of life: prospective cohort study of older adults receiving palliative care in three countries*. BMC Geriatrics. 2017; 17: 271-85.
28. GONZÁLEZ-COLAÇO HARMAND M, PRADA ARRONDO PC, DOMÍNGUEZ RODRÍGUEZ A. *Calidad o cantidad de vida en los ancianos con insuficiencia cardiaca aguda: ¿es hora de hablar?* Emergencias. 2018; 30: 363.
29. MIRÓ Ò, PEACOCK FW, MCMURRAY JJ, BUENO H, CHRIST M, MAISEL AS, et al. *European Society of Cardiology - Acute Cardiovascular Care Association position paper on safe discharge of acute heart failure patients from the emergency department*. Eur Heart J Acute Cardiovasc Care. 2017; 6: 311-20.

30.MARTÍN-SÁNCHEZ FJ, RODRÍGUEZ-ADRADA E, VIDÁN MT, DÍEZ VILLANUEVA P, LLOPIS GARCÍA G, GONZÁLEZ DEL CASTILLO J, et al. *Impacto de las variables geriátricas en la mortalidad a 30 días entre los ancianos atendidos por ICA*. Emergencias 2018; 30: 149-55.
31.MARTÍN-SÁNCHEZ FJ, RODRÍGUEZ-ADRADA E, VIDÁN MT, LLOPIS GARCÍA G, GONZÁLEZ DEL CASTILLO J, RIZZI MA, et al. *Impact of Frailty and Disability on 30-Day Mortality in Older Patients With Acute Heart Failure*. Am J Cardiol. 2017; 120: 1151-7.

VIII
EL DOLOR

Carmela de Pablo Hernández y Carlos Calzado Bravo

> *El dolor es para la humanidad un tirano más terrible que la misma muerte.*
>
> Albert Schweitzer

El dolor es el síntoma más común y frecuente de la enfermedad, siendo el alivio el objetivo fundamental. El gran avance de la medicina ha llevado a mejorar los tratamientos del dolor, normalmente es de origen evidente, pero en otras ocasiones es la expresión de un determinado proceso oculto. Primeramente analizaremos que es el dolor, sus diferentes mecanismos, los tipos y los factores que influyen en la percepción. El dolor va directamente unido al anciano, ya que las patologías de éstos van directamente unidas con el dolor crónico, como sucede con los procesos osteoarticulares, inflamatorios…

1. CONCEPTOS

> *El dolor está extendido en la tierra en proporción infinitamente más vasta que la alegría. Quién crea que no ha sufrido, solamente tiene que tener un poco de paciencia.*
>
> Séneca

Según la *Asociación Internacional para el Estudio del Dolor,* el dolor se define como: *Desagradable experiencia sensorial y emocional que se asocia a una lesión actual o potencial de los tejidos o que se describe en función de dicha lesión*. Otras definiciones sobre el dolor *es lo que cualquier persona dice que es y existe siempre que la persona que lo sufre dice que existe* o *la percepción somatopsíquica causada por un estímulo muchas veces físico y modulado por factores como el estado de ánimo y el significado*, según la Dra. Saunders en 1967 lo definió como: *la percepción física modulada por factores de tipo emocional, social y espiritual*. Según la Real Academia de la Lengua Española se define dolor como una *sensación más o menos localizada de malestar, molestia o aflicción resultante a la estimulación de terminaciones nerviosas especializadas*.

El dolor es subjetivo, dependiendo de la variabilidad de percepción de cada persona, al ser una sensación en una o en diferentes partes del cuerpo supone una experiencia emocional. Tiene una característica importante: es beneficiosa para el ser humano, ya que identifica los diferentes peligros para el organismo. El proceso es el siguiente: el estímulo nocivo lesiona los tejidos periféricos, se produce entonces una descarga eléctrica que se transmite por las vías nerviosas a la médula espinal y de ahí a los centros cerebrales superiores.

Hay una serie de *definiciones* relacionadas con el dolor que será necesario para el desarrollo del presente tema:

-*Tolerancia al dolor:* es el nivel más alto de dolor que una persona puede tolerar.

-*Umbral al dolor*: la mínima intensidad de estímulo para el cual un sujeto percibe dolor.

-*Umbral:* es el nivel para el cual son reconocidos el 50% de los estímulos.

-*Neuralgia:* dolor en la zona de distribución de un nervio.

-*Hipoestesia:* sensibilidad disminuida a la estimulación.

-*Hipoalgesia:* respuesta disminuida a los estímulos dolorosos.

-*Hiperalgesia:* respuesta aumentada a estímulos dolorosos.

-*Hiperestesia:* sensibilidad aumentada a la estimulación.

-*Distesia:* sensación anormal desagradable, espontánea o provocada.

-*Analgesia:* ausencia de dolor en respuesta a una estimulación que normalmente es dolorosa.

2. MECANISMOS DEL DOLOR

Las fibras dolorosas penetran en la médula espinal a través del cuerno dorsal donde hacen sinapsis con las neuronas de segundo orden. Los axones de estas neuronas cruzan la médula espinal entrando en la vía lateral espinotalámica que asciende por el área blanca de la médula espinal hasta el tálamo en el cerebro; una vez alcanzado el tálamo, los impulsos dolorosos viajan hasta el área somatosensorial en la corteza cerebral.

Existen dos *teorías del origen del dolor:*
-*Teoría de la especificacidad,* basada en la existencia de unas terminaciones libres nerviosas específicas en la piel, el músculo y las vísceras y de dos tipos de vías nerviosas que llevan esta información nociceptiva hacia el sistema nervioso central, las fibras A, responsables del dolor agudo, de corta duración; siendo un subgrupo de las fibras alfa, beta, gamma, delta, transmitiendo los impulsos más rápidamente, aproximadamente de 12 a 80 metros/segundos. Y las fibras C, que están relacionadas con el dolor sordo y persistente, son menores en diámetro, transmiten más lentamente las sensaciones sordas dolorosas y que queman, del dolor somático profundo y del dolor visceral.

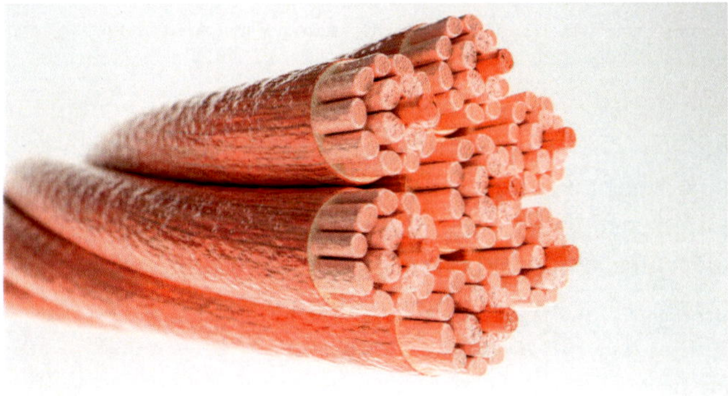

-*Teoría de la intensidad* la cual propone que cualquier estímulo de la naturaleza, cuando es de una intensidad importante, producirá una respuesta dolorosa.
En ambas teorías, las emociones de la persona que lo sufre juegan un importante papel, al igual que en la práctica son consideradas ambas teorías.
El sistema nervioso tiene como una de las principales funciones el proporcionar información sobre todo lo que suponga una amenaza para la vida de la persona, para lo cual es necesario los siguientes elementos: el estímulo, receptores y vías de transmisión que conducen el estímulo doloroso al sistema nervioso central, el cual se divide en:
- *Sistemas descendentes y de respuesta:* están interrelacionados y regulados por tres mecanismos endógenos: sistema opioide (receptores opiáceos y las morfinas); noradrenérgico (neurotransmisores noradrenérgicos) y sistema serotonérgico (neurotransmisores serotonérgicos).

Es el proceso por el cual se modifica y modula la información de los impulsos aferentes, en el cerebro se encuentran numerosas regiones involucradas en la modulación del estímulo. Las fibras de estas estructuras descienden por el cordón dorsolateral a la médula espinal.

- *Centros superiores:* están formados por el tálamo, el hipotálamo, el sistema limbito y la corteza cerebral. Los cuales están involucrados en el componente discriminatorio del dolor, componenete afectivo, el de memoria y el control motor.
- *Tractos nociceptivos ascendentes:* son los encargados de conducir el estímulo nociceptivo a los centros superiores del sistema nervioso central, la sinapsis entre las distintas fibras aferentes primarias y las neuronas dentro del asta dorsal o posterior de la médula espinal, las vías ascendentes implicadas en la transmisión emergen de algunos de los tractos de la médula espinal.
- *Fibras aferentes primarias (A-delta y C):* son las encargadas de transmitir el impulso nociceptivo hacia el sistema nervioso central, los impulsos nerviosos originados desde los nociceptores son transmitidos por los nervios periféricos hasta la médula espinal, podemos diferenciar dos tipos de fibras aferentes según el tamaño, grado de mielinización y la velocidad de conducción; estas son las fibras A-delta y C.

Ambas, con sus diferentes velocidades y propiedades de estimulación, explican la sensación dolorosa experimentada tras el estímulo doloroso: un primer dolor que es rápido y punzante que es conducido por las fibras A-delta, seguido por un dolor más lento que es quemante, conducido por las fibras C.

- *Receptores especializados, llamados nociceptores:* son neuronas que responden a estímulos de tipo mecánico, térmico o químico; encontrándose localizadas en el tejido cutáneo.

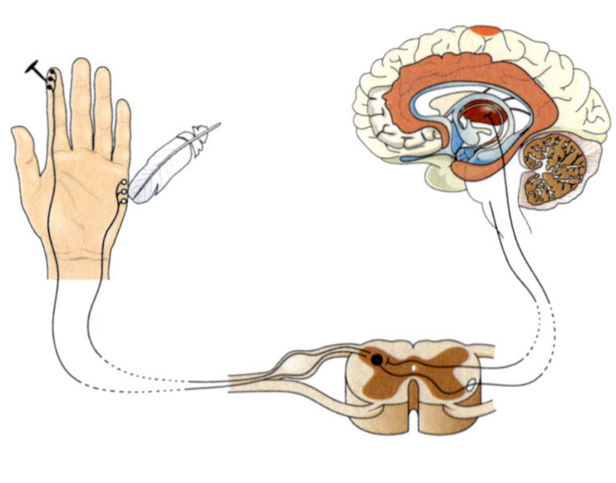

No existe relación directa e invariable entre cualquier estímulo y la percepción del dolor; estímulos comparables en distintas personas no producen la misma intensidad de dolor.

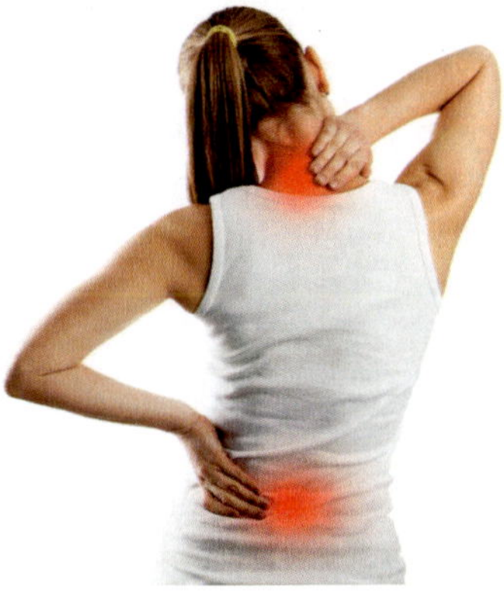

3. TIPOS DE DOLOR

Podemos clasificar el dolor dependiendo del contexto de la enfermedad, siempre teniendo en cuenta dos aspectos importantes: la intensidad y la *duración*. Según esto, el dolor con respecto a la duración *se clasifica en:*

- *Dolor agudo:* se presenta con respuestas comportamentales o del sistema autónomo y es limitado en el tiempo. Cede cuando sana el tejido y por lo general, se puede controlar con medicamentos. Sirve como un mecanismo fisiológico protector, que nos informa cuando algo está mal en nuestro cuerpo o que previene daño adicional de los tejidos, al limitar el movimiento de partes lesionadas.

  El dolor agudo genera ansiedad que persiste en función de las dimensiones temporales del paciente. Tiene una duración inferior a los 3 meses y es el resultado de una lesión. Tiene como objetivo alertar al individuo sobre algo que no funciona correctamente.
- *Dolor crónico:* es aquel dolor que persiste por algún tiempo, casi siempre se establece entre los 3 y 6 meses, ocurre en intervalos de meses o años o se asocia a una patología ya existente. Si el individuo presenta este dolor, el cuerpo se ha adaptado de forma que no hay respuestas fisiológicas o autonómicas.

Puede ir acompañado de alteraciones psíquicas concomitantes y no cumple, como el dolor agudo, una función definida, sino que hace parte de la enfermedad, generando así sentimientos de impotencia, desesperación y absurdidad.
Dentro del dolor crónico se distinguen a la vez dos *categorías* mayores, que son:

- *Dolor crónico no maligno,* denominado dolor benigno, ya que no se asocia con enfermedad terminal pero no responde de manera adecuada al tratamiento médico convencional, por lo que adquiere el nombre de dolor intratable.
- *Dolor crónico maligno, a*sociado a enfermedad terminal progresiva.

El dolor clasificado según la intensidad, viene determinado según el *mecanismo etiopatológico:*
-*Nociceptivo somático:* dolor sordo y amortiguado, localizado sobre fascias, tejido muscular, periostio, articulaciones, ligamentos y tendones.
-*Nociceptivo visceral:* aparece como consecuencia de la estimulación visceral. Es un dolor sordo, difuso y difícil de localizar.
-*Neuropático:* aparece cuando hay lesión del nervio. El dolor es quemante de tipo eléctrico como si de una descarga se tratara.
-*Mixto:* posee características nociceptivas y neuropáticas de forma simultánea.
Según esta clasificación, el dolor refleja la fuerza o grado con que una persona lo experimenta. Por lo general, este nivel se mide con escalas que reflejan la forma como es percibido. Dentro de estas, las más utilizadas son la escala numérica, que va de 0 a 10, donde 0 es ausencia y 10 el máximo dolor soportable, y la escala visual análoga (E.V.A.), que corresponde a una representación gráfica de la anterior.
Con base en la medición de la intensidad del dolor, este *se clasifica* en:
- *Leve*. En él interviene básicamente la piel (o sea, la sensación cutánea), por medio de los receptores de presión, temperatura, tacto fino, que pueden ser lesionados por quemaduras, machucones, golpes, etc. Se considera dolor leve si la E.V.A. está entre 1 y 3.
- *Moderado*. Es un estado intermedio entre el dolor leve y el severo; en él generalmente está involucrada la epidermis y el tejido celular subcutáneo. Se considera dolor moderado si la E.V.A. está entre 4 y 6.

- *Severo*. En él se comprometen los músculos, las articulaciones, los huesos y otros tejidos (tendones, tejido conectivo, etc.). Se considera dolor severo si la E.V.A. está entre 7 y 10.

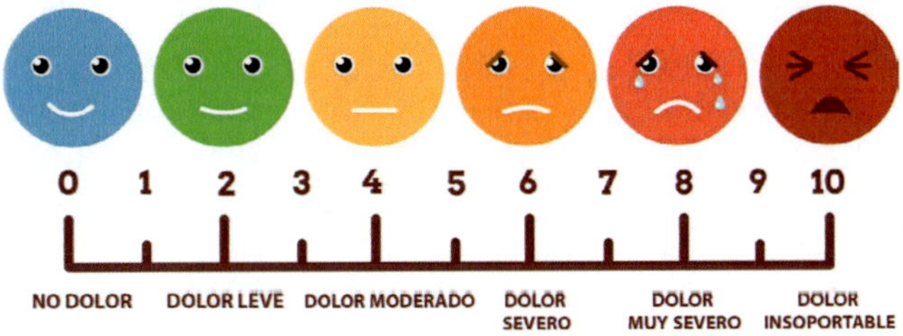

Las *características* que presenta son:
-*Dolor cólico:* de características agudas que puede estar desencadenado por numerosas enfermedades.
-*Superficial:* emerge del tejido donde abundan los nociceptores como la piel, dientes y mucosas, siendo fácilmente localizable, limitado a la parte del cuerpo inervado por el nervio afectado.
-*Referido:* parte de las estructuras profundas irradiando a otras partes del cuerpo.
-*Irruptivo:* dolor que aparece de forma brusca a la movilización, siendo difícil de controlar.
-*Localizado:* se produce en su lugar de origen no irradiando hacia otras zonas.

Existe un determinado tipo de clasificaciones por tipologías de patrones dolorosos que se ha establecido en diferentes situaciones o enfermedades. En urgencias podemos encontrarnos dolores torácicos: coronario o esternocárdico, pericardítico, esofágico y pleurítico. Dolor abdominal: cólico, de distensión, de irritación endodigestiva, origen hepatobiliar, origen pancreático y renal; dolor en tronco y extremidades, dolor radicular, neurálgico, vascular y osteoarticular.

En oncología nos encontramos dolores por efecto directo del tumor: síndromes por invasión de la base del cráneo, fracturas patológicas, tenesmo vesical, lindefema y metástasis leptomeningeas; y asociados al tratamiento antineoplásico: síndrome del dolor postmastectomía, polineuropatía dolorosa, necrosis ósea aséptica, mucositis dolorosa, fibrosis del plexo braquial o lumbosacro.

CLASIFICACIÓN DEL DOLOR				
DURACIÓN	**INTENSIDAD**	**CARACTERÍSTICAS**	**MECANISMO ETIOPATOLÓGICO**	**PATRONES DOLOROSOS**
Agudo	Leve	Incidental, irruptivo	Nociceptivo	Dolor oncológico
Crónico	Moderado	Localizado	Neuropático	Dolor urgencias
	Intenso	Referido	Mixto	
		Superficial		
		Víscerал, cólico, etc		

4. VALORACIÓN

Es imprescindible apreciar el grado de dolor que está sufriendo un paciente en un determinado momento, pues como hemos visto anteriormente existen grandes diferencias de unas personas a otras. Se debe recoger la máxima información, establecer una correcta planificación y evaluar estrategias de tratamientos y cuidados individualizados. La persona con dolor será la primera fuente de información, la cual nos va a describir las características del dolor, intensidad y grado de malestar, siendo este proceso continuado y dinámico, a la vez que complejo ya que la finalidad de objetivar una experiencia subjetiva es tarea ardua.

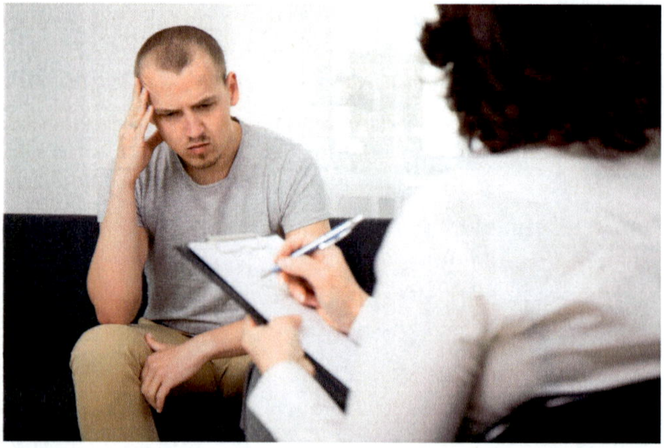

El primer paso será la entrevista al enfermo con dolor para obtener los datos que permitan realizar un diagnóstico clínico, en caso que los datos provengan de algún familiar deberá quedar reflejado en el historial. Esta deberá *constar de:*

-*Localización de la zona dolorosa:* pidiéndole al paciente que señale la zona de dolor, si se localiza en un punto fijo o bien irradia a otras zonas.

-*Tiempo de aparición del dolor:* meses, días, semanas, horas…

-*Descripción de la calidad:* el paciente describirá su dolor, si es punzante, opresivo, pulsátil, de hormigueo...
-*Descripción del patrón del dolor:* determinará la frecuencia del dolor, si es constante o intermitente, ocasional, momento del día en el que es más predominante, si es fijo o variable...
-*Factores desencadenantes:* si se produce en estado de reposo o en movimiento.
-*Factores que alivian el dolor:* puede suceder que ciertos movimientos o acciones llevadas a cabo por el paciente, como aplicación local de calor, frío, adoptar posturas antiálgias, reposo... pueden disminuir el dolor.
-*Factores que aumentan o disminuyen el umbral doloroso:* el silencio, un ambiente agradable, la compañía... pueden aumentar el umbral doloroso, mientras que el insomnio, el ruido y la soledad pueden disminuir el umbral doloroso haciendo menos tolerable esta percepción.
-*Intensidad:* se realizará mediante la aplicación de una escala de valores que ayudará al paciente a comunicar la intensidad de su experiencia dolorosa, bien mediante números o palabras, siendo transformada por el profesional sanitario. Siendo la más utilizada la categórica numérica del 0 al 10 (Fig. 1) entendiéndose el 0 como la ausencia total de dolor, y el 10 como el dolor más insoportable; siendo esta escala la más sencilla y de fácil comprensión.

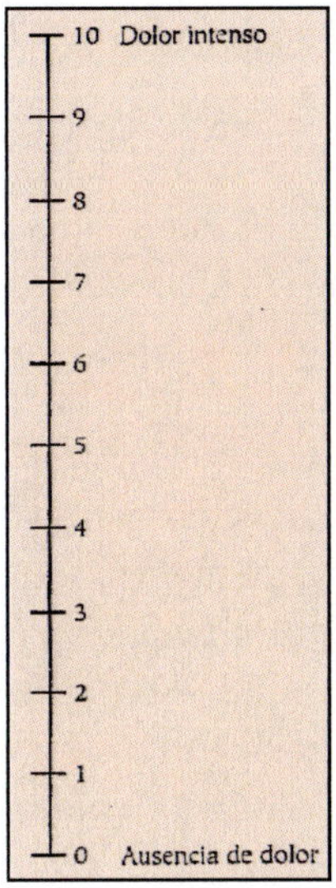

Fig. 1: Escala analógica vertical visual.

Existe la escala de valoración verbal (Fig. 2), pero es reducida por las limitaciones del lenguaje que presentan algunos ancianos.

(Marque con una X la frase que más corresponda a su situación)

- ☐ Siento un dolor insoportable
- ☐ Siento un dolor importante
- ☐ Siento un dolor moderado
- ☐ Siento un ligero dolor
- ☐ No siento dolor

Fig. 2: Escala de valoración verbal.

5. IMPACTO EMOCIONAL DEL DOLOR

El dolor es inevitable, pero el sufrimiento es opcional.
Sidhartha Gautama

Las emociones más directamente relacionadas con el dolor son el miedo, la angustia y la tristeza, y llevan a un conjunto de cambios fisiológicos, cognitivos y conductuales que pueden caracterizarse clínicamente con los rótulos de ansiedad y depresión. Tanto la ansiedad como la depresión producen un agravamiento en el problema del dolor, este agravamiento se ve producido, principalmente, por la actitud pasiva, la reducción de la actividad general, la adopción del rol de enfermo/a, de incapacitado/a, los pensamientos catastrofistas, etc.

El dejar que el enfermo nos hable del dolor, como lo siente las repercusiones de los síntomas en la vida diaria es una gran fuente de información y de desahoga para él. Deberemos tener en cuenta las conductas emocionales que presenta ante el dolor, como es el silencio, soledad, irritabilidad, miedo, aislamiento, llanto… ya que estos sentimientos nos ayudan a valorar la repercusión en el área emocional del anciano.

En el anciano la señal dolor-sufrimiento-angustia desencadena reacciones específicas como son el fantasma de muerte y destrucción, frustraciones latentes, agresividad, regresión infantil y autopunción; ya que están sujetos a fuertes tensiones psicológicas: pérdida de salud física, pérdida de seres queridos (cónyuge, amigos…), recursos económicos disminuidos y un nivel social rebajado, junto con la reducida adaptabilidad biológica debida a la edad. La tensión psicológica del dolor tiende a acentuar estos rasgos, el dolor se considera una manifestación del trastorno de la personalidad solamente si éste aparece establecido a lo largo de toda la vida. Los dos umbrales de dolor se encuentran determinados por factores psicológicos, culturales y psicosociales; ambos umbrales y la tolerancia están disminuidos en las personas emotivas, ansiosas depresivas e hipocondríacas.

Los ancianos son más sensibles a estímulos mecánicos que a los térmicos, siendo el dolor crónico el más frecuente, debido a la incidencia de enfermedades crónicas con la edad, como son los procesos osteoarticulares, vascular. La respuesta dolorosa es multidimensional e implica al menos la interacción de tres procesos: el sensorial (discriminativo), el motivacional (afectivo) y el cognitivo (de evaluación); siendo la afectiva y la cognitiva muy influenciadas por el envejecimiento. En la persona anciana la relación dolor-sufrimiento-angustia se vive de manera amenazante, desencadena unas reacciones específicas de pánico, impotencia, inseguridad y desesperación. El dolor es la amenaza contra la integridad corporal lo que desencadena en el anciano fantasma de destrucción y muerte, lo que supone un grito de ayuda que le lleva a la necesidad de relacionarse, proyectándolo sobre su familia o seres cercanos. Sufren los ancianos serias tensiones psicológicas de manera crónica, acentuándose los rasgos obsesivos-compulsivos dependientes-narcisistas. El deterioro intelectual y la demencia cursa con queja por parte de éstos de cefaleas, e incluso la exageración del dolor producido por una enfermedad orgánica.

El interés por la contribución de los factores psicológicos, tanto a la percepción, como a la forma de afrontamiento de la experiencia dolorosa, ha traído consigo el desarrollo y la aplicación de múltiples técnicas psicológicas.

Por un lado un conjunto de técnicas se dirigen a romper el circuito dolor-tensión-dolor y reemplazarlo por una reacción incompatible con la situación de tensión mediante técnicas de autocontrol fisiológico: respiración abdominal, entrenamiento autógeno, relajación muscular progresiva, técnicas de visualización, biofeedback, etc. Estas técnicas permiten que la persona conozca mejor su cuerpo y los cambios que en él se dan, permitiendo un mayor control y afrontamiento de las situaciones problemáticas y de las emociones negativas que éstas generan.

Otro grupo de estrategias pretenden resolver los problemas derivados del exceso de incapacidad, de las importantes limitaciones que ocurren en la cotidianidad de las personas que sufren dolor crónico, así como modificar las expresiones de sufrimiento del sujeto, promoviendo conductas adaptadas incompatibles con las de dolor. Contribuyen así a mejorar la calidad de vida y a facilitar la recuperación emocional.

6. PAUTAS PARA EL TRATAMIENTO DEL DOLOR

> *El amor a la vida es esencialmente tan incomunicable como el dolor*
> Francis Scout Fitzgerald

Varios son las pautas a seguir en el tratamiento del dolor en el anciano una vez realizado el estudio o diagnóstico. Se deberá *tener en cuenta:*

-El análisis del medio social, las funciones orgánicas y el estado del dolor.

-Las enfermedades coincidentes y el empleo de otros fármacos.

-Durante el tratamiento se deberá efectuar un control continuo.

-La familia deberá tener en cuenta una información completa colaborando para la obtención de un efecto óptimo.

-La sensibilidad a la medicación analgésica es distinta en el anciano que en la persona joven.

-Se encuentra alterado el metabolismo, retardando la eliminación.

-Estos son más susceptibles a los efectos colaterales anticolinérgicos y de sedación.

-La mayoría de los fármacos psicotropos deben utilizarse inicialmente con dosis menores e ir aumentándolas gradualmente.

El reposo se requiere en caso de dolores postraumáticos, en las enfermedades musculoesqueléticas habrá que contar con el calor y el masaje; y en los dolores oncológicos las técnicas psicológicas serán fundamentales. El empleo de analgésicos para el control del dolor, en ocasiones no es suficiente, requiriéndose de medidas no invasivas, apoyo emocional y medidas ambientales; en ocasiones es preciso tratamientos específicos que contribuyen al alivio del dolor como ocurre con la radioterapia, ortopedia, cirugía, e inmovilizaciones.

En el actual abordaje del dolor y de la calidad de vida del paciente con dolor, entran en juego tanto los tratamientos farmacológicos como los no farmacológicos, que han demostrado su importancia en el aprendizaje del paciente crónico a gestionar su dolor, siendo fundamental en todos los tipos de dolor.

Para instaurar tratamientos farmacológicos, especialmente el del dolor oncológico, muchos profesionales de la salud se rigen por la escala terapéutica de la Organización Mundial de la Salud (Fig.3.).

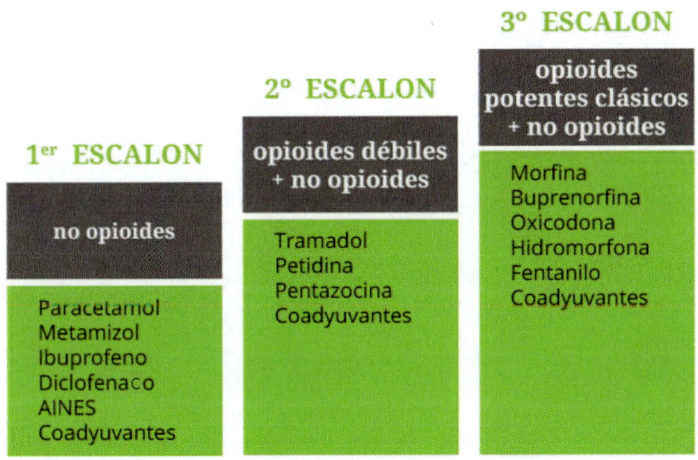

Fig 3. Escala analgésica de la OMS.
https://www.dolor.com/tratamiento-farmacologico-escala-analgesica-oms.html

El tratamiento farmacológico se basa en la utilización de 4 fundamentales *grupos farmacológicos*:

1. Analgésicos y anti-inflamatorios no esteroideos (AINES).

Son usados como terapia inicial en dolor leve porque son efectivos y pueden ser usados en combinación con opioides y analgésicos adyuvantes si la intensidad del dolor aumenta. Los principales *fármacos* usados en este grupo son:

- *Paracetamol*. Aunque su efecto antiiflamatorio es escaso, tiene una potencia analgésica y características farmacológicas parecidas a los AINES y se diferencia de estos, por no afectar la función plaquetaria, utilizándose en pacientes trombocitopénicos.
- *Metamizol*. A dosis altas (<2 gramos) producen lesiones gástricas y sí se utilizan por vía endovenosa, aumenta el riesgo de hipotensión y colapso cardiovascular.
- *AINES*. Su mecanismo de acción se basa en disminuir los niveles de mediadores inflamatorios que se generan en el lugar de la lesión tisular al inhibir la ciclooxigenasa, la cual cataliza la conversión de ácido araquidónico a prostaglandinas y leucotrienos, que son denominados mediadores ya que sensibilizan los nervios a los estímulos dolorosos. Usados como agentes únicos los AINES tienen techo en su potencial analgésico y por tanto no se recomienda el uso en dosis más altas que las señaladas.

2. Corticoesteroides.

Producen gran variedad de efectos como el mejoramiento del estado de ánimo, actividad antiinflamatoria, actividad antiemética y aumento del apetito. Son esenciales en el manejo de urgencias ocasionadas por aumento de la presión intracraneal y por compresión epidural de la medula espinal, reduciendo el edema cerebral y espinal. Los efectos adversos que pueden ocurrir durante el tratamiento prolongado con estos fármacos son miopatía, hiperglucemia, aumento de peso y disforia.

3. Fármacos coadyuvantes.

Son fármacos que aumentan o modifican la acción de otro medicamento. Su acción principal no es el alivio del dolor pero tienen una actividad analgésica en determinadas condiciones o síndromes dolorosos.

Los principales *fármacos* que se usan son:

- *Amitriptilina:* indicada en dolor neuropático constante, también en tenesmo rectal, o cuando hay insomnio o depresión asociados.
- *Carbamacepina:* indicada en dolor neuropático lancinante.
- *Gabapentina:* indicada en dolor neuropático lancinante.
- *Benzodiacepinas:* para tratar ansiedad, espasmos e insomnio.
- *Neurolépticos:* poseen múltiples usos como vómitos y compresión gástrica, tenesmo rectal y dolor neuropático.
- *Bifosfonatos:* utilizados en dolor óseo/metastásico refractario a otros tratamientos.
- *Baclofeno*: se utiliza como alternativa en espasmos y dolor neuropático lancinante.

4. Opioides.

Son la clase más importante de analgésicos en el manejo del dolor moderado-severo debido a su efectividad, dosificación fácil y relación riesgo/beneficio favorable.

Los analgésicos opioides se clasifican en función del receptor específico al que se unen y la actividad intrínseca sobre el receptor. *Son los siguientes:*

- *Agonistas puros*. En este grupo se encuentran la morfina, codeína, tramadol, oxicodona, metadona y fentanilo entre otros. La morfina es el opioide más comúnmente usado en el tratamiento del dolor moderado a severo por su disponibilidad en una gama amplia de presentaciones, por su farmacocinética y farmacodinamia bien definidas y por su relativo bajo coste. Los efectos secundarios incluyen estreñimiento, náusea, retención urinaria, confusión, sedación y depresión respiratoria.

- *Agonistas parciales*. Aquí se incluye la buprenorfina y tiene una eficacia intrínseca relativamente baja en el receptor opioide en comparación con los agonistas puros y tiene un efecto tope para la analgesia.
- *Agonistas-antagonistas*. Su mecanismo de acción se basa en el bloqueo de la analgesia en un tipo de receptor (mu) o son neutros, mientras que activan un receptor opiode diferente (kappa). En el contexto clínico se utilizan la pentazocina, butorfanol, dezocina y nalbufina. Pacientes que reciban este grupo de opioides, no pueden recibir el grupo de opioides de agonistas puros ya que puede producir síndrome de abstinencia y aumentar el dolor.

La vía de administración de la analgesia se realizará dependiendo de la situación del anciano, de la patología que presente, comodidad, autonomía, y estado en que se encuentre.

VÍAS DE ADMINISTRACIÓN DE ANALGÉSICOS	
VÍAS	**CARACTERÍSTICAS**
Oral	Cómoda, segura, autónoma y eficaz
Sublingual	Muy pocos fármacos, muy buena absorción
Rectal	Situación agónica, pocos fármacos
Intramuscular	Dolorosa
Endovenosa	Cara, hospitalaria, mayores efectos secundarios
Espinal	Cara, hospitalaria y riesgo de efectos secundarios
Subcutánea	Cómoda, económica, no efectos secundarios, variedad de fármacos
Transdérmica	Cómoda, cara, sólo para pacientes con dolor controlado

7. ALTERACIONES FARMACOCINÉTICAS

Los ancianos son el grupo de la sociedad que más fármacos consume con respecto a otro grupo de edad: más del 30% de los medicamentos prescritos y 40% de los que no requieren receta médica. Se debe tener en cuenta que los medicamentos alteran (Fig. 4) el estado nutricional del paciente, el cual ya puede estar afectado por una dieta inadecuada, enfermedad crónica y su tratamiento. Los medicamentos suprimen el apetito, causan náuseas y vómitos, irritan el estómago, originan estreñimiento o diarrea haciendo incluso que disminuya la absorción de nutrientes; además de alterar el equilibrio electrolítico y de carbohidratos y el metabolismo de las grasas.

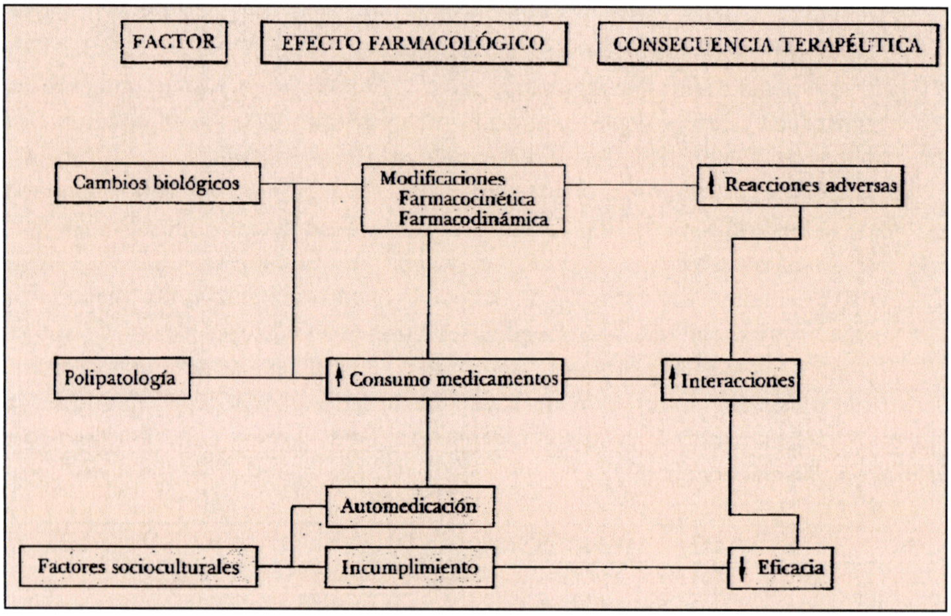

Fig. 4: Factores que modifican la respuesta farmacológica en el anciano.

La farmacocinética es el estudio de la acción (Fig. 5) de los medicamentos en el cuerpo, lo que incluye procesos como la absorción distribución, metabolismo y excreción de fármacos; siendo muy variable en cada anciano, ya que depende de la capacidad renal y hepática para metabolizar y excretar los medicamentos.

El peso en los ancianos disminuye normalmente, junto con el agua corporal total, la masa corporal magra y albúmina plasmática (proteína), y aumenta las grasas corporales, por lo que los agentes que se ligan a proteínas en alto grado tienen menos sitios de unión y mayor actividad farmacológica; y los agentes liposolubles tienen más sitios de unión y de esta manera incrementan su almacenamiento y demoran su eliminación (Fig. 6).

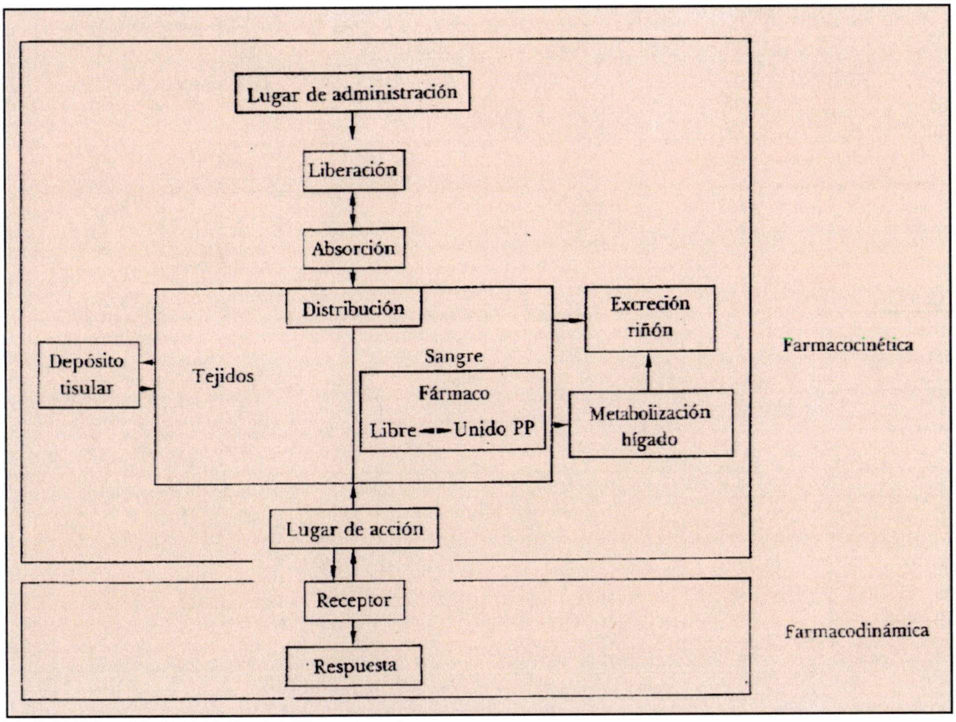

Fig. 5: Acción de los fármacos en el organismo.

Respuestas farmacológicas en los ancianos		
Cambios relacionados con la edad	**Impacto del cambio relacionado con la edad**	**Medicamentos a los que se aplica**
Absorción		
Disminución del ácido gástrico: pH alto (menos ácido)	Velocidad de absorción del medicamento, posiblemente retardada	
Movilidad gastrointestinal reducida: vaciamiento gástrico prolongado	Prolongación de la absorción del madicamento, no afectada	
Distribución	***Distribución***	
Disminución de los sitios de fijación a albúmina	Alteraciones graves en la fijación del medicamento a las proteínas plasmáticas (los medicamentos no unidos proporcionan la respuesta farmacológica): los medicamentos que se fijan fuertemente a proteínas tienen menos sitios de fijación, lo que produce aumento en los efectos y metabolismo y excreción acelerados.	*Selección de medicamentos que se fijan fuertemente a las proteínas:* Anticoagulantes orales (warfarina) Hipoglucemiantes orales (sulfonilureas) Barbitúricos Bloqueadores del canal del calcio Furosemida (Lasix)

		Antiinflamatorios no esteroides Sulfonamidas Quinidina Fenitoína (Dilantin)
Gasto cardíaco reducido	Perfusión disminuida de muchos órganos	
Flujo sanguíneo periférico alterado	Perfusión disminuida	
Aumento en elporcentaje de grasa corporal	La proporción de grasas corporales aumenta con la edad y, por tanto, produce en el cuerpo mayor capacidad para almacenar medicamentos liposilubles, esto ocasiona acumulación del medicamento, almacenamiento prolongado y excreción retardada.	*Selección de medicamentos liposolubles:* Barbitúricos Diazepam (Valium) Lidocaída Fenotianizas (antipsicóticos)
Disminución en la masa corporal magra	Un menor volumen corporal hace que los medicamentos alcancen mayores concentraciones máximas.	Etanol Morfina
Metabolismo		
Gasto cardíaco disminuido y perfusión hepática disminuida	La disminución en el metabolismo y retardo en la degradación de los medicamentos resulta en una duración prolongada de la acción, acumulación y toxicidad del medicamento.	Todos los medicamentos metabolizados por el hígado
Excreción		*Selección de medicamentos con acción prolongada:*
Flujo sanguíneo disminuido: pérdida del funcionamiento de las nefronas; disminución de la eficacia renal.	Se reduce la velocidad de aliminación y aumenta la duración de la acción Peligro de acumulación y toxicidad medicamentosa.	Antibióticos aminoglucósidos Cimetidina (Tagamet) Cloropropamida (Diabinase) Digoxina Litio Procainamida

Fig. 6: Los cambios del metabolismo del anciano son influyentes para la absorción y metabolización de los medicamentos.

BIBLIOGRAFÍA

1. EXPÓSITO M.C. *Evaluación del dolor en cuidados paliativos*. Rev. Medicina Paliativa, Vol. 3, nº 2, 2º trimestre 1998: 33-40.
2. MOYANO MARTÍNEZ D; QUEIPO DE LLANO S; MUÑOZ ROBLES D; MENCAYA GONZÁLEZ P; BELANDRINO MOLINA R. *Prevención de enfermedades infecciosas en el anciano*. IV Curso *La enfermera ante las enfermedades infecciosas*. Madrid, 2004.
3. SÁNCHEZ MANZANERA, R. *Cuidados paliativos: avances sin final*. 4ª Ed. Formación Alcalá. 2011: 165-170
4. ASTUDILLO, W., et al. *Principios básicos para el control del dolor total*. Rev. Soc. Esp. Dolor 6 (1998): 29-40.
5. FRANCO, M. L., and A. SEOANE DE LUCAS. *Características del dolor crónico en el anciano: tratamiento*. Rev Soc Esp Dolor 8.1 (2001): 29-38.
6. TORDABLE RAMÍREZ AM. *Evaluación del grado de información de los pacientes al ser incluidos en el programa de cuidados paliativos domiciliarios*. Cuad Bioet. 2017; 28(1):41-53.
7. ZAMORA MUR A, NABAL VICUÑA M, ZAMORA CATEVILLA A, GARCÍA FONCILLAS R, CALDERERO ARAGÓN V, AUBÍ CATEVILLA O, et al. *Declive funcional y presencia de síntomas en cuidados paliativos: ¿causa o consecuencia?* Rev Esp Geriatr Gerontol. 2017; 52(3):142-5.
8. ANDRADE CG, COSTA SFG, COSTA ICP, SANTOS KFO, MEDEROS BF. *Palliative care and communication: study with health proffesionals of the home care service*. Rev Fund Care. 2017; 9(21):215-21.
9. BASART HERNÁNDEZ S, GALÁN FERNÁNDEZ J. *El paciente en situación de enfermedad avanzada y/o final de la vida*. En: De la Fuente Ramos M, ed. Enfermería médico-quirúrgica. Vol. 1. Colección Enfermería S21. 3.ª ed. Madrid: Difusión Avances de Enfermería (DAE); 2015. p. 235-68.
10. *Instituto Nacional de Estadística. Defunciones según la causa de muerte*. Año 2014 [sede Web]. INEBASE: Instituto Nacional de Estadística; 30 de marzo de 2016.
11. SPILSBURY K, ROSENWAS L. *Community-based specialist palliative care is associated with reduced hospital cost for people with non-cancer conditions during the last year of life*. BMC Palliat Care. 2017; 16: 68-80. [Links]
12. HIGGINSON IJ, DAVESON BA, MORRISON RS, YI D, MEIER D, SMITH M, et al. *Social and clinical determinants of preferences and their achievement at the end of life: prospective cohort study of older adults receiving palliative care in three countries*. BMC Geriatrics. 2017; 17: 271-85.

nas de edad geriátrica; existiendo una disminución moderada de linfocitos T circulantes.

- Las plaquetas son normales en número, morfología y función.
- Los hematíes, hemoglobina y hematocrito es ligeramente menor que en los adultos jóvenes; morfológicamente no tienen alteraciones pero VCM (Volumen Corpuscular Medio) está aumentado y la CHCM (Concentración de Hemoglobina Corpuscular Media) ligeramente disminuida, lo que se traduce en un moderado aumento de la fragilidad osmótica. La sideremia y la saturación de transferrina son menores de lo normal y la ferritina se encuentra aumentada, lo que puede plantear en ocasiones dificultades para el diagnóstico de anemia ferropénica, tan frecuente en estas edades, asimismo la vitamina B12 y el ácido fólico se encuentran disminuidos.
- Hemostasia: nos encontraremos con frecuencia ancianos con discretas elevaciones de beta-tromboglobulina y de factor plaquetario 4, junto con los factores plasmáticos de la coagulación I, V, VII y IX.

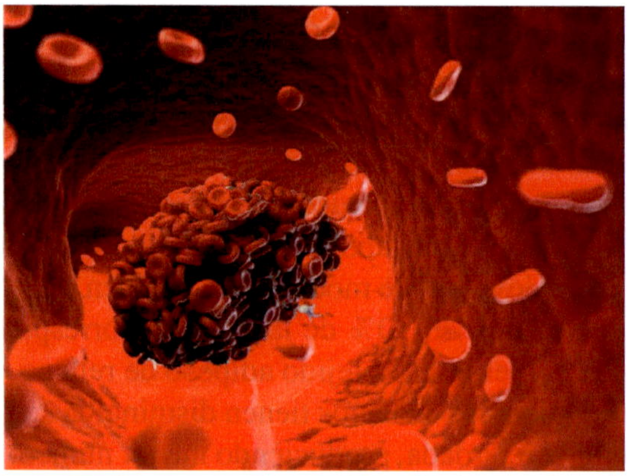

2. ENFERMEDADES HEMATOLÓGICAS

Las enfermedades referidas a la sangre en la persona anciana puede ser de naturaleza dietética (una deficiente alimentación en ocasiones puede desencadenar anemia por un déficit de hierro), por insuficiencia intrínseca de la médula ósea… siendo en ocasiones un reto difícil para el médico.

2.1 Anemia

El origen puede ser ocasionado por diversos factores, siendo los más importantes la anemia ferropénica, sintomática, megaloblástica, hemolítica y sencudarias a síndromes mielodisplásicos. Siendo los hombres los que tienen poco riesgo de padecerla, si el nivel de hemoglobina es superior a 14 g/dl; y en las mujeres si son superiores a 12% g/dl. Según últimos estudios, la incidencia de anemia en personas mayores de 80 años es alta tanto en hombres como en mujeres, aproximadamente el 48% de los ancianos que pasan por el servicio de urgencias y quedan ingresados presentan niveles de hemoglobina por debajo del nivel inferior reconocido como normal

Los síntomas son muy sutiles, siendo con frecuencia el síntoma de una enfermedad subyacente, como ocurre con el tumor, úlcera, infección... la liberación de oxígeno a los tejidos depende del volumen de hematíes, y de la función cardiopulmonar, que en la mayoría de los ancianos suele estar disminuida. La anemia puede producir síntomas locales, como angor, desorientación o alteraciones del comportamiento, síncope, anorexia. Al realizar un examen físico a un paciente nos fijaremos en la conjuntiva y en las mucosas, si estas presentan palidez, podemos sospechar una baja concentración de hemoglobina.

2.1.1 Anemia ferropénica

Es frecuente en el anciano, su diagnóstico incluye la detección de la naturaleza ferropénica y la localización de la pérdida de hierro (habitualmente hemorrágica) que la condiciona, debemos recordar que en los ancianos suele haber una deficiencia de absorción de hierro que puede condicionar ferropenia; la cual se detectará mediante los niveles: VCM disminuidos, sideremia por debajo de 6% y saturación de transferrina inferior a 16%. Una vez establecido el diagnóstico (en ocasiones mediante exploración endoscópica para detectar posibles neoplasias malignas), se debe encontrar la lesión hemorrágica o la alteración que impide una adecuada absorción del hierro. Siendo el tratamiento en primer lugar la reposición del hierro (mediante la ingesta de hierro por vía oral), junto con el tratamiento etiológico en caso que exista un punto sangrante.

2.1.2 Anemia sintomática

Corresponde a un grupo de anemias que tienen en común una dificultad de utilizar el hierro por parte de la médula ósea para la eritropoyesis, suele aparecer en aquellos enfermos con neoplasias, procesos inflamatorios crónicos... Cuando un paciente tiene una cifra de Hb inferior a 8 gr. habrá que buscar otra etiología diferente, en caso de duda la determinación de ferritina suele ser determinante para el diagnóstico diferencial con la anemia ferropénica, ya que en estos pacientes está siempre normal o alta. Lo primero que se deberá hacer es poner tratamiento a la enfermedad causal.

2.1.3 Anemia megaloblástica

Es aquella anemia que cursa con VCM elevado (superior a 110 fl), frecuente hiperbilirribenemia indirecta, y la concentración media de hemoglobina corpuscular (MCHC) es normal, con falta de vitamina B12 y de ácido fólico. Es muy frecuente en los ancianos, aumentando su prevalecía con cada década que pasa, es más frecuente en los países septentrionales teniendo mayor incidencia en la mujer.

Las causas pueden ser leucemias, cirrosis, síndrome mielodisplásico, trastornos en el íleon, gastritis atrófica (motivos estos últimos por los que tiene disminuido los niveles de vitamina B12). Estos pacientes suelen tener alteraciones neurológicas, preferentemente neuropatía periférica. El tratamiento reside en la corrección de la lesión causal, que puede ser la administración de vitamina B12 por vía parenteral. La alteración de ácido fólico suele ser por alteraciones en el intestino delgado, muy frecuente en los ancianos, pudiéndose administrar ácido fólico por vía parenteral u oral.

2.1.4 Anemia hemolítica

Es aquella anemia cuyo mecanismo de producción es la destrucción precoz -en menos de 120 días- de los hematíes en sangre circulante; denominándose a este fenómeno de destrucción hemólisis. Se caracteriza por la presencia de reticulocitosis significativa. Los reticulocitos son células jóvenes que contienen filamentos de ácido ribonucleico (ARN).

La hemólisis puede producirse bien en la sangre periférica (hemólisis intravascular la cual se caracteriza por la presencia de hemoglobina en la orina y en el plasma) o en el sistema reticuloendotelial (hemólisis extravascular que se caracteriza por ictericia con predominio de bilirrubina indirecta acompañada de esplenomegalia).

Este tipo de anemia se puede *clasificar en*:

-Hemólisis por alteración del contenido de los hematíes (hemoglobinopatías y enzimopatías).

-Hemólisis por alteración de la membrana (esferocitosis y eliptocitosis hereditarias).

-Hemólisis por alteración del ambiente que rodea al hematíe, bien por alteraciones plasmáticas (inmunes o no inmunes) o por alteración de los vasos sanguíneos.

El mecanismo de producción de las mismas es la aparición de anticuerpos circulantes dirigidos contra. Antígenos de los hematíes que hacen que su membrana sea frágil y se destruya precozmente.

ANEMIAS HEMOLÍTICAS		
	DIAGNÓSTICO	**TRATAMIENTO**
Datos comunes a todas	VCM normal o aumentado Reticulocitos aumentados Aumento BR indirecta Disminución haptoglobina Aumento LDH	Depende del tipo específico de anemia hemolítica
Esferocitosis y eliptocitosis congénita	Morfología eritrocitaria	Esplenectomía si la anemia es importante
Talasemias	VCM disminuido Microcitosis, poiquilocitos Sideremía normal o aumentada. HbA2 aumentada.	En formas graves de soporte con transfusiones
Autoinmune No autoinmune	VCM normal o aumentado Morfología: esferocitos, aglutinación. Pruebas de Coombs positivas VCM normal o aumentado	Corticoides Esplenectomía Inmunosupresores Corticoides

2.1.5 Anemia por déficit de B12.

Son propias de mujeres con más de 50 años y son menos frecuentes que las ferropénicas. La anamnesis y la exploración clínica en una persona sin déficit nutricional, así como la asociación a síntomas neurológicos deben hacer pensar en este tipo de anemia.

Si en el hemograma aparece un VCM igual o superior a 100fl habrá que medir inmediatamente valores de vitamina B12 en sangre y si estos están bajos, una gastroscopia mostraría la gastritis atrófica en el fundus que es causa del déficit de factor intrínseco.

En un porcentaje alto de pacientes que se encuentran anticuerpos antimucosa gástrica o anticuerpos antitiroideos.

2.1.6 Anemia por déficit de folatos.

Conocida también como macrocítica con un VCM de 100 o superior y a diferencia de la anemia por déficit de B12, esta no se acompaña de trastornos neurológicos. Puede presentarse precozmente pero es más característica asociada a cuadros de desnutrición relacionado con falta de aporte de folatos con la alimentación, vegetariasmo estricto, ingesta de alcohol o empleo de citostáticos.

2.1.7 Anemias por síndromes mielodisplásicos.

Son anemias caracterizadas por ser rebeldes a tratamientos iniciales con hierro o vitamina B12 y estás son diagnosticadas por punción en médula ósea y tras observar niveles altos de hierro y de saturación de transferrina en los pacientes. Son bastantes menos frecuentes que las comentadas anteriormente aunque son las que peor pronóstico presentan ya que son refractarias y rebeldes al tratamiento.

2.1.8 Anemias aplásicas.

Son importantes para el grupo de los ancianos ya que pueden afectar a las tres series o en forma de agranulocitosis o de bicitopenia (anemia y leucopenia, anemia y trombopenia). La sensibilidad de la médula en estas edades a fármacos es mayor que en otras edades. El uso de antidiabéticos orales, antibióticos, antiinflamatorios no esteroideos, analgésicos, antitiroideos, sales de litio, radiaciones, quimioterapia o el benceno provocan que aumente la sensibilidad de la médula.

3. ENFERMEDADES HEMORRÁGICAS

Cuando la sangre no coagula con suficiente rapidez ocurre un trastorno de sangrado. Como consecuencia, se produce sangrado excesivo o sangrado que dura mucho tiempo. Cuando este proceso en la sangre es normal, se denomina coagulación. En este proceso intervienen las plaquetas (células de la sangre especiales) y los factores de coagulación (tipos de proteínas en la sangre).

Las plaquetas y los factores de coagulación se aglutinan para cicatrizar los vasos sanguíneos rotos, ayudando así a controlar el sangrado. Los *trastornos de la coagulación* se producen cuando:

- Hay un déficit de factores de coagulación o estos se encuentran dañados.
- En la sangre hay muy poco contenido de plaquetas o estas no funcionan correctamente.

En el anciano, debido a las frecuentes enfermedades vasculares, le ocasiona una superficie de contacto anormal con las plaquetas, pudiendo aparecer más activas que en las personas jóvenes, por lo que en el anciano pueden estar aumentados los factores de activación plaquetaria y de la coagulación plasmática, indicando un estado potencialmente hipercoagulable. Existen lesiones como la hepatopatía crónica, hepatitis, cirrosis, ésta última si se asocia con el alcoholismo, conlleva a una reducción en la síntesis de los factores de coagulación (II, VII, IX, X, y fibrinógeno); la insuficiencia renal puede producir disfunción plaquetaria; las enfermedades de médula ósea, como las leucemias crónicas o agudas, el mieloma y las enfermedades mieloproliferativas, suelen acompañarse de hemorragias relacionadas con la trombocitopenia o la disfunción plaquetaria. Las deficiencias nutricionales, como es la anemia perniciosa o la deficiencia de ácido fólico, pueden ocasionar trombocitopenia, y la deficiencia de la vitamina C provoca disminución de plaquetas.

CAUSAS FRECUENTES DE HEMORRAGIAS	
Lesiones anatómicas	Úlcera, tumor, divertículos Gastritis
Ingesta de medicación/drogas	Aspirina Fármacos antiinflamatorios no esteroides Anticoagulantes Quinidina
Hepatopatía, neuropatía, neoplasias hematológicas	Leucemia Enfermedad mieloproliferativa Anemia aplástica Mieloma múltiple
Enfermedades inmunológicas	Lupus eritematoso sistémico Púrpura trombocitopénica. Anticoagulantes circulantes

Las personas con trastornos de sangrado pueden experimentar los siguientes *síntomas*:

- Hematomas inesperados o repentinos.
- Formación de petequias (pequeñas manchas de color púrpura o rojas bajo la piel).
- Cortes que sangran de forma excesiva.
- Vómitos con sangre.
- Sangrado en las encías.
- Expulsión de orina roja.
- Mareos, dolores de cabeza o cambios en la visión.
- Dolor en las articulaciones.

Cuando un anciano presenta hemorragia se le deberá realizar una historia detallada, con especial atención en la historia familiar y del paciente sobre problemas hemorrágicos, anemias previas o necesidad de transfusión o hemorragia tras extracción dentaria o cirugía. La trombocitopenia y la disfunción plaquetaria se presentan de forma característica con hematomas, petequias, epistaxis o gingivorragias, mientras que la hemorragia muscular o articular es asociada a anticoagulantes circulantes, deficiencias de factores de coagulación y amiloidosis. En el anciano la epistaxis se relaciona directamente con prurito nasal y sequedad de mucosa nasal.

El estudio de laboratorio deberá incluir un hemograma completo con recuento leucocitario diferencial, recuento de plaquetas, tiempo de protrombina y tiempo de tromboplastina parcial activada.

Cuando es posible, el personal sanitario trata la causa subyacente de un trastorno de sangre, como en el cáncer o la enfermedad hepática, aunque también se aplica los siguientes *tratamientos adicionales*:

- Inyección de vitamina K.
- Fármacos que estimulen la coagulación sanguínea.
- Transfusiones de plasma o plaquetas.
- Fármacos para el tratamiento de los problemas de las plaquetas (hidroxiurea, oprelvekina).

3.1 Trombocitopenia

Se denomina así a cualquier trastorno en el que se encuentra una cantidad anormalmente baja de plaquetas, las cuales son partes de la sangre que ayudan a favorecer la coagualación. Entre las patologías que hacen que la médula ósea no produzca suficientes plaquetas se encuentran la anemia aplásica (la médula ósea no produce suficientes glóbulos), cáncer en la médula (leucemia), cirrosis, deficiencia de folatos, infecciones de la médula ósea, síndrome mielodisplásico, deficiencia de vitamina B12 y el uso de algunos fármacos pueden provocar un descenso en la producción de plaquetas en la médula ósea, como ocurre en el tratamiento del cáncer a través de la quimioterapia.

Los siguientes *trastornos* aumentan la descomposición de las plaquetas:

- Coagulación intravascular diseminada (CID), el cual es un trastorno que provoca que las proteínas que controlan la coagulación de la sangre se vuelven hiperactivas.
- Bajo recuento de plaquetas inducido por fármacos.
- Agrandamiento del bazo.
- Púrpura trombocitopénica inmune (PTI), trastorno el cual el sistema inmunitario destruye plaquetas.
- Púrpura trombocitopénica trombótica (PTT), trastorno caracterizado por la formación de coágulos sanguíneos en los vasos pequeños, provocando un conteo bajo de plaquetas.

El fenómeno de la trombocitopenia se divide en 3 *causas* principales de plaquetas bajas:

- Por una producción insuficiente de las mismas en la médula ósea.
- Por el incremento de la descomposición de estas células sanguíneas en el torrente sanguíneo.

- Por el incremento de la descomposición de las plaquetas en el bazo o en el hígado.

La trombocitopenia puede cursar o no con *síntomas* y estos pueden ser:

- Sangrado en la boca y las encías.
- Hematomas.
- Hemorragia nasal.
- Erupción cutánea.

La atención médica irá encaminada a realizar un examen físico y realizará preguntas sobre su historia clínica y los síntomas que padece el paciente. Se recomienda pruebas analíticas que incluyan el conteo sanguíneo completo (CSC) y estudios de coagulación (PTT y PT). La aspiración de médula ósea o biopsia también puede ser de ayuda a la hora de diagnosticar esta patología.

El tratamiento depende de la causa de la afección. En algunos casos, se puede requerir el uso de transfusiones de plaquetas para detener o prevenir el sangrado.

3.2 Trombocitosis

Es un trastorno en el cual se produce demasiadas plaquetas anómalas. Se denomina trombocitosis reactiva o trombocitosis secundaria cuando la causa es una condición oculta, como ocurre en las infecciones, extirpaciones de bazo, cirugías o trastornos inflamatorios. Cuando la trombocitosis no tiene un trastorno oculto como causa, adquiere el nombre de trombocitemia primaria o trombocitemia esencial, que consiste en una enfermedad de la sangre y la médula ósea, aunque la causa no es clara, pero suele estar relacionada con mutaciones en una variedad de genes. Este tipo último de trombocitosis presenta un riesgo mayor de complicaciones de coagulación o hemorragia que la trombocitosis reactiva.

En la exploración física de estos pacientes, el médico puede ser que descubra que el bazo está dilatado o presenta signos y síntomas de una infección de otra enfermedad. Para complementar el diagnóstico, es útil recurrir al análisis de hemograma completo, para ver sí el recuento de plaquetas es superior al normal.

4. ALTERACIONES DE LA COAGULACIÓN

La presencia de un problema de coagulación adquirido en el anciano es causa de afectación de la hemostasia; entre los que destacamos: la deficiencia de vitamina K (asociada a la malnutrición, alcoholismo, ingesta prolongada de antibióticos y obstrucción biliar) hepatopatía o la ingesta de anticoagulantes. Estas alteraciones pueden producir niveles disminuidos de los factores de la coagulación dependientes de la vitamina K, la cual se sintetiza en el hígado; factores

II (protrombina), VII, IX y X. Igualmente en la hepatopatía suele encontrarse disminuido el factor V y el fibrinógeno, que aunque se sintetizan en el hígado no dependen de la vitamina K.

La activación intravascular del sistema de coagulación con consumo de plaquetas y de factores de coagulación, suele aparecer en el anciano en diferentes situaciones clínicas, como es la infección severa: denominada sepsis por gramnegativos, infecciones bacterianas grampositivas, como las infecciones víricas o malaria. El shock ocasiona hematomas incluyendo la hipotensión asociada a la infección severa, cirugía e infarto de miocardio, y por último, la más frecuente en la persona anciana, la asociada a neoplasias (carcinoma de colon, próstata, páncreas, pulmón, leucemia, estómago y mama); cuyo mecanismo es la liberación de materiales procoagulantes a partir de tejido tumoral: tromboplastinas o preteasas titulares.

La hipercoagulabilidad es considerado como una condición en la que existe un aumento de los factores activados de la coagulación debido al aumento de las velocidades de activación o al descenso en el aclarado de los factores activados, la interacción de las plaquetas con la superficie anormal de los vasos sanguíneos ateroscleróticos pueden ocasionar la activación plaquetaria, conocida como agregación plaquetaria espontánea, la cual puede llegar a originar una trombosis. Es importante la prevención; en caso de la trombosis venosa, donde los trombos son rojos (compuestos de fibrina y hematíes) se trataran con anticoagulantes; en cambio la trombosis arterial, en donde los trombos son blancos (compuestos de plaquetas y fibrina) el tratamiento irá dirigido contra la activación de las plaquetas. Las neoplasias originan tromboflebitis superficial, las mujeres con carcinoma de mama, sometidas a tratamiento de quimioterapia coadyuvante, tienen un mayor riesgo de sufrir trombosis venosa profunda.

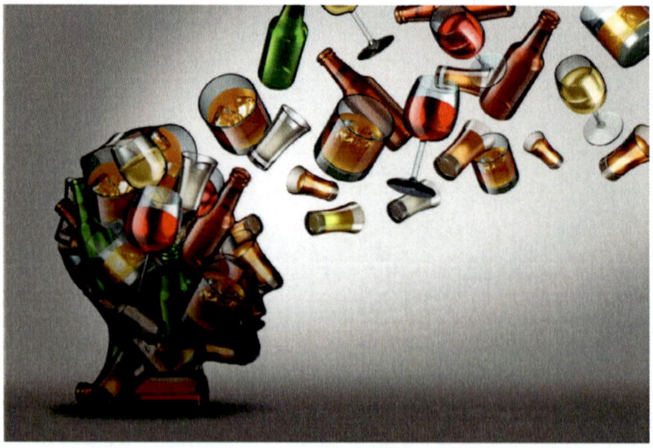

En el anciano existe un cierto riesgo asociado al tratamiento anticoagulante, como es la hemorragia, la trombocitopenia y la insuficiencia renal; en aquellos tratamientos con heparina los riesgos son las hemorragias y la trombocitopenia, siendo las mujeres mayores quienes padecen mayor riesgo a sufrir hemorragias. La ingesta de aspirina u otros fármacos antiinflamatorios no esteroides, antibióticos u otros medicamentos que desplacen los cumarinicos de su unión con la albúmina, y la presencia de hepatopatía o nefropatia, pueden aumentar la respuesta a los anticoagulantes orales ocasionando sangrado; para evitar dichas hemorragias, en primer lugar se suprimirá el anticoagulante oral administrando vitamina K.

BIBLIOGRAFÍA

1. STANDER PE. *Anemia en el anciano. Síntomas, causas y tratamiento.* Jano vol, XXVII nº 882 Barcelona 1999: 69-75.
2. BARBOLLA L, SERRANO J. *Transfusión sanguínea y derivados sanguíneos.* Cientificomédica, 1994.
3. NEWMAN DK; SMITH ADJ. *Planes de cuidados en geriatría.* Ed.Doyma. Barcelona 1994: 271-284
4. ORLAN R, MATTEW J. DIABETES. *Manual de terapéutica médica.* Ed. Salvat. Barcelona 1997.
5. PIEDROLA G. *Medicina preventiva y salud pública.* Ed, Salvat Editores, 1998.
6. GEORGE LK. *The happiness syndrome.* Gerontologist 19: 210-216. 1989.
7. LAWTON MP. *The dimensions oar morale, research planning and action for the elderly.* Behavioral. 1972. Pub nut 1: 144-165.
8. ARNOLD DM, ZELLER MP, SMITH JW, NAZY I. Diseases of platelet number: immune thrombocytopenia, neonatal alloimmune thrombocytopenia, and posttransfusion purpura. In: Hoffman R, Benz EJ, Silberstein LE, et al, eds. *Hematology: Basic Principles and Practice.* 7th ed. Philadelphia, PA: Elsevier; 2018:chap 131.
9. WARKENTIN TE. Thrombocytopenia caused by platelet destruction, hypersplenism, or hemodilution. In: Hoffman R, Benz EJ, Silberstein LE, et al, eds. *Hematology: Basic Principles and Practice.* 7th ed. Philadelphia, PA: Elsevier; 2018:chap 132.
10. SORIA, JM. *El componente genético de las alteraciones de la coagulación y de la trombosis.* Revista Española de Cardiología Suplementos 9.2 (2009): 58-65.
11. *Vifor Pharma impulsa iniciativas para concienciar sobre el déficit de Hierro.* [sede Web].Madrid 2016 [acceso 15 de Abril de 2019].
12. CHUNG , M ; MOORTHY, D ; HADAR N ; SALVI P , IOVIN RC , LAU J. *Biomarcadores para evaluar y manejar la anemia por deficiencia de hierro en la enfermedad renal crónica en etapa tardía.* Rockville (MD): Agencia para la Investigación y Calidad de la Atención Médica. EE. UU. 2012 N °:12 (13).

13. CASESA A, EGOCHEAGAB M, TRANCHEC S, PALLARÉSD V, OJEDA R, GÓRRIZA J, Y PORTOLÉS J. *Anemia en la enfermedad renal crónica: protocolo de estudio, manejo y derivación a Nefrología*. Revista de la Sociedad Española de Nefrología. España 2017. [acceso el 11 de mayo de 2019]
14. CABRÉ M, ELIAS L, GARCÍA M, PALOMERA E, SERRA-PRAT M. *Avoidable hospitalizations due to adverse drug reactions in an acute geriatric unit*. Analysis of 3292 patients. Med Clin (Barc) 2018; 150 (6):209-14.

X
TRASTORNOS METABÓLICOS EN EL ANCIANO

Carmela de Pablo Hernández, Rafael Ceballos Atienza y Carlos Calzado Bravo

1. DESHIDRATACIÓN

El principio más importante de la fisiología geriátrica es la disminución de la reserva homeostática; las respuestas compensadoras ante el estrés físico, ambiental, y metabólico son lentas y en ocasiones incompletas. La cantidad de agua corporal disminuye con la edad, la proporción de masa corporal representada por agua cae del 55-60% a la edad de 20 años, al 45-50% a los 80 años. La regulación de la osmolaridad sérica depende de la ingesta de agua, estimulada por la sensación de sed y de la excreción renal de agua libre de solutos, el sistema nervioso central controla el balance hídrico mediante la acción de la vasopresina y el mecanismo de la sed (esta aparece cuando se sobrepasa la capacidad de la vasopresina y del riñón para mantener el balance hídrico). Al servicio de urgencias, acuden gran número de personas mayores que presentan niveles de sodio sérico mayor de 148 mEq/l. Las enfermedades asociadas a la hipernatremia son: cirugía, enfermedad febril, diabetes mellitus, diarrea, hemorragias gastrointestinales, diuréticos… mereciendo especial atención las infecciones agudas como la neumonía y las infecciones urinarias, en las que la fiebre que las acompaña da lugar a un incremento de la pérdida insensible de agua mediante sudoración, taquipnea y aumento del catabolismo celular.

No siempre existe un indicador temprano confiable de la necesidad de agua del organismo, por ejemplo, existen personas, en especial muchos adultos mayores, no sienten sed hasta que están deshidratados. Es muy importante aumentar la ingesta de agua cuando hace calor o el paciente está enfermo. Los *signos y síntomas* de deshidratación también pueden variar según la edad. En el anciano son:

- Sed excesiva.
- Micción menos frecuente.
- Orina de color oscuro.

- Fatiga.
- Mareos.
- Confusión.

La deshidratación ocurre debido a razones simples: no se bebe la suficiente cantidad de agua por estar enfermo u ocupado. También, se puede dar el caso de no tener acceso a agua potable que puedas beber. *Otras causas* de la deshidratación son las siguientes:

- Diarrea y vómitos. La diarrea aguda y grave puede provocar una enorme pérdida de agua y electrolitos en un período corto de tiempo. Si la diarrea va acompañada de vómitos, se pierden más líquidos y minerales.
- Fiebre. Cuánto más alta es esta, mayor es el grado de deshidratación. La clínica empeora si de la fiebre sigue diarrea y vómitos.
- Transpiración excesiva. Cuando se suda se pierde agua, de forma que, si se realiza actividades físicas enérgicas y no se compensa los líquidos durante este tiempo, se puede llegar a la deshidratación.
- Mayor necesidad de orinar. Diabetes no diagnosticada o no controlada, ciertos medicamentos (diuréticos y controladores de la presión arterial) pueden provocar deshidratación, ya que hacen que tengas una mayor necesidad de orinar.

La deshidratación puede derivar en *complicaciones graves*, como las siguientes:

- Lesión por calor. Si no existe una hidratación correcta cuando se esté realizando actividad física y transpiras mucho, puede llegar a producirse una lesión, que puede variar desde calambres musculares leves hasta agotamiento por calor o un golpe de calor que pone en riesgo la vida del paciente.
- Problemas renales y urinarios. Episodios prolongados de deshidratación pueden causar infecciones urinarias, cálculos renales e insuficiencia renal.
- Convulsiones. Los electrolitos (sodio y potasio) ayudan a llevar las señales eléctricas de una célula a la otra. Si los niveles de electrolitos están desbalanceados, la señal eléctrica normal puede mezclarse, lo que puede producir contracciones musculares involuntarias y pérdida de consciencia.
- Choque por volumen sanguíneo bajo (shock hipovolémico). Se trata de una de las complicaciones más graves de la deshidratación y ocurre cuando un volumen bajo de sangre provoca una disminución de la presión arterial y en la cantidad de oxígeno en el cuerpo.

En las estaciones calurosas aquellos ancianos con factores de riesgo añadidos, que no son capaces de aumentar la ingesta hídrica que compense el aumento de las pérdidas insensibles pueden sufrir deshidratación, en ocasiones una ingesta adecuada de líquidos puede pasar desapercibida. El término deshidratación describe la deficiencia relativamente pura de agua que dará, por tanto, lugar a hipernatremia, el paciente que acude al servicio de urgencia deshidratado se le realizará la historia clínica, una exploración física y estudios de laboratorio, lo que nos dirá si es isotónico, también conocido como depleción de volumen, o hipotónico.

Por lo general, el médico puede diagnosticarte deshidratación sobre la base de signos y síntomas físicos. Si estás deshidratado, probablemente también tengas presión arterial baja, especialmente cuando pasas de estar acostado a estar parado, una frecuencia cardíaca más rápida de lo normal y menor flujo sanguíneo en las extremidades.

Para ayudar a confirmar el diagnóstico e identificar el grado de deshidratación, pueden realizarse *otros exámenes*, por ejemplo:

- Análisis de sangre. Las muestras de sangre pueden usarse para controlar muchos factores, como los niveles de electrolitos, especialmente de sodio y potasio, y el funcionamiento tus riñones.
- Análisis de orina. Estos análisis pueden ayudar a determinar si estás deshidratado y el grado de deshidratación que presentas. También, por medio de ellos, se pueden detectar signos de una cistitis.

CAUSAS DE DISMINUCIÓN DEL APORTE DE LÍQUIDOS EN EL ANCIANO	
Dificultad para acceder a fluidos	-Medios de sujeción físicos -Incapacidad para deambular -Disminución de agudeza visual
Restricción de la ingesta de líquidos	-Preparación para ciertas pruebas diagnósticas -Autoimpuesta (incontinencia, nicturia)
Alteraciones del nivel de consciencia	-Sedantes/neurolépticos/narcóticos -Alteraciones del SNC (estructurales y metabólicas) -Enfermedad febril
Alteraciones del nivel cognitivo	-Demencia/depresión -Manía/ psicosis/depresión
Alteraciones gastrointestinales	-Alteraciones en el mecanismo de deglución -Obstrucción intestinal -Medicación anticolinérgica
Alteraciones en el mecanismo de la sed	-Adipsia primaria -Adipsia secundaria a medicamentos

1.1 Deshidratación isotónica

Se caracteriza por las pérdidas equimolares de agua y sodio, por lo que no habrá cambios en la osmolaridad sérica, clínicamente se apreciará cambios de depleción de volumen plasmático y extracelular, disminución de la turgencia de la piel, sequedad de las membranas mucosas y ausencia o acusada disminución de la sudoración axilar, con una deplección de volumen moderada la presión arterial puede ser normal, aunque se podrá observar taquicardia en reposo; cuando el paciente presenta una depleción de volumen moderado o severo se encontrará letárgico, débil y confuso. La oliguria suele presentarse aunque la tensión arterial sea normal en decúbito. Se deberá valorar el peso diario, para comprobar las alteraciones del balance hídrico.

Las pruebas que se realizarán será un análisis sistemático de sangre (aumento de hematocrito), proteinograma, bioquímica sanguínea donde se incluirá los niveles de sodio, potasio, urea, creatinina y glucosa. El tratamiento a seguir será la reposición de líquidos isotónicos, durante el cual, al anciano se le evaluará estrictamente por la susceptibilidad a pasar a un estado de sobrecarga con insuficiencia cardíaca y edema agudo de pulmón, las depreciaciones severas requieren la infusión intravenosa de suero salino isotónico (0,9%).

CAUSAS DE DEPLECIÓN DE VOLUMEN	
Pérdidas extrarrenales	-Gastrointestinales (vómitos, diarrea, succión gastrointestinal, fístulas). -Secuestro abdominal (peritonitis, reacumulación rápida de una ascitis) -Cutánea.
Pérdidas renales	-Enfermedades renales (fase diurética de IRA, diuresis postobstructivas). -Enfermedades tubulares con pérdida de sal. -Tratamiento excesivo con diuréticos. -Diuresis osmótica (glucosuria diabética). -Deficiencia de mineralocorticoides.

1.2 Deshidratación hipertónica

También conocida como *hipernatrémica*. Es la pérdida preponderante o exclusiva de agua pura lo cual provoca un incremento de la osmolaridad del plasma superior a 295 mosm/L. caracterizándose por hipernatremia e hiperosmolaridad, los distintos problemas del anciano para la conservación del agua hacen que la deshidratación hipertónica sea una complicación muy frecuente en este grupo de personas. Unida a la disminución de la sed, la pérdida de agua inducida por alguna de las múltiples patologías, junto a la dificultad para acceder al agua bien sea por inmovilidad, o por medios de contención física, hacen que sea un problema de gran importancia en el anciano. La principal causa es la pérdida no reemplazada de líquidos hipotónico por la piel y los pulmones, las pérdidas renales que pueden conducir a hipernatremia son la diabetes insípida y la diuresis osmótica; normalmente suele aparecer en aquellos pacientes con nutrición enteral con exceso de proteínas y en el coma diabético.

Se deberá realizar un cálculo de los requerimientos hídricos tomando como base el agua corporal total, si la hipernatremia es el resultado de pérdidas de agua la repleción puede hacerse con suero glucosado al 5%, no debiéndose hacer una corrección demasiado rápida de la concentración de sodio, ya que puede ocasionar un edema cerebral.

CAUSAS DE DESHIDRATACIÓN HIPERTÓNICA	
Pérdidas exclusivas de agua	-Extrarrenal: -Piel: Pérdidas insensibles - Pulmones -Renal: -Diabetes insípida -Disfunción hipotalámica
Pérdidas de agua asociadas con pérdida de sodio	-Extrarrenal: -Sudación -Renal: -Diuresis osmótica (glucosuria, urea...)

1.3 Deshidratación hipotónica

Se conoce también como deshidratación extracelular o síndrome de depleción de sal y se constata osmolaridad plasmática <285 mosm/L o Na plasmático <130 mmol/L.

Las *causas* que originan este tipo de deshidratación son las extrarrenales y las renales. En primer lugar, las extrarrenales pueden producirse por una pérdida gastrointestinal (vómitos, diarreas, grandes quemados) o bien por un acumulo de líquidos en el tercer espacio (como ocurre en la pancreatitis, peritonitis o íleo paralítico). Por último, las causas renales abarcan el uso de diuréticos, insuficiencia suprarrenal primaria, enfermedad renal con pérdida de sal y acidosis tubular renal proximal.

La *clínica* será la aparición de cansancio, apatía, hipotensión arterial, hipotonía muscular, naúseas y vómitos, calambres musculares, cefalea, convulsiones o coma, hiporreflexia, la tendencia a la sed es escasa y hay oliguria.

El *tratamiento* irá encaminado a reponer el volumen con solución salina según el estado hemodinámico del paciente, sin olvidar reponer las necesidades de cloro y sodio (1-1,5 mmol/kg/día) y según el déficit detectado en el análisis de sangre.

2. HIPOTERMIA

La disregulación de la temperatura en los ancianos, es una muestra más de lo estrecho de la homeostasis que se produce al envejecer. Los ancianos, no son capaces de adaptarse bien a los extremos de temperatura. Esta falla produce una alta mortalidad que es subreportada por los médicos. Es más común en los más ancianos y en los más enfermos y muchas veces hay procesos infecciosos de base.

El centro de la termorregulación mantiene la temperatura a través del control de la vasodilatación y vasoconstricción, sudoración, termogénesis metabólica y calofríos entre otros. A mayor edad hay menor percepción de la temperatura y sudoración (hipertermia) y respuesta anormal al frío (hipotermia).

Se define cuando la temperatura central del organismo (rectal, esofágica, timpánica) es menor de 35°C por causa deliberada o accidental y debe medirse con un termómetro especial ya que los comunes-ordinarios no sirven. Lo importante es sospecharlo precozmente y conocer los factores predisponentes para minimizar sus complicaciones. Se subdividen en *primaria* cuando tiene normales los mecanismos de termorregulación pero es sometido a una muy baja temperatura y *secundario* son las que ocurren con temperaturas no muy bajas y es por falla intrínseca (muy comunes en >75 años).

Los escalofríos son los primeros síntomas que el paciente nota cuando la temperatura comience a bajar debido a que son el mecanismo de defensa del cuerpo contra la temperatura baja para calentarse. Los *signos y síntomas* de la hipotermia comprenden los siguientes:

- Respiración lenta y poco profunda.
- Pulso débil.
- Balbuceo o marmullo.
- Somnolencia o muy poca energía.
- Confusión o pérdida de memoria.
- Pérdida del conocimiento.
- Piel fría.

FACTORES PREDISPONENTES.

- *Disminución en la producción de calor:*
  - Hipotiroidismo
  - Hipoglicemia
  - Desnutrición
  - Inmovilidad o disminución de la actividad
- *Aumento en la pérdida de calor*:
  - Disminución de la grasa subcutánea
  - Inmersión o exposición al frío
- *Alteraciones en termogénesis*:
  - Alteración hipotalámica
  - Hipoxia
  - Enfermedad cerebrovascular
  - Tumor
- *Drogas*:
  - Alcohol, reserpina
  - Anestésicos generales
  - Antidepresivos tricíclicos y barbitúricos
  - Salicílicos, acetaminofeno, paracetamol
- *Misceláneos*:
  - Sepsis
  - Enfermedad cardiovascular
  - Bronconeumonía
  - Pobreza, mala vivienda

La evaluación médica es difícil porque muchas veces no se sospechada por el equipo de salud o familiares y además porque sus síntomas y signos clínicos son inespecíficos. Puede ser de instalación brusca o gradual (superior en los más ancianos). Es básico para el diagnóstico contar con el termómetro apropiado.

El diagnóstico de hipotermia es, por lo general, aparente en función de los signos físicos de la persona y las condiciones en las que la persona con hipotermia se enfermó o fue encontrada. Los análisis de sangre también pueden ayudar a confirmar la hipotermia y su gravedad.

Sin embargo, un diagnóstico puede no ser fácilmente aparente si los síntomas son leves, como cuando una persona que se encuentra adentro tiene síntomas de confusión, falta de coordinación y problemas del habla.

PRESENTACIÓN CLÍNICA

SÍNTOMAS PRECOCES (32°C - 35°C)	INTERMEDIOS (28°C - 30°C)	GRAVES (< 28°C)
• fatiga	• piel fría	• piel muy fría
• cansancio	• cianosis	• rigidez
• disminución del andar	• bradicardia	• apnea
• apatía	• < frecuencia respiratoria	• sin pulso -FV ventricular
• confusión	• arritmias	• arreflexia
• alteración del habla	• hipotensión	• sin respuesta
• piel fría	• semicoma y coma	• pupilas fijas
• sensación de frío	• rigidez muscular	
	• edema generalizado	
	• lentitud de reflejos	
	• pupilas < reactivas	
	• poliuria - oliguria	

El manejo médico es una emergencia, ya que presenta una alta mortalidad cercana al 80%. Las metas son lograr recuperar la actividad cardiovascular, electrolítica y ácido-base; minimizar las pérdidas de calor adicionales; restablecer en un tiempo adecuado la temperatura central; manejar las condiciones ambientales precipitantes y tratar las condiciones médicas coexistentes.

La forma de recalentamiento pueden ser pasiva en las que el sujeto es colocado en una pieza (ambiente) más caliente >21°C y evitando pérdidas de calor; las activas externas son recalentarlo con materiales más calientes (frazadas eléctricas, botellas de agua, baños, etc.) y las activas internas son destinadas a calentar el medio interno (irrigación gástrica, oxígeno humedificado, diálisis peritoneal, sueros, etc.). Los pacientes con cuadros leves responden adecuadamente, pero los otros requieren un mayor cuidado y no se deben recalentar en forma brusca por el riesgo de paro y otras complicaciones.

COMPLICACIONES DE HIPOTERMIA SEVERA.

- Arritmias
- Pancreatitis
- Paro cardiorrespiratorio
- Sangrado intestinal
- Bronconeumonía
- Necrosis tubular aguda

- Neumonía aspirativa
- Trombosis intravascular
- Edema pulmonar

CAMBIOS EN EL ELECTROCARDIOGRAMA.

- Bradicardia
- Intervalo PR prolongado
- Segmento QT y complejo QRS prolongado
- Onda J
- Fibrilación auricular
- Fibrilación ventricular
- Temblor muscular-artefactos

TRATAMIENTO DE LA HIPOTERMIA.

- Unidad Intensiva si temperatura <30°C
- Monitorización continua - ECG
- Tratamiento de sepsis
- Líquidos intravenosos
- Arritmias pueden ser resistentes al tratamiento y/o cardioversión
- Tratar sólo la hiperglicemia severa
- Uso de HCO3 cuidadoso al corregir la acidosis
- No entrar al corazón con catéteres
- Vigilancia de los gases arteriales
- RX tórax porque neumonías son comunes

BIBLIOGRAFÍA

1. BALBÍN CARRERO E, BARRIO GARCÍA DE MEDINA JL, BUENO MARCO C, DE DIEGO POLO V, FUENTE LÁZARO C, GARCÍA MORRÁS P. *Dermatología: Texto y Atlas*. Ed. Meditecnica. Madrid 2003: 728.
2. BADIA X, SALAMERO M, ALONSO J. *La medicina de la salud. Guía de escalas de medición en español*. Ed. Edimac. Barcelona 1992: 347
3. GARCÍA LÓPEZ MV, RODRÍGUEZ PONCE C, TORONJO GÓMEZ AM. *Enfermería del anciano*. 2ª Ed. Avances de enfermería. Madrid 2009: 414.
4. GACETA MÉDICA. *Especialidades médicas*. 14-20 de Junio de 2004: 21-22.
5. STANDER PE. *Anemia en el anciano. Síntomas, causas y tratamiento*. Jano, Vol. XXVII nº 882 (69-75). 1989
6. RIBERA JM. *Envejecimiento del Sistema Nervioso Central*. Ed. Editores médicos. Madrid 1989: 11-23.
7. LONG BC, PHIPPS WJ. *Tratado de enfermería medicoquirúrgica*. Interamericana. Mc Graw Hill. Madrid 1998.
8. MARX JA, et al., eds. *Infectious diarrheal disease and dehydration*. En: Rosen's Emergency Medicine: Concepts and Clinical Practice. 8.ª ed. Filadelfia, Pa.: Saunders Elsevier; 2014.
9. SOAR J, DEAKIN CD, NOLAN JP, ABBAS G, ALFONZO A, HANDLEY AJ, etal. *Cardiac arrest in special circumstances*. Resuscitation. 2005;vol 6751: 5135-70.
10. MARX JA, et al., eds. *Accidental hypothermia*. En: Rosen's Emergency Medicine: Concepts and Clinical Practice. 8.ª ed. Filadelfia, Pa.: Saunders Elsevier; 2014.
11. HERAS BENITO M, FERNÁNDEZ-REYES MJ. *Toma de decisiones compartida en la enfermedad renal crónica avanzada del anciano*. Med Clin (Barc) 2019; 152 (5):188-94.
12. BANSAL N, KATZ R, DE BOER IH, PERALTA C.A, FRIED LF, SISCOVICK DS et al. *Development and validation of a model to predict 5-year risk of death without ESRD among older adults with CKD*. Clin J Am Soc Nephrol 2015; 10(3):363-71.
13. SÁNCHEZ E, FORMIGA F, CRUZ-JENTOFT A. *La creciente importancia del rendimiento físico en la valoración geriátrica integral*. Rev Esp Geriatr Gerontol 2018; 53(5):243-44.
14. BERGER JR, JAIKARANSINGH V, HEDAYATI S. *End-stage Kidney Disease in the elderly: approach to dialysis initiation, choosing modality, and predicting outcomes*. Adv Chronic Kidney Dis 2016; 23 (1):36-43.

15.ROBINSON-COHEN C, LITTMAN A J, DUNCAN GE, WEISS NS, SACHS MC, RUZINSKI J et al. *Physical activity and change in estimated GFR among persons with CKD*. J Am Soc Nephrol 2014; 25 (2):399-406.
16.GUERRERO MT, HERAS M, MUÑOZ A, RIDRUEJO E, CENTENO C, MACIAS MC et al. *Situación mental y funcional en ancianos con diferentes grados de filtrado glomerular.* Dial Traspl. 2014; 35(1):15-19.
17.PORTILLA FRANCO ME, TORNERO MOLINA F, GIL GREGORIO P. *La fragilidad en el anciano con enfermedad renal crónica*. Nefrologia 2016; 36 (6):609-15.
18.BAEK SH, LEE SW, KIM SW, AHN SY, YU MY, KIM KI et al. *Frailty as a predictor of acute kidney injury in hospitalized elderly patients: a single center, retrospective cohort study.* PLOS ONE 2016; 11(6): e0156444.
19.MORTON S, ISTED A, AVERY P, WANG J. *Is frailty a predictor of outcomes in elderly inpatients with acute kidney injury? A prospective cohort study.* Am J Med 2018; 131 (10): 1251-56.
20.MEZUE K, GOYAL A, PRESSMAN GS, MATTHEW R, HORROW JC, RANGASWAMI J. *Blood pressure variability predicts adverse events and cardiovascular outcomes in SPRINT.* J Clin Hypertens (Greenwich) 2018; 20 (9):1247-52.
21.RODRÍGUEZ MAÑAS L, CASTRO RODRÍGUEZ M. *Repensando el papel de la hipertensión arterial en la población anciana*. Hipertens Riesgo Vasc. 2014; 31(1):1-2.
22.HERAS M, FERNANDEZ-REYES MJ. *Nuevas herramientas para abordar la función renal en ancianos: la ecuación Berlin initiative Study y la fórmula hematocrito, urea y género*. Med Clin (Barc) 2016; 146 (10):450-4.
23.ÁLVAREZ-GREGORI J, MACÍAS JF. Diferencias entre filtrado glomerular disminuido e insuficiencia renal: riesgos de asociar estos 2 conceptos en ancianos sanos. Rev Esp Ger Gerontol. 2014; 49 (4):184-7.
24.HERAS M, FERNÁNDEZ-REYES MJ. *Concentraciones séricas de potasio: importancia de la normopotasemia*. Med Clin (Barc) 2017; 148: 562-65.
25.NAKHOUL GN, HUANG H, ARRIGAIN S, JOLLY SE, SCHOLD JD, NALLY JV JR, NAVANEETHAN SD. *Serum Potassium, End-Stage-Renal-Disease and mortality in chronic kidney disease*. Am J Nephrol 2015; 41(6): 456-63.
26.HERAS BENITO M, FERNÁNDEZ-REYES MJ, GUERRERO DÍAZ MT, MUÑOZ PASCUAL A. *Niveles de potasio sérico y mortalidad a largo plazo en ancianos con hipertensión arterial*. Hipert Riesgo Vasc 2017; 34 (3):115-19.

27. HERAS BENITO M, CENTENO GÓMEZ MC, FERNÁNDEZ-REYES LUIS MJ, MARTÍN VARAS CR, URZOLA RODRÍGUEZ G, CALLEJAS MARTÍNEZ R et al. *Características clínicas de la enfermedad renal crónica (no diálisis) en nonagenarios*. Nefrología 2018; 38 (Supl C1): S121.
28. TURGUTALP K, BARDAK S, HOROZ M, HELVACI I, DEMIR S, KIYKIM AA. *Clinical outcomes of acute kidney injury developing outside the hospital in elderly*. Int. Urol Nephrol 2017; 49 (1):113-21.
29. BRAUN F, BRINKKÖTTER PT. *Decline in renal function in old age: part of physiological aging versus age-related disease*. Z Gerontol Geriatr 2016; 49 (6):469-76.
30. LUNDSTRÖM UH, GASPARINI A, BELLOCO R, QURESHI AR, CARRERO JJ, EVANS M. *Low renal replacement therapy incidence among slowly progressing elderly chronic kidney disease patients referred to nephrology care: an observational study*. BMC Nephrol 2017; 18 (1):59.
31. MARTÍNEZ CANDELA J, SANGRÓS GONZÁLEZ J, GARCÍA SOIDÁN FJ, MILLARUELO TRILLO JM, DÍEZ ESPINO J, BORDONABA BOSQUE D et al. *Enfermedad renal crónica en España: prevalencia y factores relacionados en personas con diabetes mellitus mayores de 64 años*. Nefrología 2018; 38 (4):401-13.
32. KIM K-S, PARK SW, CHO YK, KIM S-K. *Higher prevalence and progression rate of chronic kidney disease in elderly patients with type 2 diabetes mellitus*. Diabetes Metab J 2018; 42(3):224-32.

XI
URGENCIAS ALERGOLÓGICAS

Susana Cabrerizo Ballesteros, Tomás Maté Enríquez y Carlos Calzado Bravo

I. PRURITO

Se define como una sensación no placentera que produce un deseo muy fuerte de rascarse. En algunos casos no está asociado con cambios cutáneos específicos y las únicas manifestaciones que tienen los pacientes son a consecuencia de la fricción o el rascado. Se considera que entre 10 y 50% de pacientes con prurito, sin una causa dermatológica obvia, tiene una enfermedad sistémica subyacente. Suele aumentar la sensación de picor por la noche.

Neurofisiología del prurito

El prurito se produce a través de dos *vías*:

- La *directa*, donde los queratinocitos liberan mediadores que se unen con pruritoceptores.
- La *indirecta*, en la que los queratinocitos activan otras células que liberan sustancias prutiogénicas.

Las fibras conductoras del prurito son terminales nerviosas libers (fibras C no mielinizadas) cuya velocidad de conducción es lenta con territorios de invervación extensos, tienen respuesta a la histamina y a estímulos térmicos, pero no a estímulos mecánicos. Estas fibras terminan en la unión en la unión dermoepidérmica aunque algunas pueden proyectarse a las capas inferiores del estrato córneo.

Algunos mediadores químicos, como la histamina, producen activación de áreas sensitivas y motoras, de forma que se plantea la existencia de una relación orgánica entre el prurito y el rascado, ya que el prurito induce una actividad motora de rascado activa. El prurito y el dolor muestran afectación de las mismas áreas corticales, pero con diferente patrón de activación.

Clasificación del prurito

El prurito puede clasificarse de acuerdo con su origen neurofisiológico y de acuerdo con el cuadro clínico que presente el paciente. Desde el punto de vista neurofisiológico, se clasifica en 4 categorías:

1. *Pruritoceptivo*. Se origina en la piel y se transmite por fibras tipo C.
2. *Neuropático*. Causado por daño en los nervios periféricos.
3. *Neurogénico*. Generado por mediadores de origen central sin daño neuronal.
4. *Psicogénico*. Originado por trastornos psiquiátricos.

En cuando a su clasificación con base al cuadro clínico, el prurito se divide en 3 *grupos clínicos*:

1. Prurito en piel primariamente inflamada.
2. Prurito en piel normal.
3. Prurito con lesiones por rascado crónico.

Las *causas* que pueden producir prurito son muy variadas:

A. Prurito asociado con enfermedades sistémicas

Las manifestaciones cutáneas en las enfermedades sistémicas asociadas con prurito crónico incluyen excoriaciones lineales y costras, liquenificación, pápulas y en ocasiones nódulos excoriados que pueden semejar prurigo nodular.

El abordaje de este tipo de paciente irá encaminado a analizar las características del prurito, como la hora de presentación, localización, severidad y factores de que lo alivian o lo aumentan.

En la historia clínica deberemos hacer hincapié en la exposición del paciente a fármacos, viajes (para excluir infecciones endémicas), contacto con irritantes ambientales y sustancias sensibilizantes, estilo de vida (dieta, abuso de sustancias, trabajo, aficiones, etc.), síntomas extracutáneos concomitantes y hospitalizaciones previas. El estado mental y la personalidad también deben ser investigados.

Los estudios de laboratorio iniciales para este tipo de prurito deben incluir una biometría hemática completa, pruebas de función hepática, renal y tiroidea, glucosa sérica, hierro, ferritina, deshidrogenasa láctica, velocidad de sedimentación globular, electroforesis de proteínas, sangre oculta en heces, coproparasitoscópico y urianálisis.

B. Prurito de origen renal

Se produce en 15 a 49% pacientes con insuficiencia renal crónica y en el 90% de los pacientes sometidos a hemodiálisis, siendo menos frecuente en pacientes tratados con diálisis peritoneal. La fisiopatología está relacionada con un desequilibrio del sistema inmunitario y del sistema opioide, con hiperactividad de los receptores gamma y producción de un estado proinflamatorio. Alteraciones en el metabolismo del calcio, fósforo, hiperparatiroidismo secundario, anemia, concentraciones elevadas de histamina y neuropatía periférica también están relacionadas con la aparición de prurito.

El prurito es localizado en el 60% y cuando se localiza, se ubica usualmente en la espalda. Su severidad viene condicionada con la duración de la diálisis y la xerosis dérmica, siendo un fuerte predictor independiente de la calidad de vida del paciente ocasionando importantes alteraciones en los períodos de descanso.

Los pacientes con prurito de origen renal tienen comorbilidades, como la xerosis y la anemia, de forma que el uso de emolientes y el tratamiento con hierro y eritropoyetina pueden ser coadyuvantes en el manejo del mismo. La aplicación de fototerapia con luz ultravioleta B de banda ampliar es considerada como el tratamiento de elección en este tipo de prurito, sobretodo de moderado a severo. El trasplante renal es la opción terapéutica para la resolución del tipo de prurito.

C. Prurito de origen hepático

Este prurito está relacionado con colestasis (reducción del flujo biliar) que puede deberse a causas extrahepáticas (generalmente obstructivas) o intrahepáticas, como puede ser la colangitis esclerosante primaria, cirrosis biliar primaria, hepatitis crónica, tumores malignos, embarazo y medicamentos. En general, este tipo de prurito puede observarse en más de 80% de los pacientes que padecen cirrosis biliar primaria, siendo la primera manifestación en 50% de ellos.

La fisiopatología de este tipo de prurito es multifactorial ya que se ha implicado alteraciones en la neurotransmisión de origen central así como alteraciones en los ácidos biliares. Sin embargo, las concentraciones séricas y cutáneas no muestran una correlación confiable con el grado de prurito y aunque el alivio de la obstrucción de las vías biliares lo reduce ostensiblemente, la disminución sérica de ácidos biliares mediante fármacos o agentes secuestradores (colestiramina) no siempre lo alivian.

D. Prurito asociado con enfermedades endocrinas y deficiencia de hierro

Este prurito se asocia con enfermedades tiroideas, pseudohipoparatiroidismo y diabetes mellitus aunque se asocia fundamentalmente con el hipertiroidismo por aumento de la vasodilatación, aumento de la temperatura dérmica y disminución de umbral al prurito.

La deficiencia de hierro es otra de las causas de prurito de origen sistémico, de forma que se sugiere que estudio de los pacientes con prurito crónico de origen desconocido incluya la determinación de hierro y ferritina. Su fisiopatología se desconoce pero la sustitución de las concentraciones séricas de hierro alivia los síntomas.

E. Prurito relacionado con malignidad

Este tipo de prurito es común en pacientes con neoplasias de tipo hematológico, de forma que el 30% lo presentan pacientes con Linfoma de Hodkin y el 50% de pacientes con policitemia vera. El prurito puede ser espontáneo o manifestarse inmediatamente después del contacto agua caliente (prurito aguagénico). También puede manifestarse como parte de un síndrome paraneoplásico en asociación con varios tumores sólidos, como de pulmón, colon, mama, estómago y próstata.

Tiene una patogénesis compleja relacionada con mecanismos centrales y periféricos, que incluyen producción de sustancias pruritogénicas tumorales y efectos de medicamentos administrados para controlar el dolor, como es el caso de los opioides. Habitualmente es generalizado aunque en algunos pacientes guarda estrecha relación con la topografía del tumor.

El prurito se debe a la activación directa de las fibras nerviosas periféricas, desde los sitios del tumor. Los tumores cerebrales o espinales pueden manifestarse con prurito nasal o facial.

F. Prurito inducido por fármacos

Las reacciones a fármacos se manifiestan generalmente como erupciones máculo-papulares, liquenoides o urticariformes aunque existe existe un grupo de fármacos que ocasionan prurito sin manifestaciones dermatológicas, produciéndose en la terapia intravenosa de fármacos opioides y en los pacientes que lo reciben por vía epidural. Las causas más probables son el efecto central directo, así como la liberación de histamina y serotonina. En ancianos, es común observar este tipo de prurito, ya que son pacientes con el metabolismo disminuido y que toman múltiples tratamientos con las interacciones farmacológicas correspondientes.

El tratamiento sugerido contra el prurito inducido por opioides es la administración intravenosa de nalbufina, propofol y ondansetrón. La prevención puede lograrse con la administración intravenosa de antagonistas de los opioides, como naloxona, naltrexona, nalmefene, mirtazapina y gabapentina.

Algunos *criterios* para abordar la casualidad de los tipos de reacción adversa a fármacos son:

- Producción de una secuencia de eventos entre el inicio del tratamiento y el inicio del prurito.
- Alivio del prurito cuando se produce la supresión del fármaco.
- Recurrencia del prurito con una nueva administración.

G. Prurito de origen neurológico

Puede ser de origen central o periférico. El prurito neurológico de origen central se asocia con tumores cerebrales pudiéndose manifestar con prurito nasal o relacionado con infartos cerebrales que ocasiona prurito contralateral al sitio dañado con aparición de días a semanas después del evento.

En cuanto al prurito de origen periférico, pueden ocurrir cuatro *padecimientos:*

1. *Prurito anogenital.* Secundario a radiculopatía lumbosacra.
2. *Prurito braquiorradial.* Manifestado en áreas expuestas de brazos y antebrazos.
3. *Notalgia parestésica.* Consiste en una neuropatía sensorial que afecta los nervios de las raíces dorsales, observándose una placa hiperpigmentada en la región interescapular.
4. *Meralgia parestésica.* Atrapamiento del nervio cutáneo femoral lateral manifestado por entumecimiento severo, parestesia, dolor y prurito en la cara anterolateral del muslo.

H. Prurito de origen infeccioso.

Este tipo puede deberse a infecciones extracutáneas (parasitosis) e infecciones virales secundarias al VIH y al virus de la Hepatitis C. En pacientes con infección por VIH es uno de los síntomas más frecuentes y suele ser el primero en su presentación. Su fisiopatología está relacionada con la liberación de mediadores pruritogénicos, alteraciones neurológicas, fármacos o enfermedades sistémicas asociadas.

I. Prurito senil

El término prurito senil se relaciona con el prurito que aparece en la vejez sin alguna causa precisa. Se trata de un problema común en la vejez que puede ser exacerbado por aseo corporal frecuente y por uso de jabones astringentes. Tiene varios posibles orígenes, como pueden ser la reducción del contenido de agua en la piel, alteraciones de queratinización, degeneración cutánea, síntomas de la ansiedad y depresión, alteraciones en la cicatrización y desnutrición crónica.

La atrofia cerebral relacionada con la edad y los infartos cerebrales subclínicos pueden alterar las vías centrales neuronales del prurito, lo que provoca sensación de picazón en ausencia de estímulos. La polifarmacia y las alteraciones del metabolismo provocan que los ancianos sean especialmente sensibles a ciertos fármacos, incluso a dosis pequeñas, por lo que las opciones terapéuticas para tratarlo son limitadas.

J. Prurito de origen psicógeno

Este tipo de prurito puede reflejar un incremento de la percepción de los síntomas somáticos que producen los cuadros de ansiedad o depresión. Como opción terapéutica, se puede utilizar antipsicóticos como la riesperidona o la olanzapina. En todos los casos deben usarse emolientes y los casos más severos, será necesaria la administración de corticoesteroides.

II. URTICARIA-ANGIOEDEMA.

La urticaria y/o el angioedema constituyen un motivo de consulta frecuente en atención primaria, ya que afecta a un 15-25% de la población en algún momento de su vida. Estas lesiones pueden alarmar considerablemente a los pacientes, estando esta alarma justificada cuando el angioedema se localiza en la laringe, ya que puede producir obstrucción de la vía aérea y con ésto, compromiso vital.

Conceptos

La urticaria es una reacción cutánea que consiste en la aparición de lesiones eritemato-edematosas, marcadamente pruriginosas y evanescentes llamados *habones* con una duración habitualmente inferior a 24 horas. Generalmente empeoran con el rascado. Esta descripción no recoge todas las formas de urticaria, pero contiene los datos necesarios para el diagnostico en la mayoría de los casos.

Arbitrariamente, se define urticaria aguda como la que persiste menos de 6 semanas y crónica la que dura más de 6-8 semanas.

En el 50% de los casos solo se afecta la dermis pero puede haber también afectación de tejido celular subcutáneo o submucoso o ambos, apareciendo lo que se llama angioedema.

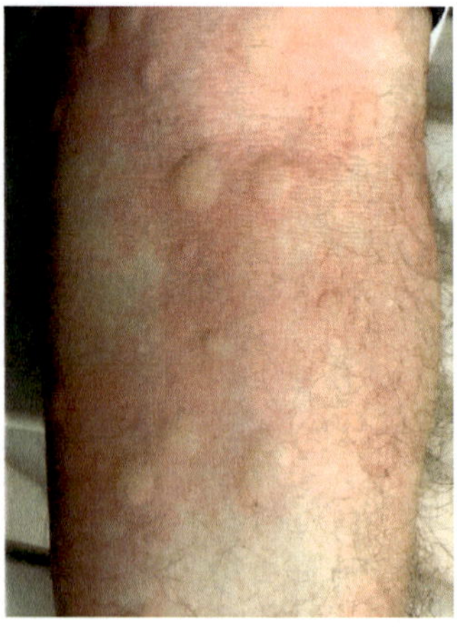

El angioedema se asocia frecuentemente a la urticaria (aunque los dos pueden aparecer independientemente), y es una reacción similar a esta, excepto en que se produce en tejidos más profundos (tejido celular subcutáneo), tiene distribución asimétrica y en que suele ser poco pruriginosa, predominando en cambio una sensación de quemazón. Puede aparecer en cualquier parte del cuerpo, siendo más frecuente en región perioral, periorbital, lengua, genitales y extremidades.

Los casos graves de angioedema son potencialmente mortales si la hinchazón de la garganta o de la lengua bloquea las vías respiratorias.

Existe una forma hereditaria de angioedema por déficit de C1-inhibidor que no asocia urticaria y formas adquiridas asociadas a procesos sistémicos no alérgicos.

Fisiopatología

Los mecanismos involucrados en los diferentes tipos de urticaria no están descritos de manera completa, pero se sabe que la liberación de mediadores por parte de mastocitos o basófilos conduce a la vasodilatación con salida de plasma a la dermis o tejido celular subcutáneo, produciendo urticaria o angioedema respectivamente.

La célula fundamental es el mastocito. Suele localizarse a nivel cutáneo alrededor de capilares, vasos linfáticos, anejos y nervios. En su superficie posee receptores para IgE. Puede activarse por diferentes estímulos que se clasifican en inmunológicos (se ligan a 2 receptores de IgE y producen activación celular) y no inmunológicos (neuropeptidos, hormonas, nucleótidos, medicamentos y algunos estímulos físicos activan al mastocito).

Después de ser estimulado, el mastocito libera una serie de sustancias. Estas sustancias *se dividen en:*

- *Sustancias preformadas:* Histamina
  - ECF-A
  - NCF-A
  - Enzimas proteolíticas
  - Heparina
- *Sustancias neoformadas:* Prostaglandinas
  - Leucotrienos
  - PAF

La histamina es el principal responsable del eritema y edema; es la única sustancia vasoactiva que determina prurito. Sin embargo, son necesarios otros mediadores para prolongar la duración del edema típico de la urticaria.

La serotonina, aunque no se encuentra en el mastocito humano, si lo está en las plaquetas, por lo que se cree que su actuación y liberación estaría relacionada con el factor activador plaquetar, un mediador que libera el mastocito. Causa eritema únicamente.

La acetilcolina es un modulador que incrementa el tono del lecho vascular y aumenta la liberación de mediadores desde el mastocito.

La bradiquinina es un potente vasodilatador que además determina dolor y contracción de la musculatura lisa.

Los metabolitos del ácido araquidonico son prostaglandinas, tromboxanos y leucotrienos. La PG2 contribuye al eritema, edema e hiperalgesia asociada a la inflamación. Los leucotrienos LTC4, LTD4, LTE4 son broncoconstrictores y aumentan la permeabilidad celular. El LTB4 aumenta la adhesión linfocitaria al endotelio.

Hay 3 fragmentos del complemento C3a, C5a, C4a, que actúan como anafilotoxinas y pueden producir la liberación de mediadores aun en ausencia de anticuerpos.

Etiología

Existen múltiples factores etiológicos causantes de urticaria-angioedema. Para intentar sistematizar su estudio, seguiremos la siguiente *clasificación*:

1. - Urticarias no inmunológicas:

- Dermografismo: idiopático, mastocitosis cutánea.
- Adrenérgica.
- Urticaria física: por presión, vibración, solar, colinérgica, inducida por ejercicio, calor local, frio, acuagénica.
- Urticaria hereditaria: angioedema hereditario, angioedema vibratorio hereditario, síndrome. Urticaria-sordera-amiloidosis, urticaria por calor localizado familiar, deficiencia de C3b-inhibidor, porfiria, urticaria papular, urticaria pigmentosa.
- Miscelánea: infecciones, vasculitis, neoplasias, anafilaxia recurrente idiomática, algunos medicamentos, alimentos, idiopáticas.

2. - Urticarias inmunológicas:

- Alimenticias.
- Farmacológicas.
- Por picaduras de insectos.
- Atopia, por inhalantes.
- Urticaria por contacto.
- Urticaria por infecciones.
- Déficit adquirido de C1-inhibidor.
- Reacción a transfusiones.
- Autoinmunes por autoanticuerpos.
- Por inmunocomplejos.
- Síndrome de Schnitzler.

3. - Urticarias de mecanismo desconocido:

- Aspirina.
- Opiáceos.
- Metabisulfitos.
- Tartracina.

Dermografismo

Consiste en la aparición de habones y prurito en zonas de frotamiento, roce o rascado de la piel; unos 2 minutos después del estimulo aparece eritema y unos 3-5 minutos después, el edema que se hace máximo a los 10-15 minutos y puede persistir hasta 3 horas. Las lesiones reproducen el estímulo sobre la piel, siguiendo un trayecto lineal o las zonas de roce. El diagnóstico se establece por la fricción con un objeto de punta roma en la zona superior de la espalda.

Existen unas formas especiales de presentación, como el dermografismo retardado, localizado, colinérgico, rojo o blanco. También se asocia a algunas enfermedades como parasitosis, enfermedades tiroideas o diabetes mellitus.

Para el tratamiento son efectivos hidroxicina, astemizol y ketotifeno.

Adrenérgica

Se caracteriza por presentar un halo de piel blanca alrededor de una pequeña pápula. Es causada por estrés. Puede reproducirse mediante la inyección intracutánea de noradrenalina.

Los betabloqueantes pueden suponer un alivio.

Urticaria física

Es un grupo de urticarias que constituyen el 17% de las urticarias crónicas. Puede aparecer mas de un tipo en el mismo paciente. La mayoría de las formas no conllevan inflamación y las lesiones se resuelven en 24 horas.

- Urticaria retardada por presión

Clínicamente se caracteriza por la aparición de zonas de edema o habones en regiones donde la piel ha sido sometida a presión, junto con prurito, quemazón o incluso dolor, unas 3-6 horas después del estimulo. Puede acompañarse o no de angioedema y en casi la mitad de las ocasiones asocia síntomas sistémicos.

El diagnóstico suele establecerse por la historia clínica; si es necesario, puede reproducirse mediante la aplicación de pesos entre 2 y 10 Kg. sobre los hombros entre 10 y 30 minutos.

Los antihistamínicos son poco efectivos en este tipo de urticaria. Suelen usarse dosis bajas de corticoides a días alternos; también puede mejorar el empleo de AINES y anti-H2.

- Urticaria solar

Consiste en el desarrollo de prurito, eritema y edema en áreas expuestas a la luz solar minutos después de la exposición. A veces asocia escozor o quemazón. Los habones duran aproximadamente 1 hora y el eritema puede permanecer hasta 3 horas. Si existen amplias zonas de exposición puede desarrollarse una anafilaxia.

Representa el 1% de las urticarias crónicas y el 5% de los pacientes con fotosensibilidad. En función del espectro lumínico que provoca la clínica, podemos clasificar la urticaria como tipo I, producida por UV-B, que no atraviesa los cristales; tipo II, producida por la onda larga UV-A, que atraviesa la ropa; tipo III, producida por luz artificial y tipo IV, producida por luz de amplio espectro.

El diagnóstico clínico se confirma mediante la exposición de la piel de la espalda a diferentes longitudes de onda.

El tratamiento consiste en antihistamínicos de larga duración, pantallas solares y fotoprotección.

- Urticaria colinérgica

Representa el 5% de todas las urticarias y es el segundo tipo de urticaria física más frecuente, especialmente en adolescentes y jóvenes adultos. Su clínica se caracteriza por la aparición de pequeños habones de 2-4 mm pruriginosos, rodeados de eritema (aspecto de huevo frito) que aparecen de 2-20 minutos después del estimulo y duran entre treinta y sesenta minutos. Suelen presentar prurito severo, raramente asocia síntomas sistémicos. El brote frecuentemente se relaciona con duchas calientes, cambios súbitos de temperatura, bebidas alcohólicas, ejercicio o ansiedad.

El diagnóstico se establece por la historia clínica y la realización de una prueba de esfuerzo; aunque el test diagnóstico fundamental es el calentamiento pasivo del cuerpo en un baño a 40° C que eleva la temperatura corporal central en unos 7°C.

Puede ser efectivo el tratamiento con hidroxina. En casos severos puede necesitarse adrenalina.

- Urticaria inducida por el ejercicio

La urticaria inducida por el ejercicio es muy poco frecuente. El brote se desencadena después de 5 minutos de ejercicio vigoroso; la aparición del cuadro es esporádica y poco predecible. Este consiste en una reacción que primero es cutánea y después se generaliza, siendo la afectación cardiovascular más importante que la respiratoria. Existe una forma llamada anafilaxia posprandial inducida por el ejercicio en la que el paciente desarrolla los síntomas unas 2 horas después de la ingesta de cualquier alimento.

El diagnóstico se establece por provocación mediante la realización de ejercicio durante 30 minutos.

El tratamiento consiste en evitar el ejercicio intenso, detenerse si aparecen síntomas cutáneos y adrenalina en caso necesario. Deberá evitar ingesta previa al ejercicio.

- *Urticaria localizada por calor*

Es una rara forma de urticaria. Consiste en la aparición de eritema y edema pruriginoso tras la aplicación de calor local (38-56°C) en menos de 5 minutos. Existe un periodo refractario de 1 a 7 días. En ocasiones puede acompañarse de síntomas sistémicos.

- *Urticaria por frío*

Se caracteriza clínicamente por la rápida instauración de urticaria o angioedema después de la exposición al frío. Generalmente las lesiones se limitan a las zonas expuestas, pero una exposición de todo el cuerpo (p.e. en una piscina) puede acompañarse de hipotensión y consecuencias fatales.

Hay 3 tipos de presentación: urticaria localizada por contacto con frío (eritema y edema con prurito en la zona de contacto a los pocos segundos o minutos, durando de 30 minutos a 3 horas), urticaria sistémica por frío (aparecen habones tras los escalofríos por disminución de la temperatura corporal; las lesiones pueden asemejar las de urticaria colinérgica), y urticaria por frío familiar (AD, tras contacto con aire frío, asociando síntomas sistémicos).

El diagnóstico se realiza mediante el test del cubito de hielo en el antebrazo durante 3-5 minutos. También se puede sumergir el brazo en agua a 8-10°C durante 15 minutos. En la urticaria por frío familiar el test del cubito de hielo es negativo.

La evitación del frío es el mejor tratamiento. La ciproheptadina, doxepina o hidroxicina pueden ser útiles.

Test del cubito de hielo.

- *Urticaria acuagénica*

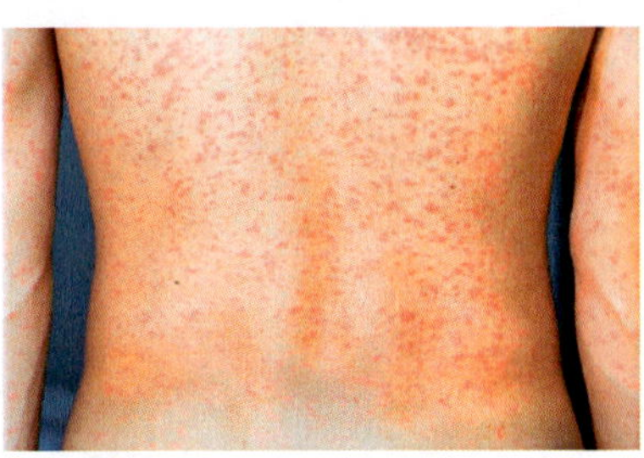

Es una entidad muy infrecuente que consiste en erupción micropapular 5-10 minutos tras el contacto con agua a cualquier temperatura y salinidad. El brote es máximo a los 30 minutos y dura aproximadamente una hora. No asocia síntomas sistémicos.

Se pueden utilizar antihistamínicos para disminuir los brotes. También a veces es útil el uso de vaselina.

Urticaria hereditaria

- Angioedema hereditario

Clínicamente se caracteriza por episodios recurrentes de angioedema afectando a cualquier parte del cuerpo.

Es una entidad compleja en la que profundizaremos posteriormente.

- Angioedema vibratorio hereditario

Consiste en la aparición de prurito y edema en zonas expuestas a estímulos vibratorios. Parece ser autosómico dominante y generalmente se presenta en la infancia. El mecanismo de producción es desconocido.

El tratamiento consiste en la no exposición a estímulos vibratorios y en el uso de antihistamínicos para aliviar los síntomas.

- Urticaria papular

Se caracteriza por la aparición de lesiones eritematosas brillantes, altamente pruriginosas, de varios tamaños. Cada lesión tiende a ser persistente (al contrario que en la mayoría de las urticarias). Se localizan fundamentalmente en miembros inferiores. El mecanismo de producción es desconocido.

El tratamiento es meramente de soporte: se dan antihistamínicos, frecuentemente de manera profiláctica para disminuir el prurito. Es fundamental una buena higiene cutánea para evitar posibles sobreinfecciones por rascado.

En las embarazadas primigestas existe una entidad denominada *urticaria papulosa prurítica del embarazo*, que es intensamente pruriginosa y debe ser diferenciada del herpes gestationis por biopsia.

- Urticaria pigmentosa

Es típica la existencia de lesiones persistentes, pigmentadas, maculopapulosas que se urticarizan con el roce (signo de Darier). Estas lesiones generalmente tienen su debut en la infancia. Se han descrito formas familiares muy poco frecuentes.

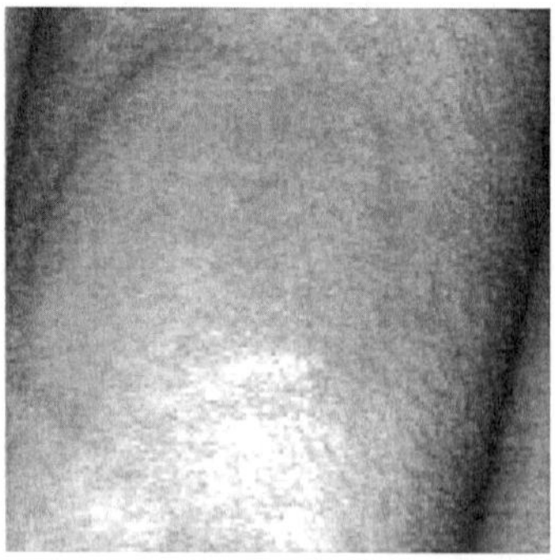

El diagnóstico se realiza por su aspecto típico, el signo de Darier y por biopsia cutánea.

Otras formas de urticaria incluyendo los tipos inmunológicos

Existen otras formas de urticaria con causas muy diversas como dijimos al principio. Clínicamente suelen presentarse según las manifestaciones habituales. Su diagnóstico se establece por la historia clínica y la exploración física.

Aproximación diagnóstica.

Historia clínica

Constituye el aspecto más importante en la evaluación de pacientes con urticaria. La historia suele proporcionar datos clave para el diagnóstico etiológico.

Si el paciente no tiene lesiones en el momento de la consulta, diagnosticaremos una urticaria cuando refiera lesiones habonosas, semejantes a picaduras de mosquito, lesiones sobreelevadas, eritematosas y pruriginosas, clínica evanescente, empeoramiento con el rascado, lesiones coalescentes. Por el contrario, el angioedema aparece de forma asimétrica, en zonas independientes, recurre en diferentes localizaciones y es escasamente pruriginoso. Urticaria y angioedema pueden aparecer juntos. Las urticarias colinérgica, adrenérgica, papular, pigmentosa, dermografismo y urticaria familiar por frío no se ajustan a este patrón típico.

Tanto la urticaria papular como la pigmentosa se presentan con mayor frecuencia en la infancia. El angioedema hereditario y el angioedema hereditario vibratorio pueden aparecer en la infancia, pero se caracterizan fundamentalmente por la ausencia de urticaria en ambos casos.

Una vez establecido el diagnóstico de urticaria, debemos intentar averiguar su causa. Los pacientes con dermografismo generalmente refieren que primero notan picor y después aparecen líneas sobreelevadas en la zona de rascado. Las urticarias físicas pueden eliminarse en la mayoría de los casos interrogando sobre una posible asociación con luz, calor, frío, presión o vibración o utilizando tests establecidos:

Tipo de urticaria	Test diagnóstico
Dermografismo	Presionar fuertemente en la piel de la zona interescapular con un objeto romo o con un dermatografómetro
Urticaria retardada por presión	Suspensión de peso entre 2 y 10 Kg. sobre los hombros durante 20-30 minutos
Urticaria solar	Exposición de la piel a radiación lumínica

Urticaria colinérgica	1. - Test cutáneo de metacolina 2. - Inmersión en baño caliente a 42°C o subir la temperatura del cuerpo 0.7°C
Urticaria local por calor	Aplicar compresas templadas en el antebrazo
Urticaria acuagénica	Aplicar compresas con agua (35°C) durante 30 minutos
Urticaria autoinmune	Inyección intradérmica de suero autólogo
Urticaria vibratoria	Aplicar vibradores de laboratorio en antebrazo durante 4 minutos

El diagnóstico etiológico de la urticaria se consigue más frecuentemente que si se trata de urticaria crónica. Muchas de las urticarias crónicas terminan siendo catalogadas como idiopáticas al no encontrar su causa tras el estudio alergológico.

Exploración física

Su propósito es identificar las lesiones típicas de urticaria, si existen. También es importante establecer la presencia o ausencia de dermografismo; identificar las lesiones específicas de urticaria colinérgica o papular; caracterizar lesiones atípicas; determinar la presencia de urticaria pigmentosa o vasculitis o urticaria familiar por frío; excluir otras enfermedades cutáneas; excluir enfermedades sistémicas o establecer la presencia de enfermedades coexistentes.

Estudio específico

Es difícil intentar establecer un protocolo diagnóstico para todos los pacientes con urticaria. Cada caso debe ser individualizado, dependiendo de los resultados de la historia clínica y la exploración física.

1. - Alimentos:

Existen cuatro *procedimientos diagnósticos* cuando se sospecha urticaria producida por alimentos:

- Eliminación: según la historia clínica del paciente, en casos de urticaria aguda que relaciona con algún alimento determinado. Con la eliminación del o los alimentos implicados se suele esclarecer el origen de la urticaria.
- Dieta restrictiva: se usa en casos de urticaria crónica. Hay distintas dietas estandarizadas (de arroz, cordero...), en las que se va reintroduciendo un alimento cada 4-5 días.
- Control de la dieta diaria: en casos de urticaria con episodios intermitentes durante periodos largos. Consiste en anotar todos los alimentos ingeri-

dos en las 24 horas previas a cada episodio e intentar encontrar alimentos sospechosos.

- Pruebas cutáneas: se utilizan en los casos de urticaria crónica de causa desconocida. Hay determinados alimentos que suelen asociarse con urticaria- angioedema, como son los huevos, cacahuetes, cerdo, ternera, pollo, leche y pescado entre otros. En los últimos años hemos encontrado una alta incidencia de sujetos que previamente estaban diagnosticados de urticaria crónica idiopática y que están sensibilizados al Anisakis simple; de aquí la importancia de realizar también pruebas cutáneas a Anisakis en el protocolo de estudio de urticaria crónica.

También es reseñable el hecho de que existe reactividad cruzada entre algunos alimentos y algunos alergenos de pólenes y de látex.

2. - Medicamentos

En pacientes con urticaria, los fármacos deben siempre tenerse en cuenta como posible agente etiológico. En general las pruebas cutáneas no son diagnósticas excepto en el caso de los betalactámicos o la insulina, así que, en caso de que fuera necesario, la prueba que diagnosticaría una alergia a medicamentos seria la provocación oral controlada. Ante la sospecha de una etiología medicamentosa en el momento de una urticaria aguda, debe suspenderse el fármaco sospechoso.

3. - Infecciones

Tanto infecciones víricas como parasitarias pueden asociar urticaria. Los pacientes con mononucleosis o hepatitis, suelen presentar otros síntomas, por lo que estudios apropiados de laboratorio suelen establecer el diagnostico.

Las infecciones por parásitos suelen producir eosinofilia en sangre periférica y elevación de las cifras totales de IgE. En general en los casos de urticaria crónica de causa desconocida se suelen realizar análisis de parásitos en heces, diferentes serologías y la determinación de IgE específica a algunos parásitos, como son Anisakis, Ascaris y Equinococo.

4. - Picaduras de insectos

La urticaria puede aparecer como resultado de la picadura de insectos. En estos casos el diagnóstico se suele hacer con facilidad a través de la historia clínica. En casos dudosos las pruebas cutáneas a venenos de himenópteros (u otros insectos implicados) junto con la determinación de IgE especifica pueden diagnosticar una hipersensibilidad inmediata.

5. - Neoplasias

En casos de que se sospeche una neoplasia por la historia clínica o la exploración se deben solicitar las pruebas diagnósticas pertinentes.

6. - Vasculitis

En sujetos con vasculitis se deben realizar análisis completos de sangre, velocidad de sedimentación, análisis de orina y biopsia cutánea. También esta indicado realizar determinaciones de anticuerpos antinucleares, factor reumatoide, estudio del complemento y screening de hepatitis y mononucleosis.

Por otra parte, es interesante determinar la función tiroidea, anticuerpos antitiroideos, antimicrosomiales y antitiroglobulina para descartar una posible asociación con tiroiditis autoinmune (Hashimoto).

Protocolo diagnóstico

La mayor dificultad y los problemas más frecuentes surgen a la hora de enfrentarnos con casos de urticaria crónica en principio idiopática. Las siguientes *pruebas* deben ser consideradas, aunque no necesariamente realizadas en todos los pacientes:

- Pruebas cutáneas: Anisakis.
- Hemograma, bioquímica, VSG.
- Análisis de parásitos en heces.
- IgE total, IgE especifica para Anisakis, Ascaris, Equinococo, IgE específica para alimentos sospechosos.
- Determinación de C3, C4, C1-inhibidor, estudios del complemento.
- Serología anti-equinococo...
- Análisis de orina.
- Radiografía de tórax.
- Anticuerpos antinucleares, VDRL, FR...
- Serología anti-hepatitis, anti-EBV.
- T3, T4, TSH, anticuerpos antitiroideos, antitiroglobulina, antimicrosomiales.
- Biopsia cutánea.

Tratamiento.

Como en otras formas de enfermedad alérgica, una vez hecho el diagnostico etiológico de la urticaria, el mejor tratamiento es evitar el antígeno.

Sin embargo, la terapia farmacológica es el principal tratamiento, ya sea porque no llegamos al diagnostico etiológico o porque la evitación del agente es difícil. Para la mayoría de los pacientes hay 3 tipos de fármacos adecuados para conseguir un control sintomático de la enfermedad: agentes simpático miméticos, antihistamínicos y corticoesteroides.

1. - Agentes simpáticomiméticos

Se suele utilizar en el momento agudo, sobre todo si asocia compromiso respiratorio o anafilaxia. La adrenalina posee propiedades alfa-agonistas que producen una inmediata vasoconstricción a nivel cutáneo-mucoso, que contrarresta el efecto de la histamina en estos órganos. En adultos emplearemos adrenalina 0.3ml (1:1000) subcutánea, pudiéndose repetir la administración hasta 3 veces separadas 20 minutos, en caso de que sea necesario.

2. - Antihistamínicos

Son inhibidores competitivos de histamina, reduciendo su efecto en el órgano diana, aunque siga la liberación. Son útiles en la mayoría de los casos de urticaria, ya que consiguen un buen control sintomático. Se pueden emplear diferentes antihistamínicos, dependiendo de la susceptibilidad individual. Dentro de los antihistamínicos clásicos la hidroxicina, p.e., produce sedación, y la ciproheptadina aumento de peso. Dentro de las nuevas generaciones, el astemizol puede producir aumento de peso y ocasionalmente arritmias (torsade de pointes). También la terfenadina se ha asociado ocasionalmente con la producción de arritmias cardiacas. Tanto la loratadina como la cetirizina, ebastina, fexofenadina, mizolastina o ketotifeno son buenas alternativas para urticarias crónicas con escasa sedación.

La hidroxicina se considera de elección en la urticaria colinérgica y también es efectiva en otros tipos de urticaria crónica. Es una buena alternativa para el tratamiento inicial, tanto en urticarias agudas como crónicas. Normalmente se necesitan dosis inferiores a 100 mg/24h.

La ciproheptadina es antagonista de histamina y serotonina y también tiene propiedades anticolinérgicas. Su mecanismo de acción en la urticaria es incierto pero parece de utilidad en algunos casos; comúnmente se emplea en el tratamiento de urticaria por frío.

Si se usan dos antihistamínicos, deben ser de grupos farmacológicos diferentes.

Debe tenerse en cuenta que a las 5 o 6 horas de su administración todavía persiste el 50% de su efecto terapéutico.

FÁRMACO	EFECTOS ADVERSOS	DOSIS
Astemizol	Arritmias, interacción con macrólidos	<6 años: 0,2 mg/kg/día 6-12 años: 5 mg/d >12 años: 10 mg/d
Cetirizina		10 mg/d
Fexofenadina		120-180 mg/d
Ebastina		10-20 mg/d
Loratadina		5-10 mg/d

Mizolastina	Arritmógena, interacción con macrólidos	10 mg/d
Terfenadina	Arritmógena, interacción con macrólidos	120 mg/d
Alimemazina		10-40 mg/d
Clemastina		1 mg/12 h
Azatadina		1 mg/d
Dexclorfeniramina		2-6 mg/6-12 h (max. 40 mg/d)
Difenhidramina		50-200 mg/6-8 h
Hidroxicina	Efecto sedante notable	25-100 mg/6-8 h Niños: 2 mg/kg/d repartidos en 4 tomas
Dimetideno		2-5 mg/d repartidos en 4 tomas

3. - Corticoesteroides

Debido a los efectos secundarios de un tratamiento con corticoesteroides a largo plazo, estos fármacos deben limitar su empleo a los casos en que no se consiga un buen control de la enfermedad con antihistamínicos y simpaticomiméticos.

Ocasionalmente, pueden requerirse dosis moderadas de corticoides orales (prednisona) 30-40 mg para controlar inicialmente la urticaria. En estos casos debemos continuar con una pauta descendente de prednisona (unos 7-10 días), ya que si no, podemos provocar efecto rebote.

En la urticaria retardada por presión frecuentemente es necesario el empleo de dosis bajas de corticoesteroides para mantener las actividades del paciente. En estos casos puede ser interesante el uso de AINES.

4. - Otros fármacos alternativos

- *Doxepina:* antidepresivo, anti-H1, anti-H2, inhibidor de otros mediadores. Usado antes de dormir a dosis de 10-30 mg/24h, puede ser útil en el manejo de urticarias crónicas sintomáticas. Puede producir ligero aumento de peso.
- *Antagonistas H2:* a veces es necesario asociar alguno de estos fármacos para buen control de la urticaria.
- *Otros:* stanozolol, nifedipino, ciclosporina, metotrexate, sulfasalacina...

En resumen, en la urticaria aguda se administrarán antihistamínicos de 1ª o 2ª generación utilizados hasta 3-5 días tras desaparecer las lesiones.

Cuando sea grave se optará por la administración parenteral de un antihistamínico (dexclorfeniramina 5 mg) y corticoides (6-metilprednisolona a 1 mg/Kg.). Si el brote tiene un gran componente inflamatorio o compromete la vía aérea se administrará adrenalina 1/1000: 0,3-0,5 ml SC.

El tratamiento de la urticaria crónica idiopática puede resultar difícil, pesado, ingrato, tanto para los pacientes como para el médico, pero en general un ciclo descendente de corticoesteroides al principio, seguido de un tratamiento con antihistamínicos potentes 1-2 veces al día durante 3-6 meses suele proporcionar mejoría del cuadro y buen control sintomático.

En situaciones severas con gran componente edematoso la *actuación* será la siguiente:

- Asegurar la vía aérea.
- Vigilar TA y pulso.
- Adrenalina 1/1000 0,5 cc sc o im. Puede repetirse cada 15 minutos 2 o 3 veces.
- AntiH1 intravenoso : Clorfeniramina 5-10 mg iv.
- Corticoide intravenoso: Hidrocortisona 200-400 mg iv.

Los *criterios de ingreso* son:

- Cualquier paciente con compromiso respiratorio o cardiovascular.
- Edema de localización orofaríngea y laríngea y en las urticarias con gran componente edematoso, debe mantenerse la observación durante 12-24 horas.
- Por la posibilidad de una anafilaxia deben permanecer en observación 6-12 horas los casos moderados y 24 horas los más severos.

Los *criterios de alta* son:

- En caso de urticaria aguda idiopática leve deben ser enviados al médico de atención primaria.
- Si se sospecha un agente medicamentoso, picaduras o alimentos, o si se trata de una urticaria crónica debe ser estudiado por un alergólogo.

III. ANAFILAXIA Y SHOCK ANAFILÁCTICO.

Concepto.

La anafilaxia representa una forma sistémica de reacción alérgica que corresponde a un mecanismo de hipersensibilidad inmediata y cuya manifestación extrema es el shock anafiláctico, forma especialmente grave y a menudo mortal de anafilaxia general, cuyo sustrato fisiopatológico corresponde al colapso vascular periférico vasogénico.

Es una verdadera urgencia médica de aparición brusca y afectación multisistémica.

Está causada por la rápida liberación de potentes mediadores procedentes de los mastocitos tisulares y de los basófilos de sangre periférica.

El término *reacción anafilactoide* se refiere a aquellos episodios clínicos similares a anafilaxia sin que intervenga un mecanismo inmunológico, pero en los que también existe liberación de potentes mediadores procedentes de los mastocitos tisulares y de los basófilos sanguíneos.

Se refiere a un cuadro clínico grave que pone en peligro la vida del paciente, manifestándose a nivel cutáneo mediante angioedema y eritema con o sin urticaria. Las manifestaciones respiratorias pueden incluir edema de labios y faringe, ronquera, espasmo laríngeo, tos, disnea y presión en el pecho. Las manifestaciones cardiovasculares pueden incluir arritmias e hipotensión que podría llegar a pérdida de conciencia. La afectación digestiva puede incluir náuseas, diarrea y dolor abdominal intenso. La presentación ocular puede incluir angioedema palpebral e irritación conjuntival.

Estas manifestaciones pueden presentarse aisladamente o de forma combinada, por lo que el episodio aumenta en gravedad.

El inicio sucede en los primeros momentos tras contactar con la sustancia desencadenante, siendo raro el comienzo después de una hora. Además se puede presentar la anafilaxia bifásica donde los síntomas desaparecen pero vuelven horas más tarde.

Epidemiología.

La anafilaxia es relativamente frecuente en los servicios de urgencia, y lo más preocupante es el número de muertes que causa.

Los casos severos tienden a ocurrir después de los 20 años de edad aunque se han descrito varios casos en niños en los primeros años de vida.

No existen diferencias respecto a la edad o al sexo, aunque la condición atópica resulta un factor de riesgo.

La raza, el sexo y la edad sólo influyen en la exposición al agente etiológico.

Etiología.

Hay numerosas causas capaces de producir anafilaxia, desde medicamentos o insectos hasta parásitos. En la mayoría de las ocasiones es posible yugular la reacción y que no se llegue a producir el shock anafiláctico. Se ha visto que la mayoría de los casos de anafilaxia general que conducen al shock son de causa iatrogénica.

La siguiente relación muestra las *causas más frecuentes* de anafilaxia:

- Fármacos de estructura macromolecular: Insulina, ACTH, relaxina, dextranos, enzimas, hormonas, protamina, sueros heterólogos, gammaglobulinas, extractos (hepáticos o pancreáticos).

- Fármacos no proteicos: Antimicrobianos (betalactámicos, aminoglucósidos, tetraciclinas, sulfamidas, cloranfenicol, macrólidos, furantoínas, Ác. nalidíxico...); anagésicos-antitérmicos (AAS, colchicina, indometazina, pirazolonas); quimioterápicos (busulfán, clorambucil, ciclofosfamida, ciplastine, fluoruracil, metotrexate, thiotepa); vitaminas (Ac. fólico, tiamina, cianocobalamina).
- Otros fármacos (anestésicos, opiáceos, meperidina, probenecid, procainamida, succinilcolina, sulfitos, barbitúricos, tubocuranina).
- Vacunas (tifoidea, sarampión, rubéola, parotiditis, rabia, tétanos, fiebre amarilla).
- Agentes diagnósticos (contrastes yodados, fluoresceína).
- Productos de látex.
- Alimentos (leche, huevo, pescado, marisco, frutas).
- Venenos (himenópteros, serpientes).
- Extractos alergénicos.
- Parásitos (quiste hidatídico).

No se conocen muchos *factores de riesgo* de la anafilaxia, pero algunos podrían aumentar el riesgo de padecer esta afección, entre ellos se encuentran:

- *Anafilaxia previa*. Casos previos de anafilaxia aumenta el riesgo de tener una reacción grave, de forma que reacciones futuras podrían ser más graves que la primera reacción.
- *Alergias o asma*. Personas con alergias o trastornos relacionados con el asma también aumentan las probabilidades de padecer anafilaxia.
- *Ciertas enfermedades*. Enfermedades del corazón y la acumulación anormal de un tipo determinado de glóbulos blancos (mastocitis) son propensas a desarrollar anafilaxia.

Patogenia.

En la mayoría de los shocks anafilácticos humanos la muerte se produce por vasodilatación esplácnica generalizada con hipovolemia y colapso.

El mecanismo que pone en marcha la liberación de mediadores es la unión del antígeno a dos moléculas de Ig E, fijadas a los receptores de específicos en la membrana celular. La activación celular se produce cuando estos anticuerpos Ig E se unen entre sí mediante un puente al alergeno polivalente. Posteriormente se produce la liberación de mediadores. De todos los mediadores, los que parecen más relevantes son la histamina, anafilotoxina C5a, betaendorfinas, FNT (factor de neurosis tumoral), tromboxano B2, radicales superóxidos y el PAF (punción con aguja fina).

Fisiopatología.

Como consecuencia de la liberación de los mediadores se produce el estancamiento de sangre en el sistema arteriolo-capilar periférico, con aumento de la permeabilidad vascular y paso de plasma al espacio extracelular. Sus consecuencias son la disminución del flujo de sangre a corazón derecho y la caída del volumen minuto circulatorio, de la presión arterial sistólica y del suministro del oxígeno a los tejidos.

Como consecuencia de ésto se estimulan los mecanismos compensadores con liberación de adrenalina y de ACTH. Cuando los mecanismos compensadores no son suficientes se produce una acidosis persistente, el colapso se hace irreversible y se produce el síncope.

Clínica.

El cuadro de anafilaxia se caracteriza por la afectación sola o asociada del aparato circulatorio, las vías aéreas altas y bajas, el aparato digestivo y la piel.

En general, los síntomas son más graves cuanto antes se inicia la clínica tras el contacto con el antígeno.

Lo más habitual es que el cuadro comience con afectación cutánea: prurito generalizado, habitualmente más intenso en palmas, plantas y cuero cabelludo. En otras ocasiones se inicia con dolor abdominal, opresión precordial, debilidad muscular...

Las *manifestaciones clínicas por aparatos* son:

1. Piel: palidez, diaforesis, urticaria y angioedema.
2. Ap. circulatorio: hipotensión, taquicardia, colapso vascular, infarto agudo de miocardio, arritmias y trastornos de la conducción.
3. Vías aéreas: Constricción de las vías respiratorias e inflamación de la lengua o de la garganta, que pueden causar sibilancia o dificultad para respirar, edema de glotis, broncoespasmo y rinitis.
4. Aparato digestivo: dolor abdominal, vómitos, diarrea y hemorragia digestiva por lesión aguda de la mucosa gástrica.
5. SNC: alteración de la conciencia, desorientación, ansiedad, convulsiones e incontinencia de esfínteres.

En la exploración nos podemos encontrar con: acidosis respiratoria y/o metabólica, hemoconcentración, trombopenia, CID, aumento de urea, hiperpotasemia, insuficiencia renal, arritmias, íleo paralítico, alteraciones en ECG (T picudas, QT acortado, descensos del ST con ondas T negativas, fibrilación ventricular...).

Formas clínicas.

El cuadro se presenta generalmente entre los 2 y los 30 minutos tras la exposición al alergeno. En general existe un paralelismo entre la severidad de la reacción y la rapidez del ataque, entre la magnitud de la respuesta y la magnitud del estímulo.

No podemos olvidar que es la causa más frecuente de colapso vascular súbito en niños y adultos jóvenes.

La anafilaxia puede adoptar distintas *formas* que desarrollamos a continuación:

1. Reacciones anafilácticas bifásicas: Un 20% de los pacientes pueden de nuevo desarrollar el cuadro a las 6 u 8 horas tras la remisión. Esto conviene tenerlo en cuenta para dejar al paciente en observación y evitar que se reproduzca el cuadro en su domicilio dado que en esta segunda fase también puede fallecer.

2. Reacciones anafilácticas persistentes: Pueden durar entre 5 y 32 horas pese al tratamiento correcto. Se presentan en el 28% de los casos.

3. Anafilaxia inducida por ejercicio: Los síntomas comienzan unos 30 minutos de iniciado el ejercicio y duran entre media hora y cuatro horas. En algunos pacientes el cuadro se desarrolla cuando el ejercicio va precedido de la ingestión de un alimento determinado; en estos casos se les recomienda que no hagan ejercicio hasta transcurridas al menos dos horas de la ingestión de cualquier alimento. Por la importancia de este cuadro nos extenderemos al final del capítulo.

4. Anafilaxia idiopática: Son pacientes que presentan episodios repetidos de anafilaxia de causa desconocida, por lo que su profilaxis resulta muy dificultosa. Suelen responder bien al tratamiento en urgencias. Tiende a ocurrir en pacientes jóvenes o en la edad media de la vida, con predominio en mujeres y con mayor afectación en pacientes atópicos. Aparte de la afectación cutánea, la vía respiratoria alta suele ser la más afectada. En general suele haber una remisión espontánea de la enfermedad.

Diagnóstico.

La anamnesis en relación con exposiciones antigénicas en las últimas horas es fundamental en el diagnóstico etiológico de los casos de anafilaxia.

El diagnóstico se centra fundamentalmente en averiguar la causa: cuando la clínica ha aparecido inmediatamente después de un estímulo es fácil pero no podemos olvidar que en ocasiones los síntomas y signos se demoran más de una hora.

La metilhistamina se mantiene elevada en orina durante 5 a 30 minutos después de la reacción aguda. La triptasa tiene una vida media más larga, de varias horas, por ello su determinación puede ser útil como prueba pericial en el diagnóstico de muerte por shock anafiláctico.

La analítica puede mostrar hemoconcentración, elevación de CPK y GOT, alteraciones de la coagulación, elevación de Ig E total y, como ya hemos mencionado, elevación de la histamina y de la triptasa.

La RX de tórax suele ser normal.

En el ECG podemos no encontrar nada o alteraciones inespecíficas como bloqueo de rama, taquicardias o distintos tipos de arritmias.

Existen muchos cuadros con los que se puede confudir la anafilaxia, sobre todo con el colapso vasovagal.

En la siguiente tabla se muestra el *diagnóstico diferencial* de la anafilaxia:

Caso	Manifestaciones
Colapso vasovagal	Se produce bajo condiciones de estrés; FC baja, TA normal o alta, piel fría; se alivia al tumbar al paciente.
Angioedema hereditario	Dolor abdominal y hormigueo no pruriginoso, edema laríngeo sin estímulo antigénico; historia familiar positiva; niveles bajos de C1 inhibidor.
Mastocitosis sistémica	Episodios recurrentes de rubor, prurito, taquicardia, cefalea, diarrea o síncope; diagnóstico con examen de médula ósea y metabolitos urinarios positivos de Prostaglandina D.
Síndrome carcinoide	Edema facial y rubor, hipotensión, síntomas gastrointestinales con ácido 5-OH-indolacético elevado en sangre. No hay urticaria.
Feocromocitoma	Catecolaminas y ácido vanilmandélico elevados.
Enfermedad del suero	Fiebre, urticaria, artritis o artralgias y vasculitis con púrpura palpable que comienza a los 6 días del contacto antigénico y se resuelve en 2 ó 3 semanas.

Tratamiento.

La rapidez en el tratamiento es esencial para el pronóstico. Para el tratamiento se tendrá en cuenta el grado de severidad de la reacción.

1. Acción inmediata:

- Comprobar permeabilidad de vía aérea. O2 con mascarilla ventura. Intubación endotraqueal o traqueotomía según la gravedad.
- Comprobar el nivel de conciencia.

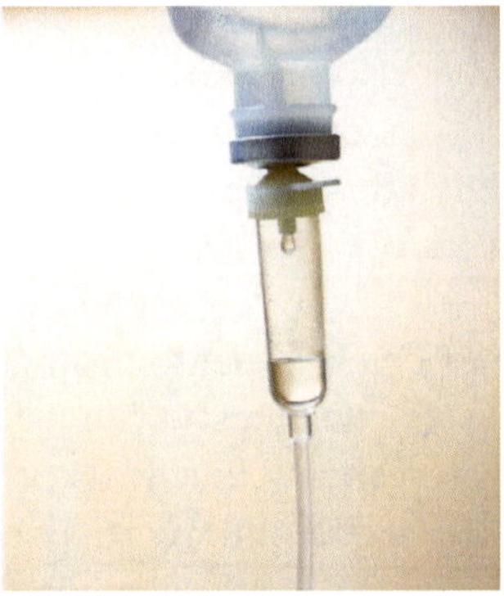

- Monitorizar constantes vitales.
- Posición de Trendelenburg si hay hipotensión y el paciente lo tolera.
- En caso de picadura de insecto poner un torniquete proximal al lugar de la inyección y aflojar cada 10 minutos.
- Canalizar una vía venosa periférica.
- Sondaje vesical con medición de diuresis.
- Si hay parada iniciar la reanimación cardiopulmonar.

2. *Tratamiento farmacológico:*

- El medicamento de elección es la adrenalina que se administrará por vía subcutánea en dosis de 0,01 mg/kg. de la solución al 1:1000, hasta un máximo de 0,5 ml. Puede repetirse la dosis cada 15-20 minutos 2 o 3 veces. Si hay picadura de insecto se inyectará próxima a donde se produjo la picadura. Debe administrarse con precaución en ancianos o pacientes con enfermedades cardiovasculares. Si a pesar de ello persiste el colapso recurriremos a sustancias coloidales o dopamina: 2–50 ug/kg/min o isoproterenol. Si a pesar de ello no hay respuesta el paciente precisa ingreso en UVI para perfusión intravenosa continua de noradrenalina.
- Asimismo debemos administrar antihistamínicos (difenilhidramina IV o IM, 1-2 mg/Kg.) y corticoides (hidrocotisona 7-10 mg/Kg. IV o 120 mg de Metilprednisolona) por vía parenteral.
- En caso de existir disnea, administraremos oxígeno a 4-6 l/min. Si persiste el edema laríngeo consideraremos la intubación, cricotirotomía o traqueotomía.
- Si hay broncoespasmo administraremos aminofilina a dosis de 5–10 mg/kg intravenosa durante 15 minutos en perfusión con 250 cc de suero glucosado al 5% y boncodilatadores por vía inhalatoria (salbutamol 0,5 cc nebulizado en suero fisiológico o 0,25-0,5 mg subcutáneo).
- Expansores de volumen: cristaloides (1-2 litros rápidamente de s. fisiológico o Ringer) o coloides (500 cc rápidos de hemoce seguidos de perfusión lenta).
- Todas las personas deberán permanecer en el hospital al menos 24 horas para observación.

Profilaxis.

Cualquier enfermo que haya tenido una reacción anafiláctica debe ser enviado al alergólogo para determinar el agente casual y poder evitarlo en un futuro.

En el caso de que se trate de una anafilaxia idiopática se puede establecer un tratamiento profiláctico con corticoides y antihistamínicos orales. Cuando estos pacientes vayan a ser intervenidos deberán recibir desde 5 días antes de la intervención una dosis de 40 – 60 mg de prednisona por la mañana y el mismo día 100 mg de hidrocortisona, dosis que se repetirá durante el postoperatorio cada 8 horas. Si la intervención fuera urgente será tratado con 200 mg de hidrocortisona antes de la intervención y con 100 mg cada 8 horas en el postoperatorio.

IV. ANAFILAXIA INDUCIDA POR EL EJERCICIO FÍSICO.

La anafilaxia inducida por el ejercicio físico (AIE) es una forma de anafilaxia en la que la reacción sólo ocurre cuando el individuo realiza ejercicio físico. En un 44% la AIE se relaciona con la ingestión de alimentos. Parece un problema que afecta mayoritariamente a individuos jóvenes, en general desde adolescentes hasta la edad de 30 años y con frecuencia son atletas entrenados. Esto resulta lógico si pensamos que en esta edad es donde más se realiza ejercicio físico y sobre todo de cierta intensidad.

La distribución por sexo es similar.

Cualquier tipo de ejercicio se ha visto implicado, desde ejercicios intensos hasta otros moderados (Ej. Golf) e incluso el baile o tareas domésticas; con frecuencia un mismo paciente puede tolerar un ejercicio en una ocasión y, sin embargo, en otro momento presentar una AIE tras el mismo.

Son frecuentes los antecedentes personales de atopia (aproximadamente en un 50%), especialmente en los pacientes más jóvenes.

La incidencia y prevalencia no se conocen, debidas a que es un problema relativamente nuevo, poco conocido y con frecuencia de difícil diagnóstico pues generalmente ni el paciente ni el médico saben identificarlo y los pacientes no son remitidos para estudio. En cualquier caso, parece una patología de incidencia creciente a raíz de la primera descripción en 1980 por Sheffer y Austen.

Tipos de AIE.

1- AIE sin relación con alimentos.

2- AIE inespecíficamente relacionada con alimentos (AIEIRA). Existen algunos casos de pacientes que tienen reacciones anafilácticas de intensidad variable cuando realizaban ejercicio físico tras las comidas independientemente de cuáles fueran los alimentos ingeridos.

3- AIE específicamente relacionada con alimentos (AIEERA). Cuando la reacción se produce tras ingerir un alimento determinado, se han descrito asociados a trigo y otros cereales, algunas frutas, marisco, apio, legumbres, hortalizas, aceites vegetales, sésamo, frutos secos, especies, condimentos, leche de vaca, tomate y huevo. En un elevado número de estos pacientes la polisensibilización de alimentos constituye un hallazgo llamativo.

Fisiopatología.

Tras la realización del test de provocación con ejercicio y tomando posteriormente biopsias cutáneas se han podido demostrar por microscopía electrónica y óptica una serie de *anomalías*:

- Disminución de la densidad y pérdida de la estructura interna de los gránulos de los mastocitos (degranulación de los mastocitos).
- Fusión de las membranas granulares con las de otros gránulos adyacentes y la membrana celular.
- Disminución del número de gránulos intactos / célula.

Estos descubrimientos son similares a los que ocurren en la degranulación de los mastocitos inducida por la inyección intradérmica del extracto en individuos alérgicos.

El mecanismo por el que se produce la liberación de mediadores no se conoce con exactitud y además el aumento de la liberación de histamina tanto en las crisis como en los test de provocación del laboratorio no aparece en todos los pacientes. Se ha especulado que en estos pacientes, por diferentes causas, se produciría una disminución del umbral para la liberación de histamina tras la realización de ejercicio físico por una serie de mecanismos que serían diferentes dependiendo del tipo de AIE de que se trate. Así:

1. AIE no relacionada con alimentos:

El ejercicio sería en principio el factor determinante y su modo de actuación podría deberse a uno o varios de los siguientes *mecanismos*:

a) Un aumento en la liberación de mediadores por influjo de células cebadas y basófilos como consecuencia del ejercicio.

b) Una cierta labilidad básica del sistema nervioso autónomo que podría contribuir también al desencadenamiento de los síntomas. La hipotensión se produce por descenso de volumen plasmático por la urticaria-angioedema o por un tono simpático aberrante.

c) Por otra parte se cree que tras la ingestión del alimento y la realización del ejercicio físico se produce un estímulo opioide que puede desencadenar la degranulación de los mastocitos asociados a Ig E.

d) La acidosis inducida por el ejercicio físico puede favorecer la degranulación de mastocitos. El pretratamiento con bicarbonato sódico parece que inhibe la aparición de los síntomas y la elevación de niveles de histamina en la AIE.

2- AIEIRA:

a) La gastrina tiene capacidad para inducir liberación de histamina por parte de los mastocitos tisulares.

b) La mencionada labilidad del SNA sería amplificada en algunos casos cuando una comida precede 1-2 horas al ejercicio físico mediante un aumento de la actividad parasimpática y una disminución de la actividad simpática.

3- AIEERA: en este caso resulta indudable la existencia de un mecanismo mediado por Ig E ya que se pueden detectar anticuerpos reagínicos *in vivo* e *in vitro* frente a alimentos, que son capaces de desencadenar la reacción cuando tras su ingestión, el paciente realiza ejercicio físico.

El aumento de gastrina podría tener importancia potenciando algunas respuestas mediadas por Ig E y desencadenando la sintomatología. Es posible que el ejercicio produzca un aumento de la absorción del alimento en el tubo digestivo favoreciendo la reacción.

Clínica.

Los síntomas aparecen con más frecuencia entre los 30 minutos y las 4 horas, aunque en ocasiones aparecen a los 15 minutos de iniciar el ejercicio.

Las manifestaciones clínicas son muy variables y pueden *clasificarse* de la siguiente forma:

- *Manifestaciones prodrómicas:*
    - Hormigueos.
    - Prurito generalizado.
    - Sensación de calor / eritema.
    - Astenia.
    - Vértigo.
- *Manifestaciones precoces (1/2 - 4 horas):*
    - Urticaria confluente/angioedema (afectando con frecuencia palmas y plantas).
    - Shock / hipotensión / síncope.
    - Edema laringe.
    - Cólicos abdominales / nauseas / vómitos.
    - Broncoespasmo (en general leve y fugaz).
- *Manifestaciones tardías (24 -78 horas):*
    - Cefaleas.

Otras manifestaciones menos frecuentes son lagrimeo, hipersalivación y diarrea.

Diagnóstico.

El diagnóstico *se basa en*:

- Historia clínica.
- Tests cutáneos: prick test y prick-prick.
- CAP (Conducto Arterioso Persistente).
- Test de provocación con ejercicio físico sin alimento.
- Test de provocación con alimento sin ejercicio físico.
- Test de provocación con ejercicio físico tras tomar cualquier tipo de alimento si se trata de AIEIRA o con el alimento implicado si se trata de AIEERA.

El test de provocación con ejercicio físico se realiza en dos tiempos: en un primer momento realizará ejercicio físico con un traje de plástico ajustado para evitar la pérdida de calor. Posteriormente el paciente debe comer el alimento y aproximadamente 30 - 90 minutos después (éste es el tiempo estandarizado aunque puede ser modificado para el caso concreto de cada paciente) realizará de nuevo el ejercicio.

El ejercicio que deben realizar tanto antes de la toma del alimento como después consiste en correr unos 5 -17 minutos aproximadamente sobre una cinta, se empieza a 10 Km./hora con la cinta horizontal y se va incrementando la velocidad y la inclinación de la misma según la edad, sexo y preparación física del paciente (intentando que la frecuencia cardiaca aumente un 50% de la habitual para el paciente) o bien sobre una bicicleta ergométrica empezando sin resistencia y aumentándola posteriormente cada 4 minutos (400 - 800 - 1600 - 2000 KPM / minuto).

Desde 5 minutos antes de comenzar el ejercicio y hasta 10 minutos después de haber acabado, el paciente estará conectado a un sistema de monitorización continua de TA, Frecuencia cardiaca, ventilación pulmonar (l/min.), consumo de oxígeno (ml/min./Kg.) y producción de CO_2 (ml/min.). Debemos tener preparado un equipo de reanimación cardiopulmonar. Interrumpiremos la provocación si el paciente presenta prurito, eritema, urticaria, rinitis, conjuntivitis o síntomas abdominales. Si por el contrario no presenta esos síntomas se continuará durante 15 minutos o hasta la aparición de fatiga muscular.

Antes del ejercicio y a los 5, 15 y 45 minutos de haber acabado se extrae sangre para determinar histamina, ácido láctico y CPK.

Diagnóstico diferencial.

Se plantea básicamente con la urticaria colinérgica, pero también con el asma inducido por ejercicio y la anafilaxia idiopática y alteraciones de cuerdas vocales.

	AIE	UC
Tamaño de pápula	grande (5 -15 mm)	puntiforme
Síntomas con el ejercicio	+	+
S. con exposición pasiva al calor	-	+
Hipotensión	+	sólo casos extremos
Obstrucción de vía aérea	+	-
Síntomas abdominales	+	-
S. fácilmente reproducibles	-	+
Antecedentes de atopia	frecuentes	inconstantes
Reproducible por inyección de metacolina (0,01 mg) ID	-	+

V. LA ENFERMERÍA ANTE UNAURGENCIA ALERGOLÓGICA.

El personal de enfermería está presente en todo el proceso de la atención a la urgencia alergológica. Será inevitable la repetición de información explicada desde otro punto de vista en los capítulos precedentes.

ANAFILAXIA.

Son múltiples las circunstancias en las que puede aparecer una reacción alérgica aguda. Como paradigma de dichas reacciones destaca la anafilaxia, cuya aparición súbita y la gravedad del cuadro obligan a un diagnóstico puramente clínico y a actuar en el menor plazo posible. La simple y no exhaustiva enumeración de causas (alimentos, medicamentos, picaduras de insectos, transfusiones de hemoderivados...) da idea de las posibilidades de que una enfermera, especialmente en el ámbito hospitalario, sea la primera persona en detectar una reacción.

La intervención del personal de enfermería puede ser decisiva no sólo para la resolución del episodio sino incluso para el diagnóstico etiológico y la prevención de nuevos cuadros. Su *actuación* puede resumirse en los siguientes enunciados:

- Recogida de información sobre la situación en que se ha producido el episodio.

- Información sobre medidas preventivas.
- Tranquilizar al paciente.
- Aplicarle el tratamiento.
- Educarle en la autoadministración de adrenalina.
- Recogida de información de incidencias durante el tratamiento.

La anafilaxia es una reacción alérgica aguda violenta de índole general, a una sustancia sensibilizante (antígeno) que causa colapso vascular y dificultad respiratoria.

En el primer contacto con el antígeno sensibilizante se forman anticuerpos que en contactos posteriores desencadenarán la reacción alergica y en su grado máximo, la anafilaxia.

El siguiente *esquema* nos da una visión clara de lo que acontece:

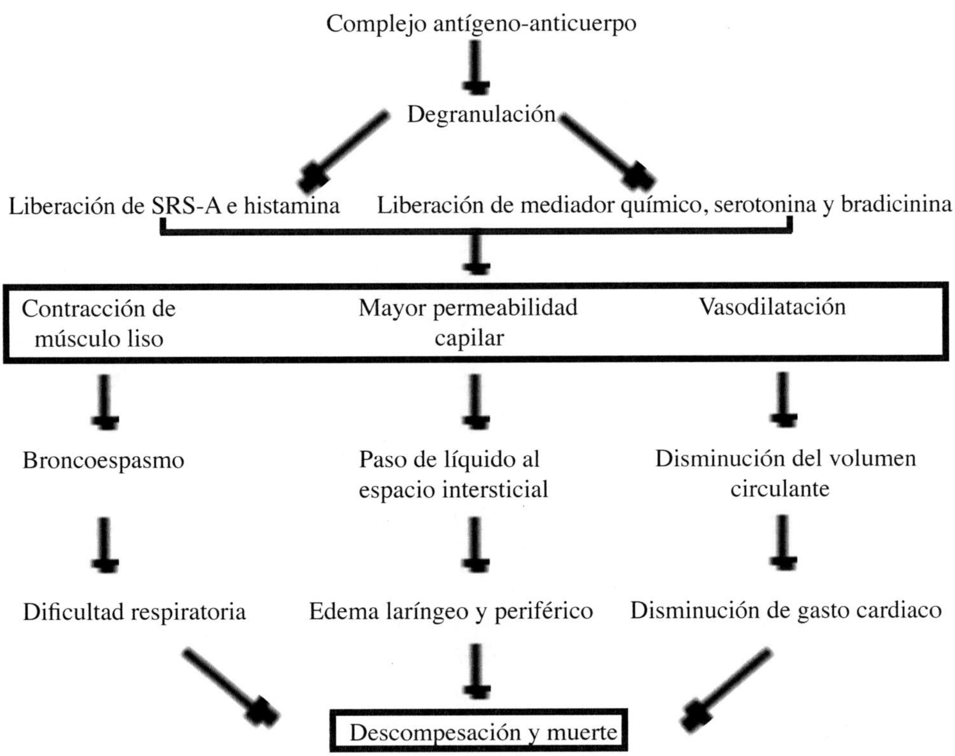

La naturaleza amenazante para la vida de la anafilaxia hace que la prevención sea la clave del tratamiento.

Medidas preventivas que deben comunicarse al paciente:

- Normas para evitar la exposición al agente causal.
- Recordarles que se deshagan de los fármacos que ya no utilizan y de los caducados.
- Observar a los pacientes después de las inyecciones.
- Recomendar a los pacientes que lleven siempre identificación sobre su condición de alérgicos, identificando el alergeno.

Pauta de actuación ante una reacción anafiláctica:

- Siempre requiere atención de urgencia.
- Colocar al paciente en decúbito y tranquilizarle.
- La prioridad de la enfermera será evitar mayor contacto con el antígeno y restaurar la ventilación adecuada.
- Si es por un agente inyectado (medicamento, transfusión etc) se suspenderá la administración del agente por vía endovenosa.
- Si era una picadura intentar extraer el aguijón, elevar la parte afectada y aplicar hielo.
- Si empeora el estado respiratorio, administrar oxígeno y avisar con urgencia al médico.
- Una vez se haya optimizado la ventilación y controlado el mayor contacto con el antígeno, estará lista para administrar los medicamentos que sean necesarios.
- El fármaco de elección es la adrenalina. Se administrará adrenalina al 1/1000 por vía subcutánea, en solución acuosa. A los adultos se les pondrá de 0'3 a 0'5 ml. Para los niños la dosis será de 0'1 ml por cada 10 kilos de peso. Estas dosis se pueden repetir cada 15 minutos en 3 ocasiones.
- Si las medidas anteriores no resultaran, sería preciso aplicar otros tratamientos según las manifestaciones observadas (broncodilatadores, antihistamínicos parenterales, corticoides parenterales, líquidos intravenosos).
- Si existe parada cardiorrespiratoria aplicar las medidas generales de reanimación.
- Tener preparado siempre un *equipo mínimo necesario* para afrontar una eventual reacción:
  - Jeringas y agujas.
  - Adrenalina al 1/1000.
  - Torniquete.
  - Oxígeno y mascarilla.

- Sonda para vías respiratorias.
- Difenhidramina IV.
- Aminofilina IV.
- Solución salina IV.
- Hidrocortisona IV.
- Dopamina.
- Fonendoscopio y esfignomanómetro.
- Tubo de Guedel.
- Laringoscopio.
- Bisturí.
- Cánula endotraqueal.

Continuación de la valoración y la intervención

Se debe observar frecuentemente: TA, frecuencia cardiaca, color y turgencia de la piel, diuresis, y características de la respiración.

Es importante recordar que se debe administrar volumen suficiente para que la diuresis colabore en la eliminación del antígeno y en mantener la presión arterial. En ocasiones esto último no se consigue sólo con fluidoterapia y es preciso asociar drogas vasoactivas como la dopamina o dobutamina.

Educación del paciente para autotratamiento

Además de las medidas preventivas, el riesgo de reexposición y por tanto de reaparición del cuadro pueden hacer conveniente que el paciente lleve consigo adrenalina para autoinyección en caso necesario. Esta medida requiere un adiestramiento. El hecho de enseñar teóricamente al paciente a utilizar adrenalina en consulta no significa que este sea capaz de realizar la técnica por sí mismo; mientras que si se consigue que se autoinyecte en consulta, es más probable que lo haga en el momento agudo del cuadro anafiláctico.

Consideraciones en torno a la adrenalina

La adrenalina es el fármaco más conveniente para combatir el choque anafiláctico, pero debe existir un equilibrio entre su utilidad terapéutica y sus efectos adversos.

Es conveniente tener en cuenta las siguientes *precauciones:*

- Utilizar el fármaco con cautela en pacientes cardiópatas o hipertiroideos.
- La administración endovenosa puede desencadenar arritmias por lo que se reservara para casos extremos que no respondan a la administración subcutánea. La dosis será de 1-2,5 ml de una solución al 1:10000.
- La administración intramuscular tiene una absorción desigual por lo que no debe ser utilizada.
- Se debe medir frecuentemente los signos vitales y el ritmo cardiaco así como estar alerta a la aparición de efectos adversos (angustia, cefalea, temblores, inquietud, debilidad, mareos, disnea o palpitaciones).

CRISIS ASMÁTICA.

Puntos clave

- Nunca debemos subestimar la gravedad de una crisis de asma. La mayoría de muertes por asma están asociadas a fracasos iniciales en el reconocimiento de la severidad del ataque.
- Es fundamental valorar de forma rápida y precisa: auscultación respiratoria, dificultad en el habla, grado de agitación, nivel de conciencia, frecuencia respiratoria y cardiaca, dificultad respiratoria, coloración de piel y mucosas y FEM.
- Lo más importante es reconocer los ataques severos.
- Los pilares básicos del tratamiento son: altas dosis de beta-2 agonistas, esteroides orales o parenterales y oxigenoterapia; reservando los anticolinérgicos para las crisis que no responden bien a lo anterior y para aquellas que comprometen la vida del paciente.

Definición

Es el empeoramiento o aparición de alguno o varios de los síntomas característicos del asma en un paciente estable o asintomático previamente. Este empeoramiento puede producirse en días o minutos.

La clínica se acompañará de un estrechamiento de las vías aérea que podemos poner de manifiesto con una espirometría o con el FEM (Flujo Espiratorio Máximo).

Desencadenantes.

- Infecciones víricas.
- Tratamiento inadecuado y/o abandono de la medicación.
- Exposición a alergenos.
- Toma de ciertos fármacos, aditivos o alimentos.
- Esfuerzo físico.
- Otros (embarazo, emociones...).

Por ello, la enfermería deberá valorar dichos desencadenantes e interrogar por ataques previos similares.

Un registro clínico adecuado de los signos y síntomas que presenta el paciente es fundamental para un manejo apropiado del asma agudizada.

La *valoración* de la severidad de las crisis ha de ser rápida y precisa y para ello nos basaremos en criterios clínicos y funcionales:

- Auscultación respiratoria.
- Pulso
- Frecuencia respiratoria
- Dificultad en el habla y/o respiratoria
- Grado de agitación

- Nivel de conciencia
- Coloración de piel y mucosas.
- FEM.

En numerosos estudios y Guías de manejo del asma el incremento del pulso y frecuencia respiratoria se correlaciona con el grado de severidad del ataque asmático. Una caída del pulso se considera como el evento que anuncia un riesgo inminente para la vida del paciente.

De ser posible sería conveniente hacer una determinación del FEM y de la saturación de oxígeno antes de iniciar el tratamiento

Ataque severo.

Se considera que una crisis de asma es severa si cumple los siguientes *criterios*:
- Paciente disneico.
- Sibilancias importantes.
- Incapaces de mantener frases entre respiraciones.
- Uso de musculatura accesoria y tiraje intercostal.
- Frecuencia cardiaca mayor de 110.
- Frecuencia respiratoria mayor de 25/minuto.
- FEM entre 33-50% de su mejor registro o del teórico.

Ataque con riesgo vital.
- El paciente está agitado
- Nivel de conciencia alterado.
- Fatiga, cianosis y bradicardia.
- Respiración dificultosa y en ocasiones silencio auscultatorio.
- FEM por debajo del 33%

Pacientes con mayor riesgo.
- Ingresos o visitas a urgencias en los 12 meses previos.
- Antecedentes de crisis severas.
- Ingresos en UCI o con ventilación asistida.
- Corticodependientes.
- Múltiples fármacos para su tratamiento.
- No cumplidores de la medicación habitual.
- Nivel psicosocial bajo.
- Abuso de beta-2 agonistas inhalados.

Tratamiento

El personal de enfermería debe tranquilizar al paciente, animarle a ingerir líquidos si es posible para humidificar las secreciones y comenzar a administrar el tratamiento farmacológico que haya pautado el médico realizando un seguimiento clínico estrecho del paciente.

Los beta-2 agonistas inhalados son el tratamiento de elección. Suelen emplearse la terbutalina o el salbutamol. Generalmente en la urgencia se aplican con nebulización aunque también puede emplearse los cartuchos presurizados con cámara espaciadora. En ocasiones es necesaria la vía parenteral.

La oxigenoterapia se administrará a dosis elevadas con mascarilla facial.

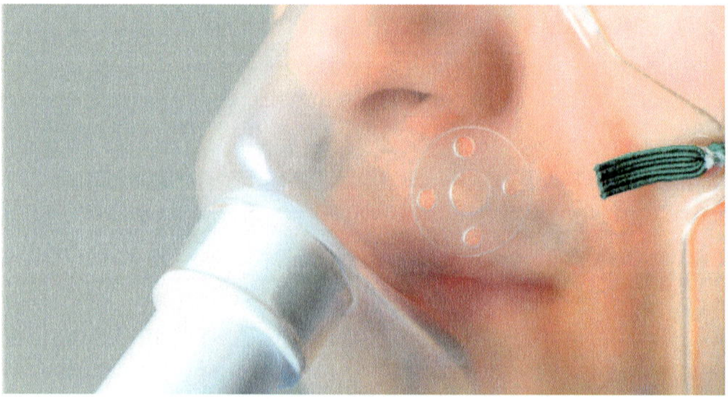

Los corticoides sistémicos deben ser administrados lo antes posible aunque su efecto comienza a los 60-90 minutos.

Otros fármacos como los anticolinérgicos o las aminofilinas no pueden considerarse de primera línea en las crisis asmáticas.

En ningún momento se administrarán: sedantes, mucolíticos, sulfato de magnesio ni antibióticos si no existe causa justificada para su uso.

Una vez que el paciente mejora es el momento ideal para reforzar la educación, elaborar un plan de autocuidados e insistir en que el equipo de atención primaria debe realizar un seguimiento estrecho de su enfermedad.

VI. ACTUACIÓN DE ENFERMERÍA ANTE LAS DISTINTAS CAUSAS DE REACCIONES ALÉRGICAS.

ALERGIA A HIMENÓPTEROS

La alergia al veneno de himenópteros (abeja, avispa) puede causar reacciones graves que comprometen la vida del paciente. El diagnóstico preciso y su posterior tratamiento específico pueden prevenir una reacción futura.

La educación del paciente es fundamental; la labor de enfermería en este aspecto es imprescindible.

Medidas preventivas para evitar picaduras

- Evitar vestirse con colores brillantes en la época de actividad de avispas y abejas, si se sale a espacios donde puedan encontrarse.
- No utilizar productos cosméticos de olor intenso.
- No permanecer al aire libre donde existan colmenas cercanas.
- Evitar comer en lugares donde haya frutas en descomposición en las cercanías.
- Evitar consumir alimentos y bebidas dulces al aire libre, si no podemos evitarlo, comprobar que no hay avispas ni abejas en los bordes del recipiente.
- No caminar descalzos por la hierba.
- Si se deja ropa en el suelo se debe sacudir antes de ponérsela por si hubiera algún insecto entre los pliegues.
- Viajar en vehículos con las ventanillas cerradas, comprobando que no hay insectos en el interior antes de ponerse en marcha.
- No realizar movimientos bruscos si se nos acerca una abeja o avispa. No se debe intentar matarla mientras está posada sobre nosotros.
- Advertir a los niños para que no tiren piedras u otros objetos a las colmenas.
- Llevar una identificación avisando de la condición de alérgico al veneno de himenópteros.
- En caso de picadura de abeja se debe intentar extraer el aguijón sin comprimirlo.

Conducta ante una reacción local intensa

- Aplicación de hielo.
- Antihistamínicos orales.
- Corticoides tópicos u orales según la reacción.

Conducta ante reacciones sistémicas

- Adrenalina al 1/1000 por vía subcutánea.
- Infiltrar el lugar de la picadura con adrenalina 1/1000 (0'1-0'3 ml).

Cuando el paciente ya ha sufrido una reacción de este tipo será entrenado en la autoadministración de adrenalina, que deberá portar consigo cuando tenga riesgo de exposición.

Tratamiento específico

La inmunoterapia específica está indicada cuando se producen reacciones sistémicas graves producidas por la picadura de avispas o abejas y las pruebas diagnósticas frente al veneno de estos insectos (pruebas cutáneas y/o IgE específica) son positivas. No está indicada para reacciones locales.

ALERGIA AL LÁTEX

El uso generalizado de objetos de látex en los servicios sanitarios (guantes sobre todo pero también otros objetos encaminados al diagnóstico o al tratamiento) hace necesario conocer la importancia de tener siempre en cuenta la posible gravedad de una reacción alérgica al látex. El personal de enfermería sensibilizado sobre este problema suele ser el responsable de que haya material alternativo en consultas y unidades de hospitalización de servicios medico-quirúrgicos no relacionados con la especialidad de alergia.

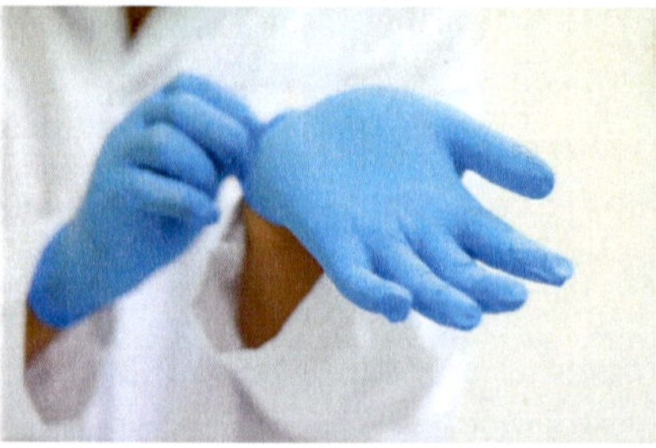

El único tratamiento específico es evitar su contacto.

Normas de evitación

1) Usos y exposición laboral:

Industria del caucho. Establecimientos de revulcanizado. Mecánica de coches. Motos y bicicletas. Manufacturas de calzado (suela). Manufactura de masillas. Manufactura de adhesivos. Granjeros. Cirujanos. Veterinarios. Enfermeras. Trabajadores de laboratorio. Pasta de goma para timbres. Envases. Tanques de fuel, calafateado. Tubos (gas, fluidos extractores, bombas), cables eléctricos, mangos de herramientas, botas de trabajo, cintas transportadoras. Tuberías de alta precisión. Neumáticos, cilindros de imprentas y de producción de postales. Esponjas de goma y sellos, esterillas de mesas de despacho. Almohadillas de goma. Auriculares de goma. Estetoscopios. Bandas elásticas (clasificadores de correos). Gomas de borrar, taponamientos dentales. Máquinas de ordeñar. Tapones de goma. Barnices. Aceites. Colas. Arandelas de cierre.

2) Medio ambiente personal y doméstico

Gorros de baño. Alfombrillas para el baño. Pelotas y balones, globos hinchables. Colchones de espuma de goma. Colchones hinchables. Canoas. Tiras de goma para amarrar clavijas de tiendas de campaña, bandas para paquetes en motocicletas, pulpos para bacas de automóviles. Cintas para sombreros. Cintos no deslizantes. Onduladores de pestañas. Artilugios para ondulación permanente. Suspensores. Prótesis mamarias. Sostenes. Fajas, corsés. Botas, rodilleras. Zapatos (punteras, suelas), almohadillas para juanetes. Relleno de almohadas, suelas incrustadas, bases antideslizantes de alfombras. Esponjas. Mondadientes, cepillos de dientes. Cepillos de pelo, gomillas elásticas para paquetes, gomillas elásticas para cerrar tapas de tornillos. Espátulas de plástico para amasado. Algunos utensilios de plástico. Zapatillas de baño, prendas extensibles (algunas de lycra). Ropa interior elástica.

3) Uso médico y equipamiento sanitario

Cubiertas de cama. Sabanas protectoras. Almohadillas de caucho, catéteres. Sondas. Drenajes. Tubos endotraqueales. Guantes de goma. Pesarios. Preservativos y diafragmas. Dediles. Cintas adhesivas (algunos tipos). Bandas elásticas. Manguitos de tensión. Caperuzas de goma para pipetas, cánulas. Botellas y bolsas de agua caliente o hielo. Chupetes, pezones y tetinas. Mascarillas. Gafas de seguridad, recubrimientos de electrodos de ECG. Separadores de caucho (dentistas), bandas de las sillas de ruedas, etc.

4) Alimentos más frecuentemente asociados a alergia a látex: plátano, castaña, higos, aguacate, piña, melón, maracuyá.

- Advertencias: esta relación es informativa y por lo tanto incompleta.

* Se valorará cuidadosamente la relación riesgo-beneficio diagnóstico/terapéutico en cada caso en concreto. Ante pacientes con sensibilidad extrema, manipulaciones diagnostico-terapéuticas invasivas o situaciones de alteración de la barrera cutáneo-mucosa, se deberá disponer de material y medios para control y tratamiento de reacciones anafilácticas (pauta de adrenalina, corticoides y antihistamínicos parenterales, etc.).

* Ante reacciones alérgicas severas, sistémicas, o con pródromos de compromiso vital, acudirá inmediatamente a centro de urgencias.

Sustitutivos del látex para profesionales sanitarios:

1. Guantes de plástico (PVC).
2. Guantes de polímeros sintéticos.
3. Elastyren (Hernal phanmaceutical).
4. Neolon (Deserel medical inc.).
5. Tactylon (Smart practice).
6. Vinilo (Dispo-a-globe. Surgikos co.).

- Equipo médico fabricado con látex

Tubos endotraqueales, mascarillas, protectores dentales, tubos de ventilación, manguitos de tensión, guantes quirúrgicos, cintas adhesivas, bandas elásticas, almohadillas de caucho, sábanas protectoras, catéteres urinarios, drenajes, recubrimiento de electrodos de ECG, tubos intestinales, sondas nasogástricas, sondas urinarias, separadores de caucho (dentistas).

- Material alternativo

Guantes de plástico (PVC). Guantes de polímeros sintéticos: Elastiren (estireno-butadieno), Neolon (neopreno). Ampollas. Sistemas intravenosos sin látex. Llaves de plástico en los sistemas preservativos de material sintético. Catéteres de silicona-polivinilo. Dispositivos barrera.

ALERGIA A MEDICAMENTOS

Es tarea diaria del personal de enfermería preparar y supervisar el tratamiento de muchos pacientes. Los fármacos no sólo producen los efectos beneficiosos buscados sino que pueden dar lugar a diferentes reacciones adversas, entre ellas a reacciones alérgicas.

El personal de enfermería que trabaja en unidades de alergia se enfrentará además a posibles reacciones, de diferente gravedad, por la realización de pruebas diagnósticas de tolerancia a medicamentos. Es fundamental que dichas pruebas se realicen siempre en el ámbito hospitalario para disponer de los medios necesarios para hacer frente a una reacción grave.

Medidas preventivas

- Se preferirán medicamentos con un solo principio activo.
- No se administrarán medicamentos si no existe una indicación precisa.
- Si es necesaria la administración de varios fármacos sería conveniente separar con 1 hora de intervalo su administración.
- Antes de administrar un medicamento interrogar sobre reacciones previas.
- No realizar pruebas a medicamentos no indicadas o sin utilidad contrastada (la aplicación en prick o intradérmica de muchos medicamentos en su presentación habitual puede ser irritante, dando lugar a falsos positivos).
- Tras las inyecciones parenterales el enfermo debe permanecer de 15 a 20' en observación.
- Cuando se use la vía parenteral, tener a mano adrenalina, antihistamínicos y corticoides.
- Si ocurre una reacción, informar al paciente de lo que le ha sucedido.
- Anotar en la historia de forma precisa las circunstancias del suceso (nombre comercial, vía, dosis, cuadro clínico, punto de inyección, duración y tratamiento del cuadro).

Tratamiento específico

No existen extractos para inmunoterapia.

En caso de ser imprescindible administrar un medicamento (por estar en riesgo vital y no existir alternativa) a un paciente diagnosticado de alergia a ese medicamento pueden intentarse pautas de desensibilización para que lo tolere, pero únicamente está indicado si el beneficio que se va a obtener de su administración es mayor que el riesgo que se corre. Si se suspende la administración por finalización del tratamiento o por cualquier otra circunstancia no puede volver a recibirlo sin una nueva desensibilización, pues con este procedimiento no se pierde la condición de alergia al medicamento.

Recomendaciones para los pacientes alérgicos a penicilinas y derivados beta-lactámicos

1. No se administrará ningún medicamento que en su composición lleve penicilina ni derivados:

Penicilinas naturales: Bencilpenicilina (Penicilina G), fenoximetilpenicilina (penicilina V), feneticilina.

Penicilinas resistentes a penicilinasa: Meticilina, nafcilina, oxacilina, cloxacilina, dicloxacilina.

Aminopenicilinas: Ampicilina, amoxicilina, bacampicilina, metampicilina, pivampicilina, y sus asociaciones con clavulánico o sulbactam.

Carboxi-ureido-penicilinas: Carbenicilina, ticarcilina, azlocilina, mezlocilina, piperacilina (y su asociación con tazobactam).

Amidinopenicilinas: Mecilinam.

Monobactámicos: Aztreonam.

Carbapenemes: Imipenem, meropenem.

Cefalosporinas 1ª generación: Cefadroxilo, cefalexina, cefradina, cefalotina, cefapirina, cefazolina.

Cefalosporinas 2ª generación: Cefaclor, cefprozilo, cefminox, cefoxitina, cefamandol, cefonicida, cefuroxima.

Cefalosporinas 3ª generación: Cefixima, cefpodoxima, ceftibuteno, cefotaxima, ceftizoxima, ceftriaxona, cefoperazona, ceftazidima.

Cefalosporinas 4ª generación: Cefepima, cefpiroma.

2. Puede utilizar el resto de los antibióticos no relacionados con las penicilinas.

3. Con preferencia utilizará la vía de administración oral.

4. Con preferencia utilizará medicamentos de un solo componente.

5. Tomará solo los medicamentos recomendados por su médico.

No se automedique.

6. Mostrará este informe siempre que acuda al médico.

7. Si en algún momento su médico considerase imprescindible la penicilina para su tratamiento, se pondrá en contacto urgente con el servicio de alergología.

Recomendaciones para pacientes alérgicos a Pirazolonas

Las pirazolonas más utilizadas son: Dipirona o metamizol, pirazolidindionas: Propifenazona, fenilbutazona.

1. Debe de *evitar todos los fármacos que contengan en sus principios activos los previamente reseñados.*

2. Ejemplos de *medicamentos que contienen pirazolonas* (y que por tanto no debe utilizar):

Dipirona: Adolkin®, Afebrin®, Baralgin®, Buscapina® Compositum, Dolemicin®, Dolobuscopan®, Huberdor®, Lasain®, Neomelubrina®, Nolotil®, Nolotil Compositum®, Optalgin®, Pirenil® rectal, Syntaverin®, Vapin® complex.

Fenilbutazona: Artrodesmol® extra tópico, Butadiona®, Butazolidina®, Carudol®, Carudol® tópico, Dartranol®, Doctofril® antiiflamatorio.

Propifenazona: Bronquimar® rectal, Buridol®, Calmoplex®, Cibalgina®, Cibalgina® compuesta, Dolodens®, Espasmo Cibalgina®, Fenalgin®, Flexagil®, Hubergrip® oral, Leodin®, Lotanal®, Megral®, Melabon®, Meloka®, Optalidon®, Pirasfetina®, Quimpedor®, Rectolmin® antitérmico, Saridon®, Sedal Merck®, Sedatermin®, Spasmalpher®, Spasmalpher® oral, Sulmetin® papaverina rectal y oral, Suprafleodin®, Tabletas Quimpe®, Tonopan®.

Existían otros preparados, actualmente retirados, como Piramidon® o Tanderil®, que contenían pirazolonas.

3. Es posible la existencia de otros fármacos que contengan pirazolonas y que no estén en esta lista.

Puede usar buscapina simple en caso de cólico.

Recomendaciones para los pacientes con intolerancia a AINES

1. No debe administrarse ningún medicamento que en su composición lleve:

Salicilatos: Ácido acetilsalicílico, acetilsalicilato de lisina, benorilato, etersalato, diflunisal, sulfasalazina, olsalazina.

Indolacéticos: Indometacina, sulindaco, oxametacina, glucametacina, tolmetin, acemetacina, proglumetacina.

Arilacéticos: Aceclofenaco, diclofenaco, fentiazaco, namubetona.

Arilpropiónicos: Ácido tiaprofénico, butibufeno, fenbufeno, flubiprofeno, ibuprofeno, ibuproxam, ketoprofeno, naproxeno, ketorolaco.

Pirazolonas: Dipirona, fenilbutazona, feprazona, nifenazona, suxibuzona, propifenazona.

Ácidos fenámicos: Mefenámico, flufenámico, niflúmico, tolfenámico, floctafenina.

Oxicams: Droxicam, piroxicam, tenoxicam.

Otros: Isonixina, tetridamina, nefopam.

En general, está contraindicado cualquier fármaco cuyo mecanismo de acción sea la inhibición de la enzima ciclooxigenasa, aunque no esté en la lista.

2. Medicación permitida como alternativa:

Como analgésicos o antitérmicos: Paracetamol, salicilamida, celecoxib, rofecoxib, bencidamina.

Analgésicos narcóticos mayores y menores: Codeína, dihidrocodeína, dextropropoxifeno, pentazocina, buprenorfina, tramadol, morfina, meperidina, metadona, petidina, fentanilo.

En migrañas o jaquecas: Ergotamina y derivados: Cafeína, dihidroergotamina. Antagonistas de dopamina: Metoclopramida o clorpromazina. Triptanes.

Espasmolíticos: Bromuro de hioscina (Buscapina® simple), bromuro de otilonio.

Como medicación antiinflamatoria: colchicina, cloroquina o esteroides (según indicación médica).

Instrucciones para las personas alérgicas a barbitúricos

Se prohibe la administración por cualquier vía de preparados medicamentosos que contengan barbitúricos: tiopental sodico (penthotal sodico, tiobarbital), fenobarbital (luminal, epanutin-fenobarbitona, epilantin, sinerginas, distovagal, oasil relax, solufilina sedante), butalbital (cafergot pb), secobarbital (somatarax).

Antes de administrarle cualquier tipo de medicación debe consultar siempre con un médico y fijarse muy bien que no contenga los preparados prohibidos.

Advertencia: Esta lista de medicamentos es parcial y solamente se especifican algunos de los más significativos de cada grupo.

Llevará siempre este informe en un lugar visible de su cartera, recomendándose que porte además una placa en la que quede constancia de su condición de *alérgico a barbitúricos*.

Instrucciones para los pacientes alérgicos a tetraciclinas

Medicamentos que no pueden utilizar:

Se prohibe la administración, por cualquier vía, de preparados farmacológicos que contengan tetraciclina (bristaciclina, chymociclar, ambramicina), oxitetraciclina (terramicina), clortetraciclina (aureomicina, oftalmolosa cusí aureomicina), demeclociclina (varibiotic), doxiciclina (vibracina, vibravenosa) y minociclina (minocin).

Advertencia: Esta lista de medicamentos es parcial y solamente se especifican algunos de los más significativos de cada grupo.

Antibióticos que pueden emplearse:

Cualquiera de los antibioticos no incluidos en la lista anterior, como, por ejemplo: Penicilinas (Penicilina G y V, Penicilinas semisintéticas, cefalosporinas), macrólidos (eritromicina; etc.), aminoglicósidos (gentamicina, etc.), así como quimioterapicos antiinfecciosos, como sulfamidas (cotrimoxazol, etc.), quinolonas (ciprofloxacino, etc), etc.

Llevará siempre este informe en un lugar visible de su cartera, recomendándose que porte ademas una placa en la que quede constancia de su condición de *alérgico a tetraciclinas.*

ALERGIA A ALIMENTOS

Al igual que para otras causas de reacción alérgica será necesario informar al paciente sobre la importancia de evitar la exposición. Debemos llamar su atención sobre la posibilidad de encontrar el alimento en productos alimenticios elaborados. La mayoría de los servicios de alergia elaboran sus propias listas con los enmascaramientos más frecuentes.

En pacientes ingresados debemos estar atentos a informarnos también de las alergias a alimentos y tener en cuenta que mínimas cantidades del alimento pueden dar lugar a una reacción. Se pedirán dietas especiales que no contengan el alimento ni hayan sido elaboradas en recipientes que hayan podido contenerlos.

Si un enfermo presenta una reacción no sólo debemos pensar en implicar el último medicamento recibido sino que anotaremos también los alimentos que haya ingerido en las últimas horas y si el paciente tuvo algún síntoma oral al ingerirlos.

Al igual que con los medicamentos, en las unidades de alergia se realizan pruebas de tolerancia a alimentos, siendo necesario tomar precauciones similares.

TRANSFUSIÓN DE HEMODERIVADOS

Las reacciones observadas durante las transfusiones de sangre y otros derivados no siempre son debidas a reacciones alérgicas. Las propiamente alérgicas cursan como tales, con urticaria, escalofríos, fiebre, disnea, incluso shock anafiláctico. Otras reacciones pueden ser fiebre (por anticuerpos antileucocitarios), sobrecarga circulatoria, embolia gaseosa o hipotermia.

Siempre debe registrarse:

- Cumplimiento de los requisitos de verificación.

- Fecha y hora de comienzo.
- Producto sanguíneo y cantidad administrada.
- Si aparece alguna reacción.
- Signos vitales antes y después de la transfusión.

Pauta de actuación:

- Observar al enfermo regularmente.
- No administrar nunca medicación IV simultáneamente en la vía utilizada para la perfusión.
- Mantener un ritmo adecuado. Se comienza a 20-30 gotas/minuto durante 10' y después a 60-70 gotas/minuto, no deben sobrepasarse las 4 horas para evitar crecimiento bacteriano.
- En caso de aparición de manifestaciones de reacción transfusional retirar inmediatamente la transfusión y el sistema, reemplazar por suero fisiológico y avisar al médico.
- Enviar al Banco de Sangre la unidad sobrante, el sistema y una muestra de sangre del enfermo.

REACCIONES ADVERSAS A LA INMUNOTERAPIA

Una de las causas más importantes del mal control de los pacientes con enfermedades crónicas es el mal cumplimiento de los regímenes terapeúticos, el personal de enfermería tiene un papel muy activo en conseguir la adhesión al tratamiento por parte de los pacientes, esto es aún más cierto cuando el tratamiento debe ser administrado por personal cualificado como ocurre con la mayoría de los tratamientos parenterales y en concreto con la inmunoterapia.

El tratamiento específico de determinadas manifestaciones de alergia es la inmunoterapia, que consiste en la administración, generalmente subcutánea, de dosis progresivamente crecientes del material alergénico al que el paciente está sensibilizado con lo que se consigue desensibilizar o hiposensibilizar al sujeto frente a esa sustancia. La aplicación correcta de la inmunoterapia, como todo medicamento, precisa una administración adecuada, que favorecerá conseguir el efecto deseado con los menores riesgos posibles.

En la actualidad existen extractos alergénicos para tratamiento por vía tópica nasal, oral o sublingual que no requieren personal específico para su administración, pero tienen indicaciones más limitadas, por eso, nos referiremos a los inyectables pues es para la aplicación de éstos donde la intervención del enfermero/a es fundamental.

La vía clásica de administración es por vía subcutánea. Se pueden utilizar extractos acuosos, retardados o depot y modificados. Los extractos acuosos se presentan en solución o liofilizados para reconstituir antes de su aplicación, precisan un número mayor de inyecciones y tienen un mayor riesgo de producir reacciones generales. Los extractos depot permiten emplear un menor número de dosis, similar al necesario con los extractos modificados.

Aunque la mayoría de los pacientes que reciben inmunoterapia la toleran, es decir, no refieren efectos adversos significativos, su administración no está totalmente exenta de riesgos y en raras ocasiones pueden ocasionar reacciones generales, por eso no debe administrarse nunca el extracto en el domicilio del paciente, debe ser siempre en un centro sanitario donde se tenga capacidad de tratar las posibles reacciones adversas y que haya, al menos, otra persona que pueda auxiliar al DUE si éste lo precisara.

Indicaciones y contraindicaciones de la inmunoterapia (IT)

Las recordamos en *líneas generales* ya que entre la visita al alergólogo y la administración del tratamiento pueden aparecer incidencias que aconsejen una nueva evaluación del caso.

- La IT es un tratamiento efectivo siempre que se haya demostrado que el alergeno es responsable de los síntomas y de la gravedad de la enfermedad y siempre que se administren extractos alergénicos de alta calidad y a dosis adecuadas.
- Está indicada en la rinoconjuntivitis y asma bronquial alérgicas (por pólenes, ácaros, epitelios de animales y hongos así como el asma de los panaderos) no controladas con medidas ambientales y medicación sintomática esporádica.
- También está indicada en pacientes con reacciones graves por picadura de himenópteros y con riesgo de sufrir nuevas picaduras.
- No está indicada en alergia a alimentos ni a medicamentos.
- Contraindicaciones absolutas: tratamiento con betabloqueantes, contraindicaciones para el uso de adrenalina, otras enfermedades inmunológicas, enfermedades psiquiátricas, asma inestable y falta de colaboración.
- Contraindicaciones relativas: embarazo, niños menores de 5 años, adultos mayores de 50 años y dermatitis atópica grave.

Cartilla de seguimiento de la inmunoterapia

El registro de las incidencias y parámetros de seguridad se debe realizar en la cartilla de seguimiento, que el alergólogo proporciona a cada paciente, es fundamental la colaboración de los profesionales sanitarios en su cumplimentación e insistir al paciente que no la olvide cada vez que acuda a recibir la dosis, a la consulta de revisión o si tiene que acudir a un centro sanitario por alguna complicación que pueda tener relación con la inmunoterapia. Con esta recogida de datos se puede obtener información completa de la evolución del estado alérgico durante el tratamiento y de su seguridad. Debe incluir la pauta de administración, el tipo de extracto, la situación clínica del paciente, y reacciones adversas previas, el paciente anotará las reacciones tardías, los síntomas, el consumo de medicamentos y cualquier otro dato relacionado con su enfermedad o el tratamiento.

Técnica de administración de la inmunoterapia

La administración de extractos alergénicos no está totalmente exenta de riesgos, por lo que habrá que ser muy cuidadosos con la técnica de administración, la dosis de cada inyección y el intervalo entre dosis señalado en la Cartilla de Seguimiento.

Antes de proceder a la inyección de la dosis correspondiente se atenderán los siguientes *puntos*:

- Comprobar que el extracto es el prescrito (nombre del enfermo, fecha de elaboración).
- Investigar la situación clínica del paciente para estar seguros de que podemos poner el extracto.
- Preguntar si toleró la dosis anterior y hace cuánto tiempo se la pusieron.
- Asegurarse bien del vial a emplear y de la dosis a inyectar.
- Verificar el buen estado del extracto (aspecto, fecha de caducidad).
- En caso de duda: consultar.
- No está indicado administrar un antihistamínico previo a la inyección para evitar reacciones, puesto que no previenen reacciones importantes y pueden dar una falsa seguridad.

Circunstancias que contraindican la administración del extracto

- En caso de que el centro sanitario no cumpla las condiciones antedichas.
- No se administrará en caso de infección de vías respiratorias, fiebre, afectación cutánea severa, hepatitis intercurrente, tuberculosis activa o proceso infeccioso similar, crisis asmática o rinitis severa.
- En pautas preestacionales, en la época temprana de polinización, si el paciente comienza a presentar síntomas.
- En caso de embarazo, salvo que el alergólogo conozca el estado de la paciente y lo indique expresamente.
- Si el paciente ha recibido otro extracto en el mismo día (no deben inyectarse dos extractos en el mismo día).
- Debe respetarse un intervalo de 15 días desde la administración de vacunas de virus vivos.

Material necesario

1. Extracto alergénico específico para cada paciente, habitualmente debe traerlo él mismo, irá rotulado con su nombre y deberá figurar la composición.
2. Jeringas desechables, graduadas hasta 1ml (suelen incluirse en el empaquetado del extracto), pero pueden utilizarse jeringas de insulina, teniendo en cuenta que 1ml equivale a 40 U. La aguja deberá ser para uso subcutáneo (26-27mm).
3. Adrenalina al 1/1000 por si ocurriera una reacción importante.

Pautas y formas de administración

- Pautas convencionales: dosis semanales ascendentes.
- Pautas rápidas: dosis más de 2 días a la semana e incluso más de 1 inyección al día.
- Pautas cluster: a partir de una dosis similar a la convencional, se administra el extracto en visitas semanales, inyectando más de una dosis cada día.
- Existen pautas preestacionales y coestacionales para pacientes polínicos y perennes en caso de alergenos no estacionales.

Aplicación del extracto

Se reconstituirá, en el caso de extractos liofilizados, solamente el vial que vaya a ser utilizado, siempre con el diluyente que proporciona el fabricante.

Se agitará suavemente el vial del que se va a extraer la dosis correspondiente. La dosis será la indicada en la cartilla, debe comprobarse que la cantidad es la correcta. Se recomienda reducir la dosis, siempre que se vaya a comenzar una nueva caja de extracto, si el laboratorio fabricante no garantiza el mismo grado de alergenicidad de los lotes.

El lugar de inyección será siempre en la cara externa de los brazos, a media distancia entre el codo y el hombro, alternando ambos. Para mantener la zona inmóvil y relajada se pedirá al paciente que coloque la palma de la mano en la cara lateral de la cresta ilíaca. No se aplicará en zonas inflamadas, con cicatrices, lunares, marcas de nacimiento u otras lesiones.

La aplicación será vía subcutánea, insertando la aguja en un ángulo de 45 grados con la piel con la punta dirigida hacia arriba. Se aspirará antes de inyectar la solución para asegurar que no se hará en un vaso sanguíneo.

Una vez inyectado, se retirará la aguja y se presionará el sitio con un algodón, sin realizar masaje y aconsejando al paciente que evite el rascado.

Tras la aplicación

- Anotaremos en la cartilla de seguimiento de la inmunoterapia la fecha, el vial, la dosis administrada y el tamaño de la reacción local, así como si se ha producido alguna incidencia.

- El paciente debe permanecer en observación al menos 30 minutos porque es el periodo de tiempo en que suelen aparecer las reacciones adversas.
- Se le recordará al paciente que debe evitar el ejercicio físico violento y los baños con agua caliente en las 3 horas siguientes.

Actitud ante una interrupción de la inmunoterapia

Si el paciente ha dejado de acudir en la fecha que le correspondía y reaparece tras un tiempo, tomaremos diferentes *medidas* según el tiempo transcurrido (referido a pautas convencionales):

- Si la interrupción ha sido de 4 semanas: repetiremos la última dosis.
- Si ha sido de 5 semanas: repetiremos la antepenúltima dosis.
- Si ha sido mayor de 5 semanas: remitiremos al paciente a su alergólogo sin ponerle ninguna dosis.

Se recomienda reducir la dosis siempre que se vaya a comenzar una nueva caja de extracto, si el laboratorio productor no garantiza el mismo grado de alergenicidad en los lotes.

Actitud ante una reacción adversa

La mejor forma de tratar una reacción adversa es evitar que se produzca, aunque en ocasiones es imposible. Para poder evitarlas será preciso atender a sus *causas*:

- Por el propio extracto: composición o concentración inadecuada, etiquetado defectuoso o instrucciones terapéuticas erróneas.
- Por el paciente: mala colaboración, ocultación de enfermedades o tratamientos, falta de cumplimiento.
- Por el médico: error diagnóstico, indicación incorrecta, error técnico en la prescripción.
- Por el profesional de enfermería: error de administración, falta de vigilancia, ausencia de reconocimiento de las reacciones.
- Causas indeterminadas e imprevisibles.

Las normas de actuación deben ser acordes con la reacción producida, presentamos una clasificación no etiológica de las reacciones y la conducta a seguir ante su presentación:

Local inmediata

Es la que ocurre en la zona de la inyección en los primeros 30 minutos. La mayoría de los pacientes que recibe inmunoterapia presentan en algún momento pequeñas zonas de enrojecimiento e inflamación en el punto de inyección que producen molestias mínimas y carecen de importancia.

En el momento las molestias locales pueden aliviarse mediante la aplicación de frío y si son grandes puede administrarse un antihistamínico oral.

Si registramos que hubo reacción local con la dosis anterior:

- Si el diámetro de la *reacción local* es menor de 5 cm se continuará con la pauta.
- Si el diámetro mayor de la reacción es mayor de 5 cm, se volverá a la dosis anterior tolerada, repitiéndola 3 veces, para después intentar seguir la pauta establecida previamente.
- Si es mayor de 10 cm, reducir de un 30 a un 50% la dosis tolerada.

Local tardía

Ocurre en el lugar de la inyección tras una hora o más de la inyección.

- Si el diámetro mayor es menor de 10 cm, se continuará con la misma pauta.
- Si el diámetro es superior a 10 cm, se repetirá la última dosis tolerada.
- Sólo se tratarán aquellas reacciones locales tardías que ocasionen un gran malestar al paciente.
- Las medidas que adoptaremos, por orden, serán: aplicación de frío en la zona afectada, antihistamínicos orales, si la reacción persiste más de 48 horas, consultarán con su médico (probablemente le pautará corticoides orales).

Nódulos subcutáneos

A veces los nódulos aparecen en la zona de inyección con algunos extractos tipo depot, suelen ser indoloros y desaparecen en pocas semanas. Si son persistentes se debe remitir al especialista.

Sistémica

Es una reacción alérgica generalizada, en los primeros 30 minutos tras la inyección del extracto. Este tipo de reacción suele deberse a inyección accidental de una dosis superior a la pautada, administración de una dosis demasiado alta para la sensibilidad del paciente o administración accidental parcialmente intravenosa de la dosis.

La frecuencia y gravedad de las reacciones son variables según el momento y las circunstancias de aplicación, el mayor riesgo de reacciones graves ocurre en la fase en que estamos aumentando la dosis progresivamente. También son más frecuentes cuando se cambia de extracto, por la pérdida de potencia que haya podido sufrir el extracto anterior.

La gravedad de las manifestaciones clínicas varía desde la aparición de algunas lesiones de urticaria hasta la anafilaxia intensa: rinitis, prurito generalizado con o sin enrojecimiento, urticaria, angioedema, afonía, broncoespasmo, mareo, náuseas, vómitos, zumbido de oídos, dolor abdominal, hipotensión...

Se deben tratar en cuanto aparecen las primeras *manifestaciones* para evitar su progreso hacia una situación grave, sobre todo en pacientes asmáticos.

- Colocar al paciente en decúbito y tranquilizarle.
- En primer lugar se aplicará una compresión de retorno por encima del lugar de la inyección.
- Se administrará adrenalina al 1/1000 por vía subcutánea, en solución acuosa. A los adultos se les pondrá 0'3 ml en el lugar de la inyección y 0'5 en el brazo contrario. Para los niños la dosis será de 0'1 ml por cada 10 kilos de peso. Estas dosis se pueden repetir cada 15 minutos en 3 ocasiones (Tabla 1).

Dosis de adrenalina al 1/1000 en caso de reacción sistémica		
Niños	<5 años	0'2 ml
	6-10 años	0'4 ml
Adultos		0'8 ml

En la mayoría de los casos se empieza a observar mejoría en muy poco tiempo.

- Si las medidas anteriores no resultaran, sería preciso aplicar otros tratamientos según las manifestaciones observadas (broncodilatadores, antihistamínicos parenterales, corticoides parenterales, oxígeno, líquidos intravenosos...) por lo que sería aconsejable avisar a un médico cuando las medidas iniciales empiezan a no ser efectivas.

Tras la superación del cuadro debe ser remitido al alergólogo. No debe recibir nuevas dosis del extracto.

Reacciones vasovagales

Se deben diferenciar de las reacciones anafilácticas. En las vasovagales la hipotensión arterial se asocia con un pulso lento (en la anafilaxia el pulso es rápido), no se desarrolla urticaria ni angioedema ni las otras manifestaciones enumeradas. Normalmente el paciente responde inmediatamente cuando se le coloca en posición de decúbito. Tranquilizar al paciente puede ser de una ayuda considerable. Las dosis no deben modificarse.

Información sobre la inmunoterapia

- Su proceso alérgico puede ser curado, o cuando menos, mejorado significativamente con la administración de extractos alergénicos y constituye el único tratamiento específico de su enfermedad.

- La indicación debe sentarla siempre un médico especialista en alergia, previo estudio alergológico (entrevista, exploración y pruebas complementarias).
- El tratamiento requiere un plazo largo de aplicación para lograr la máxima eficacia con el mínimo de riesgo. No debe abandonarse por no encontrar mejoría en un breve espacio de tiempo. Se acepta que la duración del tratamiento es entre 3 y 5 años como media, pero debe individualizarse según la respuesta de cada paciente.
- El extracto debe conservarse en frigorífico (entre 2 y 8ºC), evitando la congelación. Se retirará del frigorífico 2 horas antes de su administración para que esté a temperatura ambiente.
- No debe administrarse en ningún caso en el domicilio del paciente, se debe acudir siempre a un centro sanitario que tenga capacidad de tratar las posibles reacciones adversas y donde haya, al menos, otra persona que pueda auxiliar al enfermero si éste lo precisara.
- Debe ser siempre inyectado por personal titulado y a ser posible con experiencia en este tipo de tratamientos.
- Acudirá a recibir la dosis de acuerdo con el día señalado por su alergólogo en la cartilla de seguimiento o, en su defecto, por el laboratorio en la pauta que acompaña al envase.
- Tras la inyección debe permanecer en reposo y en observación un mínimo de 30 minutos.
- No realizará ejercicio físico intenso ni se bañará en agua caliente en las 3 horas siguientes a su administración.
- En caso de reacción local importante lo pondrá en conocimiento de su enfermera.
- En caso de reacción general acudirá inmediatamente a un centro sanitario y posteriormente lo pondrá en conocimiento de su alergólogo.

CONSEJOS PARA LOS PACIENTES CON SÍNTOMAS RESPIRATORIOS

Consejos generales.

Evitar las corrientes de aire, los cambios bruscos de temperatura, los alimentos y bebidas muy fríos, así como las zonas polucionadas.

- Prohibir el uso del tabaco, aconsejando evitar la permanencia en locales donde haya fumadores.

- Los humos, los aerosoles y los olores fuertes y penetrantes pueden ser perjudiciales para el paciente asmático. La exposición a los mismos puede provocar una crisis.
- Debe beber en abundancia líquidos (agua, zumos naturales, frutas y verduras).
- La obesidad dificulta la respiración, por lo que se debe controlar el peso.
- Puede practicar deporte mientras no se le indique lo contrario, el más aconsejable es la natación, mejor en el mar que en la piscina.

Medidas de control ambiental.

Consejos de desalergenización

La causa más frecuente de alergia respiratoria (asma, rinitis) son las heces de los ácaros del polvo doméstico, llamados dermatofagoides (comedores de piel). Son artrópodos (de la familia de las arañas) microscópicos que necesitan escamas de piel humana y humedad para vivir. Se desarrollan fundamentalmente en colchones, almohadas, alfombras, sillones y otros muebles tapizados. Juegan también un gran papel en la dermatitis atópica o eczema. Para medir el grado de contaminación por ácaros y la eficacia de su eliminación, existe al menos un test comercializado: Acarex®-test, de venta en farmacias.

Las medidas idealmente deben abarcar toda la casa, pero de manera especial el dormitorio de las personas afectadas y la sala. Tampoco hay que olvidarse de la segunda vivienda, de la casa de los abuelos, de la del padre/madre divorciado o separado, de los viajes... Al volver a una casa cerrada (al ir o volver de vacaciones) los síntomas de muchos alérgicos empeoran porque se acumulan polvo y ácaros, en ese caso puede ser aconsejable hacer una limpieza previa antes de su traslado. Estas medidas están destinadas a evitar el crecimiento de los ácaros y a disminuir la presencia de sustancias que produzcan alergia y otros irritantes de las vías respiratorias.

- En caso de dormir en litera, el paciente lo hará en la de arriba.
- Se desaconseja el papel pintado en las paredes, también las alfombras y moquetas, las cortinas deben ser ligeras y fácilmente lavables.
- El paciente no debe estar presente mientras se realiza la limpieza.
- Se recomienda lavar cortinas, sábanas y mantas al menos 1 vez a la semana.
- Se debe ventilar la ropa que ha estado guardada desde la temporada anterior antes de utilizarla.
- El mobiliario, paredes y suelos deben ser fácilmente lavables, sin tapizados, lisos, sin grietas que faciliten escondrijos a los ácaros y sean poco accesibles a las medidas de limpieza. Las persianas deben ser exteriores.

Deben retirarse peluches, cojines y muñecos de trapo. Los juguetes deben ser lavables. Las habitaciones deben ser sobrias, sin muebles innecesarios ni estanterías donde se pueda acumular el polvo. No guardar la ropa húmeda ni almacenar en la habitación del alérgico ropa de lana. Los libros no deberán estar en el dormitorio y se guardarán preferiblemente en vitrinas cerradas. Evitar cuadros con marco. Pueden ponerse pósters plastificados y bien pegados a la pared. Los muebles de contrachapado y conglomerado pueden emitir durante años formaldehído, un gas irritante para las vías respiratorias, se aconsejan, por lo tanto de madera maciza y metálicos.
- El colchón y la almohada (esta última se llevará con él/ella si duerme fuera) serán de gomaespuma y deben tener una funda plástica (forrada de algodón y lavable será más confortable) hermética (cerrada con Belcro® o cremallera). Existe al menos una marca comercializada, de venta en farmacias y tiendas de efectos médicos: Allergocover®. Las fundas y la almohada deben lavarse regularmente y el colchón sacudirse, ventilarse y aspirarse. Las literas no son aconsejables, si son inevitables, el/la alérgico/a dormirá en la de arriba. Se evitarán alfombras, moquetas y cortinas especialmente las gruesas. Como mal menor se utilizarán de fibra, finas, y fácilmente lavables. Las mantas, colchas, sábanas y edredón serán de fibra o algodón, lavables. Sobre la cama se pondrá un cobertor plastificado, que se retirará por la noche. Evitar lana y plumas. El lavado se hará a temperatura igual o mayor de 60º, que mata a los ácaros.
- Se evitarán los humidificadores. Si los procesos alérgicos coexisten con catarros de vías altas pueden utilizarse nebulizadores, que además tienen la ventaja de servir para administrar medicamentos broncodilatadores y antiinflamatorios si los precisa. Si es posible se elegirá una casa seca, bien orientada, soleada. Se ventilará con frecuencia. La habitación de la persona afectada será la que mejores condiciones reúna en este sentido. La humedad relativa del aire debe mantenerse en un 50%, esto se puede medir con un higrómetro (de venta en ópticas, bazares, grandes almacenes y tiendas de náutica). En Galicia la humedad es siempre mucho mayor y su reducción se puede conseguir con aparatos llamados Deshumidificadores, de venta en tiendas de electrodomésticos. Los que llevan calefactor incorporado consumen más y no añaden ventajas, elija uno que haga poco ruido. El aire acondicionado y otros filtros pueden ser beneficiosos.
- Se evitarán animales domésticos y mascotas que favorecen el crecimiento de ácaros y sueltan pelos y escamas de piel a las cuales pueden sensibilizarse

los alérgicos. Tampoco las plantas son aconsejables por favorecer el crecimiento de los ácaros, aumentar la humedad ambiental y porque su polen puede ser alergénico.
- Evitar la exposición a insecticidas, ambientadores, aerosoles, barnices, pinturas y aparatos emisores de ozono. *Es fundamental no fumar en casa.* Se evitarán chimeneas y cocinas de leña. Es preferible la cocina eléctrica a la de gas. Evitar la exposición a los gases de combustión. Es preferible la calefacción eléctrica o central.
- Los aspiradores comunes tienen filtros que permiten el paso de las partículas microscópicas que producen la alergia. Normalmente lo que hacen es cambiarlas de sitio. Es especialmente dañino barrer o aspirar con un aspirador normal en presencia del alérgico. Se limpiará con un paño húmedo y/o fregona que después se lavará. Hay en el mercado aspiradores con filtros especiales y gran potencia adecuados para hacer la limpieza en las habitaciones de los pacientes alérgicos. Todos ellos se comercializan por canales no habituales. En las tiendas de electrodomésticos normales existen también otros aspiradores con filtros HEPA®, de gran eficacia y más económicos. Antes de decidirse por uno u otro pida presupuesto, infórmese si tiene servicio técnico en su localidad, si tiene otras funciones que sean de su interés, la garantía, el mantenimiento, la potencia...
- Como complemento de la limpieza puede ser aconsejable utilizar acaricidas, es decir sustancias que matan los ácaros, lo que permite eliminarlos mejor de los tejidos en los que se esconden y disminuyen su población, y por lo tanto sus heces.
- Poner en marcha todas estas medidas puede ser imposible en la mayoría de los casos. Comience por las más fáciles y vea como evolucionan los síntomas. Dependiendo de la gravedad de la alergia tendrá que ir *subiendo peldaños* hasta conseguir el mejor control posible. Alguna medida, como el deshumidificador, será especialmente rentable. Los medicamentos también pueden ser de gran ayuda para combatir los síntomas o prevenir su aparición antes de la exposición a ambientes alergénicos. Siga fielmente las indicaciones de medicación que se le irán pautando.
- En cualquier caso las infecciones por virus siguen siendo la principal causa de reagudización del asma, no se sorprenda si tiene crisis con los catarros. Vacune a su hijo asmático contra la gripe todos los Otoños. La desalergenización es especialmente rentable en el control de la rinitis alérgica. Evitar la obstrucción nasal prevendrá la aparición de maloclusiones y malposiciones dentales y evitará la ortodoncia posterior tan costosa y latosa.

Consejos primaverales:
- Durante los meses de polinización evitará las salidas a espacios abiertos donde haya plantas.
- Si viaja, debe cerrar las ventanillas del coche, tampoco debe viajar en bicicleta o en moto.
- No dormirá con las ventanas abiertas, la ventilación de la habitación se realizará a primera hora de la mañana.

Educación del paciente asmático.

La educación al paciente asmático es uno de los pilares fundamentales para el control del asma. Un programa de educación a pacientes asmáticos que incluya un plan escrito de automanejo a medida de sus necesidades, junto con revisiones periódicas mejora la morbilidad de estos pacientes.

Los programas educacionales que sólo incluyan información para el paciente no parecen influir sobre la morbilidad.

La monitorización del paciente para el establecimiento de un plan de automanejo no es imprescindible hacerla mediante registro de FEM y puede hacerse también mediante registro de síntomas.

La educación es un proceso progresivo y continuado. No se debe sobrecargar a los pacientes con un exceso de información de una sola vez.

El papel del personal de enfermería es fundamental en la educación del paciente asmático.

Es muy importante que los componentes del equipo de educadores (médicos y enfermeros) actualicen periódicamente sus conocimientos mediante la asistencia a cursos o la lectura crítica de la literatura.

La educación del paciente asmático implica comprometer al paciente en el manejo de su propia enfermedad. Debemos procurar que el control del asma sea una responsabilidad compartida entre el paciente y el profesional de la salud. Para ello es fundamental conseguir una buena relación médico-paciente.

Debemos utilizar un lenguaje sencillo y directo, con mensajes claros que se repitan constantemente programadas al médico de cabecera.

Es importante que el paciente comprenda que el asma es una condición que le acompañará siempre, pero que existen los medios para tenerla controlada y llevar una vida normal.

Si el paciente comprende que sus bronquios están inflamados y que por eso se estrechan, nos será más fácil conseguir que tome la medicación antiinflamatoria de forma regular y continuada.

Es fundamental que nos aseguremos de que los pacientes asmáticos comprenden que sus bronquios son más sensibles que los de otras personas a irritantes como el humo del tabaco, la contaminación, los ambientes cargados o los olores fuertes, como los que desprenden los productos de limpieza.

Deben evitar los medicamentos betabloqueantes. Deben tener precaución también al tomar aspirina o derivados, aunque no debemos privar de los beneficios de estos fármacos a aquellos pacientes que nunca hayan presentado síntomas respiratorios relacionados con la toma de los mismos.

Se debe procurar que comprenda que la evitación de esos desencadenantes de una forma razonable es un complemento más de su tratamiento y que el hacerlo puede ayudarle a estar mejor e incluso a reducir parte de la medicación.

El paciente debe saber diferenciar entre los medicamentos que le aliviarán rápidamente los síntomas y los fármacos que debe tomar para controlar la inflamación de sus bronquios.

Debe conocer los efectos secundarios de los tratamientos y cómo evitarlos.

Debemos mostrar las distintas posibilidades de sistemas de inhalación. Si hacemos que el paciente participe en la elección del sistema de inhalación, nos aseguraremos una mayor adherencia a los tratamientos inhalados. Una vez que hemos llegado a un acuerdo en el sistema de inhalación debemos adiestrar al paciente en su uso lo más correctamente posible. Para ello utilizaremos placebos y además comprobaremos la técnica inhalatoria del paciente en cada visita, al menos al principio.

El paciente debe aprender a monitorizar su enfermedad mediante síntomas, uso de la medicación de rescate y/o medidas domiciliarias de flujo máximo espiratorio. Según varios estudios la utilización de los medidores del FEM no parece ser indispensable para la monitorización de los pacientes asmáticos. Pero si disponemos de un medidor de pico de flujo no debemos desaprovechar la oportunidad que nos brinda este sencillo instrumento para obtener una medida de la función pulmonar del paciente. La monitorización mediante registro del FEM es especialmente útil en aquellos asmáticos más severos y que tienen dificultad para reconocer sus empeoramientos. En estos pacientes debemos hacer el esfuerzo de adiestrarles en el manejo del medidor de pico de flujo.

El paciente debe saber que en situaciones difíciles debe: Guardar la calma, usar medicación de rescate con cámara espaciadora y obtener atención médica urgente.

Intentaremos resolver las dudas y temores que el paciente tenga en relación con asma y embarazo, asma y ejercicio físico, medicación... El objetivo final de la educación será elaborar un plan escrito para que el paciente pueda participar en el control de su enfermedad. Este plan estará diseñado teniendo en cuenta las necesidades de cada sujeto.

Los *pacientes* que más se beneficiarán del plan de automanejo son:
- Pacientes con asma moderada severa.
- Pacientes con un asma muy variable.
- Historia de visitas a urgencias o ingresos hospitalarios a causa de su asma.
- Mala percepción de sus empeoramientos.
- Buena cooperación.

Componentes de un plan de automanejo:
- Situación basal:
- Qué medicación y a qué dosis debe tomar diariamente de tratamiento preventivo.
- Qué desencadenantes debe evitar.
- Qué medicación usar como rescate ante síntomas ocasionales.
- Si debe tomar medicación broncodilatadora ante actividades extraordinarias y cual.
- Cómo monitorizar su estado basal (síntomas o mediciones de FEM).
- Cómo reconocer un empeoramiento (síntomas o registros de FEM).
- Establecer una serie de niveles de gravedad y establecer cómo actuar en cada uno de ellos: Sistema de zonas.

Basándonos en este sistema de zonas podemos entregar a cada paciente una tarjeta de autocontrol con recomendaciones más concretas y específicamente adaptadas a su caso. Esta tarjeta puede basarse en síntomas y/o mediciones domiciliarias del flujo espiratorio máximo.

El objetivo último de un programa de educación para pacientes asmáticos debe ser conseguir *el automanejo guiado*, es decir que el paciente sea capaz de reaccionar ante las previsibles variaciones en su sintomatología mediante ajustes en la medicación, previamente pactados con su terapeuta, y con revisiones y consultas periódicas con éste.

La implicación de las enfermeras y enfermeros en la educación del paciente asmático es fundamental debido a la frecuente falta de tiempo de los médicos y a que en muchas ocasiones son vistos por los pacientes como más cercanos y accesibles. Sin embargo no debemos esperar que el personal de enfermería asuma tal responsabilidad sin haber recibido la formación apropiada.

Bibliografía

1. DE FRUTOS MORENO C, BARRANCO JIMÉNEZ R, RODRÍGUEZ PAREDES A. Urticaria y Angioedema. Anisakiasis. En: Cabrerizo Ballesteros S. Manual de alergología para atención primaria. (4ª Ed.) Formación Alcalá. 2017:149-171.
2. METZGER WJ. *Urticaria, angioedema, and hereditary angioedema*. In: Patterson R, et al., eds. Allergic Diseases: Diagnosis and Management. 5th Ed. Philadelphia: Lippincott-Raven Pulishers, 1997;265–283.
3. RUIZ CARRALERO, MANUEL. Guía de manejo de prurito. Agosto 2003. Disponible en: www.fisterra.com/guias2/prurito.htm
4. ROMANI DE GABRIEL. Enfermedades dermatológicas en urgencias. En: Protocolos terapeuticos de urgencias. 3ª edición. Springer-Verlag Ibérica; 1997. P.1145-1147.
5. DAMBRO MR, GOLDFARB B. 1996. Los 5 minutos claves en la consulta de atención primaria. Editorial Waverly Hispánica; 1996: 884-887.
6. KAPLAN A. Urticaria and Angioedema. En: Allergy. Middleton E et al. Ed Mosby. 5° ed, 1998: 1104-1123.
7. BORJA SEGADE JM. Urticaria y Angioedema. Curso de formación continuada en Alergología de la Sociedad de Castilla la Mancha de Alergología e Inmunología Clínica. Dep legal M-18533-1998: 119-126.
8. JUSTEL PÉREZ JP Y COLS. Urticaria aguda. Agosto 2003. Disponible en www.fisterra.com/guias2/urticaria.htm
9. MIRA GUTIÉRREZ J, GARCÍA MARTOS P. Anisakiasis, una parasitosis emergente en nuestro medio. Revista Clínica Española. Vol 195, n°2. 1995: 105-108.
10. LÓPEZ SERRANO MC, MORENO ANCILLO A. Patología por Anisakis en el año 2000. Rev Esp Enferm Dig.Vol 92, n°3. 2000: 127-131.
11. MALET A Y COLS. Manual de Alergia para Atención Primaria. Alergo Centre. Dep legal B-5841; 1999: 199-210.
12. KAPLAN A. Diagnostic Tests for Urticaria and Angioedema. En: Diagnostic Testing of Allergic Disease. Kemp S. Ed Marcel Dekker. 2000: 111-127.
13. SIERRA DE GRADO Z., TRUJILLO TRUJILLO MJ, SÁNCHEZ MARCÉN I. La enfermería como eslabón fundamental en el manejo de la inmunoterapia. En: Cabrerizo Ballesteros S. Manual de alergología para Atención Primaria. (4ª Ed.) Formación Alcalá; 2017: 419-431.

14. SIERRA DE GRADO Z. La enfermería ante una reacción alérgica aguda. En: Cabrerizo Ballesteros S. Manual de alergología para Atención Primaria. Jaén: Formación Alcalá; 2001: 437-445.
15. Comité de Inmunoterapia de la Sociedad Española de Alergología e Inmunología Clínica, Normativa sobre Inmunoterapia en Enfermedades Alérgicas, 2ª edición, Madrid, SANED 1994: 27-30.
16. P. DE DIEGO PARDO Y COL. Cumplimiento terapéutico: objetivo de enfermería. Rev Esp Alergol Inmunol Clín. Vol 13, extraordinario nº 2. Diciembre 1998: 312.
17. E ÁLVAREZ CUESTA Y COL. Manejo práctico de la inmunoterapia. Rev Esp Alergol Inmunol Clín. Vol 3, nº3. Agosto 1988: 133-140.
18. C J SENENT SÁNCHEZ Y F GOZALO REQUES. Alergología. Pregrado. Luzán 5, 1985: 185-199.
19. Hospital General Universitario Gregorio Marañón. Procedimientos de enfermería. CAM, Consejería de Sanidad y Servicios Sociales, 1995: 39.
20. E MIDDLETON Y COL. Alergia. Principios y práctica. Capítulo 56. Barcelona, Salvat, 1992: 1231-1243.
21. A SÁNCHEZ PALACIOS. Inmunoterapia. Avances, Eficacia y Seguridad. CBF Leti, 1998: 103.
22. P DUOCASTELLAS SELVAS Y COL. Relación de la enfermera con el paciente alérgico a himenópteros. Rev Esp Alergol Inmunol Clín. Vol 13, extraordinario nº 2. Diciembre 1998. Pp 312-313.
23. L GOICOECHEA CAMPO, B GATÓN PÉREZ DE ALBÉNIZ, C LÓPEZ DE ARCAUTE LORZA. Alergia a látex. Medidas de prevención. Rev Esp Alergol Inmunol Clín. Vol 13, extraordinario nº 2. Diciembre 1998: 320-321.
24. E MUÑOZ MERINO, M CALDERÓN VEGA. Protocolo de actuación de Enfermería en alergia al látex. Rev Esp Alergol Inmunol Clín. Vol 13, extraordinario nº 2. Diciembre 1998: 321.
25. C J SENENT SÁNCHEZ Y F GOZALO REQUES. Alergología. Pregrado. Luzán 5, 1985:511-517.
26. MOGIO GÓMEZ C, MORAL DE GREGORIO A. Urticaria-angioedema y anafilaxia. En: Julián Jiménez A., eds. Manual de protocolos y actuación en urgencias para residentes. Madrid, 2002; 667-672.
27. SENENT SÁNCHEZ C. Urgencias en alergia. Pregrado de alergología. Ediciones Luzan 5 S.A. 1985: 512-527.
28. DIÉGUEZ I Y SANZ M.L. Anafilaxia general. Shock anafiláctico. En: Oehling A., eds. Capítulos de alergología. Madrid: IDEPSA, 1994; 121-133.

29. VALERO SANTIAGO A.L. Algoritmos diagnósticos y pautas de derivación a atención especializada. En: Valero Santiago A.L., eds. Guía práctica de consulta alergológica en Atención Primaria. Barcelona: mra ediciones, 2000; 90-91.
30. MALET I CASAJUANA A. Algoritmos diagnósticos y pautas de derivación a atención especializada. En: Malet i Casajuana y colaboradores. Manual de alergia para atención primaria. Barcelona: mra ediciones; 1999; 314 – 315.
31. NOGUEIRAS RODRÍGUEZ C. Anafilaxia. En: Lleonart Bellfill R, eds. Manual de alergología. Barcelona: Masson, 1995; 11 – 16.
32. LIEBERMAN P. Anaphylaxis and anaphylactoid reactions. En: Elliot Middleton, eds. Allergy, principles and practice. Missouri: Mosby, 1998; 1079 – 1092.
33. P SERRANO ALTIMIRAS Y COL. Educación para autoinyección de adrenalina en reacciones anafilácticas. Rev Esp Alergol Inmunol Clín. Vol 11, extraordinario nº 2. Diciembre 1996: 301.
34. Hospital General Universitario Gregorio Marañón. Procedimientos de enfermería. CAM, Consejería de Sanidad y Servicios Sociales, 1995: 101.
35. E MIDDLETON Y COL. Alergia. Principios y práctica. Capítulo 56. Barcelona, Salvat, 1992: 1266-1273.
36. ORTIZ SOTO JA, BRITO LUNA MJ, GUEVARA GUTIÉRREZ E. *Prurito de origen sistémico*. Dermatol Rev Mex. 2012; 56/4):246-257.